全国中医药行业高等教育"十三五"规划教材

全国高等中医药院校规划教材（第十版）

神经解剖学

（供中医学、针灸推拿学、中西医临床医学、康复治疗学等专业用）

主　审

白丽敏（北京中医药大学）

主　编

孙红梅（北京中医药大学）

副主编

陈　安（湖南中医药大学）　　金昌洙（滨州医学院）

关建军（陕西中医药大学）　　罗亚非（贵阳中医学院）

徐　强（黑龙江中医药大学）

编　委（以姓氏笔画为序）

王　强（甘肃中医药大学）　　王媛媛（北京中医药大学）

田新红（河南中医药大学）　　江爱娟（安徽中医药大学）

李　平（天津中医药大学）　　杨　畅（辽宁中医药大学）

张胜昌（广西中医药大学）　　国海东（上海中医药大学）

罗友华（成都中医药大学）　　和凤军（云南中医学院）

高　杰（山东中医药大学）　　韩永明（湖北中医药大学）

楼航芳（浙江中医药大学）

中国中医药出版社

·北　京·

图书在版编目（CIP）数据

神经解剖学 / 孙红梅主编 .—北京：中国中医药出版社，2017.7（2020.11重印）

全国中医药行业高等教育"十三五"规划教材

ISBN 978 – 7 – 5132 – 4229 – 5

Ⅰ . ①神…　Ⅱ . ①孙…　Ⅲ . ①神经系统—人体解剖学—高等学校—教材
Ⅳ . ① R322.8

中国版本图书馆 CIP 数据核字（2017）第 112125 号

请到"医开讲 & 医教在线"（网址：www.e-lesson.cn）
注册登录后，刮开封底"序列号"激活本教材数字化内容。

中国中医药出版社出版

北京经济技术开发区科创十三街 31 号院二区 8 号楼

邮政编码　100176

传真　010-64405750

河北品睿印刷有限公司印刷

各地新华书店经销

开本 850×1168　1/16　印张 13　字数 324 千字

2017 年 7 月第 1 版　　2020 年 11 月第 3 次印刷

书号　ISBN 978 – 7 – 5132 – 4229 – 5

定价　49.00 元

网址　www.cptcm.com

社 长 热 线　010-64405720

购 书 热 线　010-89535836

维 权 打 假　010-64405753

微信服务号　zgzyycbs

微商城网址　https://kdt.im/LIdUGr

官 方 微 博　http://e.weibo.com/cptcm

天猫旗舰店网址　https://zgzyycbs.tmall.com

如有印装质量问题请与本社出版部联系（010-64405510）

全国中医药行业高等教育"十三五"规划教材

全国高等中医药院校规划教材（第十版）

专家指导委员会

名誉主任委员

王国强（国家卫生计生委副主任　国家中医药管理局局长）

主 任 委 员

王志勇（国家中医药管理局副局长）

副主任委员

王永炎（中国中医科学院名誉院长　中国工程院院士）

张伯礼（教育部高等学校中医学类专业教学指导委员会主任委员

　　　　天津中医药大学校长）

卢国慧（国家中医药管理局人事教育司司长）

委　　　　员（以姓氏笔画为序）

王省良（广州中医药大学校长）

王振宇（国家中医药管理局中医师资格认证中心主任）

方剑乔（浙江中医药大学校长）

左铮云（江西中医药大学校长）

石　岩（辽宁中医药大学校长）

石学敏（天津中医药大学教授　中国工程院院士）

卢国慧（全国中医药高等教育学会理事长）

匡海学（教育部高等学校中药学类专业教学指导委员会主任委员

　　　　黑龙江中医药大学教授）

吕文亮（湖北中医药大学校长）

刘　星（山西中医药大学校长）

刘兴德（贵州中医药大学校长）

刘振民（全国中医药高等教育学会顾问　北京中医药大学教授）

安冬青（新疆医科大学副校长）

许二平（河南中医药大学校长）

孙忠人（黑龙江中医药大学校长）

孙振霖（陕西中医药大学校长）

严世芸（上海中医药大学教授）

李灿东（福建中医药大学校长）

李金田（甘肃中医药大学校长）

余曙光（成都中医药大学校长）

宋柏林（长春中医药大学校长）

张欣霞（国家中医药管理局人事教育司师承继教处处长）

陈可冀（中国中医科学院研究员　中国科学院院士　国医大师）

范吉平（中国中医药出版社社长）

周仲瑛（南京中医药大学教授　国医大师）

周景玉（国家中医药管理局人事教育司综合协调处处长）

胡　　刚（南京中医药大学校长）

徐安龙（北京中医药大学校长）

徐建光（上海中医药大学校长）

高树中（山东中医药大学校长）

高维娟（河北中医学院院长）

唐　农（广西中医药大学校长）

彭代银（安徽中医药大学校长）

路志正（中国中医科学院研究员　国医大师）

熊　磊（云南中医药大学校长）

戴爱国（湖南中医药大学校长）

秘　书　长

卢国慧（国家中医药管理局人事教育司司长）

范吉平（中国中医药出版社社长）

办公室主任

周景玉（国家中医药管理局人事教育司综合协调处处长）

李秀明（中国中医药出版社副社长）

李占永（中国中医药出版社副总编辑）

全国中医药行业高等教育"十三五"规划教材

编审专家组

组　长

王国强（国家卫生计生委副主任　国家中医药管理局局长）

副组长

张伯礼（中国工程院院士　天津中医药大学教授）

王志勇（国家中医药管理局副局长）

组　员

卢国慧（国家中医药管理局人事教育司司长）

严世芸（上海中医药大学教授）

吴勉华（南京中医药大学教授）

王之虹（长春中医药大学教授）

匡海学（黑龙江中医药大学教授）

刘红宁（江西中医药大学教授）

翟双庆（北京中医药大学教授）

胡鸿毅（上海中医药大学教授）

余曙光（成都中医药大学教授）

周桂桐（天津中医药大学教授）

石　岩（辽宁中医药大学教授）

黄必胜（湖北中医药大学教授）

前 言

　　为落实《国家中长期教育改革和发展规划纲要（2010–2020 年）》《关于医教协同深化临床医学人才培养改革的意见》，适应新形势下我国中医药行业高等教育教学改革和中医药人才培养的需要，国家中医药管理局教材建设工作委员会办公室（以下简称"教材办"）、中国中医药出版社在国家中医药管理局领导下，在全国中医药行业高等教育规划教材专家指导委员会指导下，总结全国中医药行业历版教材特别是新世纪以来全国高等中医药院校规划教材建设的经验，制定了"'十三五'中医药教材改革工作方案"和"'十三五'中医药行业本科规划教材建设工作总体方案"，全面组织和规划了全国中医药行业高等教育"十三五"规划教材。鉴于由全国中医药行业主管部门主持编写的全国高等中医药院校规划教材目前已出版九版，为体现其系统性和传承性，本套教材在中国中医药教育史上称为第十版。

　　本套教材规划过程中，教材办认真听取了教育部中医学、中药学等专业教学指导委员会相关专家的意见，结合中医药教育教学一线教师的反馈意见，加强顶层设计和组织管理，在新世纪以来三版优秀教材的基础上，进一步明确了"正本清源，突出中医药特色，弘扬中医药优势，优化知识结构，做好基础课程和专业核心课程衔接"的建设目标，旨在适应新时期中医药教育事业发展和教学手段变革的需要，彰显现代中医药教育理念，在继承中创新，在发展中提高，打造符合中医药教育教学规律的经典教材。

　　本套教材建设过程中，教材办还聘请中医学、中药学、针灸推拿学三个专业德高望重的专家组成编审专家组，请他们参与主编确定，列席编写会议和定稿会议，对编写过程中遇到的问题提出指导性意见，参加教材间内容统筹、审读稿件等。

　　本套教材具有以下特点：

　　1. 加强顶层设计，强化中医经典地位

　　针对中医药人才成长的规律，正本清源，突出中医思维方式，体现中医药学科的人文特色和"读经典，做临床"的实践特点，突出中医理论在中医药教育教学和实践工作中的核心地位，与执业中医（药）师资格考试、中医住院医师规范化培训等工作对接，更具有针对性和实践性。

　　2. 精选编写队伍，汇集权威专家智慧

　　主编遴选严格按照程序进行，经过院校推荐、国家中医药管理局教材建设专家指导委员会专家评审、编审专家组认可后确定，确保公开、公平、公正。编委优先吸纳教学名师、学科带头人和一线优秀教师，集中了全国范围内各高等中医药院校的权威专家，确保了编写队伍的水平，体现了中医药行业规划教材的整体优势。

　　3. 突出精品意识，完善学科知识体系

　　结合教学实践环节的反馈意见，精心组织编写队伍进行编写大纲和样稿的讨论，要求每门教材立足专业需求,在保持内容稳定性、先进性、适用性的基础上,根据其在整个中医知识体系中的地位、学生知识结构和课程开设时间,突出本学科的教学重点,努力处理好继承与创新、理论与实践、基础与临床的关系。

4.尝试形式创新,注重实践技能培养

为提升对学生实践技能的培养,配合高等中医药院校数字化教学的发展,更好地服务于中医药教学改革,本套教材在传承历版教材基本知识、基本理论、基本技能主体框架的基础上,将数字化作为重点建设目标,在中医药行业教育云平台的总体构架下,借助网络信息技术,为广大师生提供了丰富的教学资源和广阔的互动空间。

本套教材的建设,得到国家中医药管理局领导的指导与大力支持,凝聚了全国中医药行业高等教育工作者的集体智慧,体现了全国中医药行业齐心协力、求真务实的工作作风,代表了全国中医药行业为"十三五"期间中医药事业发展和人才培养所做的共同努力,谨向有关单位和个人致以衷心的感谢!希望本套教材的出版,能够对全国中医药行业高等教育教学的发展和中医药人才的培养产生积极的推动作用。

需要说明的是,尽管所有组织者与编写者竭尽心智,精益求精,本套教材仍有一定的提升空间,敬请各高等中医药院校广大师生提出宝贵意见和建议,以便今后修订和提高。

国家中医药管理局教材建设工作委员会办公室

中国中医药出版社

2016 年 6 月

编写说明

本教材是根据国务院《中医药健康服务发展规划（2015—2020年）》《教育部等六部门关于医教协同深化临床医学人才培养改革的意见》（教研〔2014〕2号）的精神，在国家中医药管理局教材建设工作委员会宏观指导下，以全面提高中医药人才的培养质量、积极与医疗卫生实践接轨、为临床服务为目标，依据中医药行业人才培养规律和实际需求，由国家中医药管理局教材建设工作委员会办公室组织建设的，旨在正本清源，突出中医思维方式，体现中医药学科的人文特色和"读经典，做临床"的实践特点。

神经解剖学是神经科学的重要组成部分，也是一门重要的医学基础课。根据新时期中医学及相关专业的培养目标要求，结合目前神经科学的发展现状和需要，在国家中医药管理局教材建设工作委员会、中国中医药出版社的支持下，我们组织了全国18所高等中医药院校解剖学界的专家，以新世纪全国高等中医药院校教材《神经解剖学》为基础编写了此教材，供中医学、针灸推拿学、中西医临床医学及康复治疗学等专业学生使用，也是临床针灸推拿按摩师和康复治疗师的必备教材。

在编写本教材的过程中，对一些内容的编排进行了适当的增减，如：增加了绪论中神经解剖学的研究内容以及神经解剖学的建立与发展概况的介绍，并将原教材"第十章神经解剖学的研究方法"的内容进行精简编入绪论中；删减了原书"第九章神经递质和神经调质及神经营养物质"，将神经递质与神经调质的基本概念编入了神经组织一章；增加了有关神经损伤定位的临床联系内容。书中有插图二百余张，除编者科学研究的真实电镜照片外，全部采用了彩绘图，使图片更加精美。本书配套了相应的数字化内容，使教材内容更为直观和生动，将有效地提高学习者的兴趣。

本教材第一章绪论由金昌洙、孙红梅编写；第二章神经系统概述由杨畅、和凤军编写；第三章神经系统的发生由陈安编写；第四章神经组织由楼航芳编写；第五章脊髓和脊神经由徐强、高杰、江爱娟编写；第六章脑和脑神经由关建军、金昌洙、李平、田新红、张胜昌编写；第七章内脏神经系统由王强、韩永明编写；第八章神经传导通路由徐强、罗友华编写；第九章脑和脊髓的相关结构由王媛媛、国海东编写。此外，衷心感谢北京中医药大学白丽敏教授对本教材的认真审核，感谢北京中医药大学盖聪老师对本书编写所做的大量秘书工作。

本教材数字化工作是在国家中医药管理局中医药教育教学改革研究项目的支持下，由中国中医药出版社资助展开的。该项目（编号：GJYJS119）由孙红梅负责，全体编委参与。

本书如有不妥之处，恳请广大同仁和读者提出宝贵意见，以便日后修订完善。

《神经解剖学》编委会

2017年3月

目 录

第一章 绪 论

一、神经解剖学的研究内容

　　神经解剖学（neuroanatomy）是研究神经系统形态结构、发生和发展过程、神经组织的微细结构及细胞间相互联系的一门科学。神经解剖学是神经科学研究的重要组成部分，是神经生物学、神经生理学、神经药理学、神经病理学及临床神经病学和精神病学等学科的基础。近年来，随着生命科学和医学等领域的发展及研究技术的进步，神经解剖学的研究领域也在不断地拓宽。

二、神经解剖学的建立与发展概况

　　一般认为现代神经解剖学是从 19 世纪中期开始逐渐形成的一门独立学科。

　　19 世纪中后期，解剖学家发明了多种染色技术并将其应用到神经组织的研究中，在显微镜下观察染色神经组织切片的结构，取得了一系列的研究成果。

　　意大利解剖学家 Camillo Golgi（1843—1926）在 1873 年创建了镀染整个神经元的**银浸法**（silver impregnation method）即称"Golgi"法；西班牙著名的神经组织学家 Santiago Ramóny Cajal（1852—1934）对此法进行了改良，并利用这一方法做了大量的神经组织研究，提出了"神经元学说"，并出版了《人和脊椎动物的神经系统组织学》和《神经系统的变性和再生》两本神经解剖学的经典著作，1906 年两人共同获得了诺贝尔生理学或医学奖。

　　德国病理学家 Karl Weigert（1845—1904）在 1884 年发明了髓鞘染色的 Weigert 法，以后又出现了很多改良方法，有的至今仍被应用。意大利的病理学家 Vittauio Marchi（1851—1908）在 1890 年创立了显示变性髓鞘的 Marchi 法，应用此法可进行变性有髓纤维的追踪，这为神经通路的研究做出了重要贡献。

　　德国精神病学家和神经病理学家 Franz Nissl（1860—1919）在 1892 年发明了用碱性染料进行神经元染色的方法，称 Nissl 染色法，这种染色方法开启了神经组织中细胞构筑学的研究，并通过这种染色方法发现了神经纤维或神经元损伤后胞体的染色质溶解现象，此法至今仍被用于神经组织损伤的研究。

　　英国神经生理学家 Charles Scott Sherrington（1875—1952）于 1897 年提出**突触**（synapse）这个概念，20 世纪 50 年代通过电子显微镜在超微结构水平已得到了证实，此后，神经科学工作者进行了大量的突触研究工作。2013 年因揭示了神经细胞突触囊泡运输调节机制的 3 位科学家 James E. Rothman、Randy W. Schekman 和 Thomas C. Südhof 获得了诺贝尔生理学或医学奖。

　　进入 20 世纪，神经科学工作者对神经元、神经胶质及神经纤维的微细结构进行了大量研究工作。20 世纪 50 年代后，随着电子显微镜的广泛应用，神经解剖学的研究进入到超微结构水平。20 世纪 70 年代后，随着神经通路追踪技术、荧光素标记法、组织化学、免疫组织化学、免疫电镜技术等相继应用，神经解剖学从形态结构的研究延伸到对其内化学物质的研究，开辟了免疫神经组织化学，也称**化学神经解剖学**（chemical neuroanatomy）这个学科，此学科对神经元中具有生理活性物质的定性和定位进行研究，揭示神经元间功能活动的化学机制。1989年美国确定 20 世纪 90 年代为"脑的 10 年"，随后掀起了神经科学研究的新高潮；90 年代原位杂交技术的引入，将神经细胞中的基因用形态学方法显示出来；而激光扫描共聚焦显微镜等的应用再次给神经解剖学的研究带来了质的飞跃。

进入 21 世纪，神经科学的研究已成为国内外医学研究领域的热点之一，神经解剖学借助生命科学研究的新技术和新方法，其研究内容越来越丰富，与其他学科的交叉和融合研究越来越多。目前围绕脑功能、脑网络组、神经再生、神经发育与遗传等方面的研究引起了神经科学工作者的广泛关注。神经科学与心理学、人工智能、认知科学以及教育学等一些跨领域研究学科的联系和交叉渗透更加密切。2013 年 4 月美国宣布并启动为期 10 年的名为"基于神经科学技术创新的**人脑研究计划**（BRAIN Initiative）"，2013 年 10 月，欧盟正式启动欧盟人脑研究计划，日本也随即呼应启动日本脑计划，我国于 2016 年 2 月也正式公布了中国脑计划的名称"脑科学与类脑科学研究"，资助时间长达 15 年（2016～2030 年）。

在我国，科学工作者结合中医药及针灸的临床应用，开展了大量针刺镇痛的神经机制、中医药防治神经系统疾病以及康复机制的研究。这对推动神经科学的发展亦具有重要的意义。

三、神经解剖学现代常用研究技术概要

神经解剖学的研究技术在不断出现和发展，由于篇幅限制，将扼要介绍在现代研究中神经解剖学常用的一些研究技术。

（一）神经组织的一般染色技术

神经系统的一般组织学染色技术方法可以追溯到 19 世纪末，有的至今仍是神经解剖学研究中常用的方法。要进行神经组织微细结构的观察，首先需对神经组织标本进行一系列处理后切成薄片，再进行染色，然后才能在显微镜下观察拍照。本部分简要介绍组织切片的制作和传统的神经解剖学染色方法。

1. 组织切片的制备方法　在进行组织切片前首先要进行组织固定、组织包埋，然后进行组织切片。

（1）组织固定　固定是指将组织浸入化学试剂内，通过化学试剂的作用，使组织细胞的形态结构保存下来的一种方法。组织固定是组织切片制备的重要步骤之一，它不仅用于一般的组织切片染色，也是组织化学、免疫组织化学、原位杂交、电镜等技术成败的关键环节。

一般情况下，生物体死后组织很快自溶，其形态结构立即发生改变。用固定剂固定组织既可防止组织自溶，又可保护组织免受微生物侵袭，并使之能承受制片过程中因渗透压的改变而导致的组织结构破坏，以维持组织生前结构。理想的固定剂还能将蛋白质、脂类及其他细胞成分聚成不溶性大分子网而不影响其组织化学特性，它应保存组织中酶的活性。实际上并无理想的固定剂，任何固定剂都只能满足某些方面的要求。下面介绍神经解剖学中常用的固定方法和固定剂。

1）常用的固定方法　主要有浸泡固定和灌流固定两种。①浸泡固定：将组织块直接浸泡

在固定液中，一般固定液的量应为组织块的 15 ～ 20 倍；②灌流固定：通常经左心室至升主动脉将固定液灌注在动物机体，同时剪开右心耳放血，灌流固定液的量至少是动物血液量的 2 倍以上。为了避免血凝块堵塞小血管，一般在灌注固定剂前，先用生理盐水冲去血液。

　　2）常用的固定剂　固定剂可分为单一固定剂和混合固定剂。前者指选择一种化学试剂作为组织固定剂，如乙醇、甲醛、四氧化锇（锇酸）等。后者指用两种或两种以上的化学试剂按一定比例混合后作为组织固定剂，目的在于使这些化学试剂可以通过各自的优缺点相互弥补，从而成为一种较完美的固定剂。

　　（2）组织包埋　将固定的组织块经过脱水等处理、充分浸透包埋剂后，再置于包埋剂内冷却，这个过程称为**包埋**。常用的组织包埋方法根据包埋剂的不同可分为石蜡包埋、火棉胶包埋、低黏稠度硝化纤维包埋及明胶包埋等。

　　（3）组织切片　组织切片的方法较多，下面介绍几种常用方法。

　　1）石蜡切片法　是神经解剖学研究中最为常用和实用的切片制作技术。采用石蜡切片机切片，如无特殊要求，切片厚度一般为 5 ～ 10μm，将切片机切下的蜡带放于恒温水浴中展开后贴于经过处理的载玻片上，放入温箱内烘干后，再经脱蜡、染色后可在显微镜下观察。

　　2）冰冻切片法　将组织块制冷后进行切片，也是神经解剖学常用的切片方法之一，目前最常用的为**恒冷箱切片法**。恒冷切片机实际上是将切片机置于类似冰箱的恒冷箱内，使切片机保持恒定的低温状态，组织块不致解冻。本法的优点是可切较薄的连续冰冻切片，切片厚度在 10 ～ 100μm，适用于细胞化学和免疫细胞化学的研究。

　　操作时可将新鲜固定或不经固定的组织用液氮、干冰等冷冻后置于恒冷箱内切片，也可将组织块直接放置在恒冷箱内，经过组织吸热器处理后切片，为防止组织内的水分形成冰晶，可在冰冻前将组织放入一定浓度的蔗糖内浸透。

　　3）振动切片法　该法使用振动切片机进行，该机是利用振动器使刀片进行横向振动，同时缓慢向前进刀，以切割浸泡在液体中的组织块，其切片厚度范围为 20 ～ 500μm。用此种方法切片，不需包埋或冰冻，因此可保持组织的成分及酶活性，以及避免冰晶造成的组织破坏等，尤其适用于组织化学及免疫电子显微镜技术的切片观察。

　　4）超薄切片法　此法制作的超薄切片组织很小，适用于透射电镜下观察。前期组织块一般用多聚甲醛和戊二醛的磷酸缓冲液做预固定，然后用四氧化锇的磷酸缓冲液做后固定，组织块采用丙酮脱水，包埋剂多用环氧树脂。在超薄切片机上用玻璃刀或钻石刀切片，切片厚度不超过 0.1μm。切片用醋酸双氧铀及枸橼酸铅等进行染色后，在透射电镜下观察。

　　2. 神经组织切片染色　染色是指组织或细胞的某些成分与染料经化学结合或物理吸附作用而显色，以便于显微镜下观察。下面介绍几种常用的染色方法。

　　（1）苏木精 – 伊红染色（hematoxylin–eosin staining，HE）法　简称 HE 染色法。是组织切片染色技术中应用最广泛的染色方法，也是神经组织形态学研究技术中最基本的染色方法。苏木精是阳离子染料，能将细胞核内的嗜碱性物质染成蓝紫色；伊红是阴离子染料，可将细胞质和胶原纤维等染成粉红色。但 HE 染色不能很好地显示神经元的尼氏体、神经纤维的髓鞘、神经末梢、胶质细胞等，显微镜下观察这些结构还需采用其他的特殊染色方法。

　　（2）Nissl 染色法　是一种经典的神经组织特殊染色方法。其根据神经元内的主要成分核酸（脱氧核糖核酸和核糖核酸）具有嗜碱性的特点，采用碱性染料进行染色。神经元胞体中大量核糖核酸主要以尼氏体（Nissl body）的形式存在，可与碱性染料结合，而细胞核中染色质少，故染色浅，但核仁含有丰富核糖核酸和一层脱氧核糖核酸外壳，故核仁染色较深。

通过 Nissl 染色，尼氏体、胞核和核仁清晰可辨，而且容易区分树突（有尼氏体）和轴突（无尼氏体）。在生理情况下，尼氏体大而数量多，反映神经元合成蛋白质的功能较强；而神经元受损时，尼氏体的数量可减少甚至消失，因此可通过尼氏染色后对尼氏体的观察来了解神经元的损伤和恢复情况。另外神经胶质细胞核内染色质较丰富，故尼氏染色着色较深，但胞浆不着色。Nissl 染色使用的碱性染料主要有焦油紫（又称甲酚紫或克紫或焦油固紫）、硫堇、甲苯胺蓝和棓花青等。

（3）镀银染色　也是显示中枢神经系统神经元形态结构的方法，不但能显示神经元的胞体，也可显示神经纤维、神经末梢以及溃变的神经纤维等。

1）Golgi 法　是用硝酸银镀染显示完整的神经元轮廓及突起的走向。现在 Golgi 原法已有很多改良方法。Golgi 镀染神经元的机制至今不清，但此法如今仍被广泛使用。

2）Cajal 法　由 Santiago Ramóny Cajal 在 1903 年创立。主要镀染神经元内的神经原纤维，从而可以显示轴突末梢和其他胞体之间的联系。

（4）髓鞘染色　髓鞘是神经纤维的被膜，髓鞘的染色观察对研究神经纤维的联系、变性和再生有重要的意义。

1）Weigert 法　先用金属化合物如铬、铜、铁盐等对神经组织、特别是髓鞘进行媒染，再用苏木素染色，使髓鞘染成深蓝色至黑色。Weigert 法目前是显示髓鞘的最佳方法。

2）Marchi 法　是用锇酸专门显示变性髓鞘的染色方法。本法广泛应用于变性有髓纤维束的追踪。Marchi 法染色可使变性髓鞘及脂肪呈黑色，背底呈黄至浅棕色，只适合有髓纤维。

3）Nauta 法　由荷兰神经解剖学家 Walle J. H.Nauta（1916—1994）和他的同事于 20 世纪 50 年代创立，是一种显示变性纤维或终末的改良镀银法。此法用高锰酸钾对神经组织进行前处理，以降低组织还原力，并抑制正常纤维嗜银性，从而可以追踪到终末前、显示变性纤维靠近终末部分的变性。Nauta 的溃变银染法曾为研究中枢神经系统纤维联系提供了重要方法。

（二）神经通路追踪技术

神经通路追踪技术是追踪神经元之间以及胞体与突起之间联系的技术，是神经解剖学研究中的一个重要组成部分，对研究神经的功能、神经系统的发育和成熟都具有重要的价值。从早期显示溃变纤维的镀银法到 20 世纪 70 年代神经通路追踪技术的出现，神经解剖学的研究迈向了一个新台阶。通过神经通路追踪技术，能够顺行或逆行标记神经元胞体或纤维，从而展开对神经元通路的形态学研究，但各种神经通路追踪技术存在灵敏度和操作便捷性等方面的差异。

追踪剂是神经通路追踪技术的工具药。常用的有**辣根过氧化物酶**（horseradish peroxidase，HRP）、放射性同位素 ^{14}C 或 ^{3}H 等标记的氨基酸、放射性同位素 ^{14}C 或 ^{3}H 标记的 2- 脱氧葡萄糖、荧光素等。除上述示踪剂外，单独使用的示踪剂还有植物凝集素如**菜豆凝集素**（phaseolus vulgaris agglutinin，PHA）、**生物胞素**（biocytin）和**神经生物素**（neurobiotin）、**生物素化葡聚糖胺**（biotinylated extran amine，BDA）、霍乱毒素亚单位 B（cholera toxin subunit B，CTB）及神经营养性病毒如单纯疱疹病毒、假狂犬病毒及弹性病毒等。追踪剂的选择也取决于多种因素，包括动物的种类、年龄及追踪的部位和方向等，在实验设计中可以使用不同的示踪剂多通路追踪，也可以与其他技术结合进行神经通路的追踪研究。

NOTE

（三）化学神经解剖学研究技术

1. 酶组织化学技术 酶组织化学（enzyme histochemistry）是利用组织细胞内酶具有催化某种反应的特性来检测酶活性。显色原理是将组织切片置于含有特异性底物的溶液中孵育，底物经酶的作用形成初级反应产物，再与某种捕获剂结合，形成显微镜下可见的沉淀物。常用于神经解剖学研究的酶组织化学方法有乙酰胆碱酯酶组织化学染色和辅酶Ⅱ依赖性黄递酶（NADPH-d）组织化学染色等。

2. 免疫组织化学技术 免疫细胞化学（immunocytochemistry，ICC）技术是应用免疫学原理，通过抗原和抗体的结合反应显示细胞内的抗原或抗体成分。将这种技术用于组织学研究则称为**免疫组织化学**（immunohistochemistry，IHC）技术。由于该方法特异性强和灵敏度高，特别是近年来免疫学不断发展，提纯抗原和制备标记抗体等技术不断提高，使IHC技术进展迅速、应用更加广泛，已成为神经解剖学的重要研究方法。常用的免疫组织化学方法包括免疫荧光细胞化学法和免疫酶法等，用这种方法可对细胞内的特定抗原、抗体进行定位和定量研究。

在神经解剖学的研究中，作为抗原的通常是神经组织内的蛋白、神经肽或酶，抗体为免疫球蛋白。大多数抗原－抗体反应物是不可见的，需要将抗体或免疫复合物用可以辨别的物质或荧光染料结合，再用组织化学方法显示此标记物，才能在一般光镜或荧光显微镜下进行观察。常用的标记物质有荧光染料、酶、铁蛋白、生物素、胶体金及同位素等，光镜免疫组织化学最常用的标记酶是HRP。

用免疫组化技术在同一张切片上显示两种或两种以上的抗原，以观察他们定位、形态和功能上的相互关系，或在相邻两张切片上各显示一种抗原，然后进行比较观察两种抗原是否共存在同一细胞内，可采用免疫组织化学双重染色技术。

3. 原位杂交组织化学技术（in situ hybridization histochemistry，ISHH） 简称原位杂交（in situ hybridization），是在一定温度和离子浓度下，将具有特异序列的单链探针通过碱基互补规则与组织细胞内待测的核酸结合，使得组织细胞中的特异性核酸得到定位，并通过探针上所标记的检测系统将其在核酸的原有位置上显示出来。标记的DNA或RNA为探针，可与组织切片、细胞或染色体标本中的待检DNA片段或mRNA进行杂交，然后显示标记物，从而分析待检核酸的分布和含量。利用此项技术可研究编码某种蛋白质的mRNA在胞质中的表达和各种基因在染色体上的定位。尽管目前PCR技术可以更便捷地检测组织中的DNA和RNA的含量变化，但在基因定位检测方面原位杂交技术是无法替代的。

（四）电子显微镜技术

电子显微镜简称电镜（electron microscope，EM）是用电子代替可见光，用电磁透镜代替光学透镜，利用电子的波动性将肉眼不可见的电子束成像在荧光屏上的显微镜。

在神经解剖学的研究中常用的电子显微镜主要为**透射电镜**（transmission electron microscope，TEM）和**扫描电镜**（scanning electron microscope，SEM）。

透射电镜利用由电子发射器发射的电子束穿透样品，经电磁场透镜的聚合放大投射到荧光屏或照相胶片上成像而成，其分辨率为0.2nm，比光镜高1000倍，可放大几万倍到几十万倍，能观察到细胞内更微细的结构，在电镜下所见的结构称**超微结构**（ultrastructure），进行组织细胞透射电镜观察时需制作超薄切片（厚50～80nm），将超薄切片粘在金属载网上，再用染色剂铅盐和铀盐染色后，在电镜下观察。

扫描电镜是研究细胞和器官表面立体微细结构的电子显微镜，它利用电子发射到样品上，有一部分电子把样品表面原子的外层电子打落，称为"二次电子"，将其收集起来并使它们成像。它主要用于观察物体的表面形态，因而对样品的厚度没有限制，无须制作超薄切片，在样品处理上比较简单，只须经过固定、脱水及镀上一层金属薄膜就可以观察。其视场大、景深长，图像清晰富于立体感和真实感，特别适合于观察细胞的突起、微绒毛、神经纤维、微管、微丝等结构。

（五）激光扫描共聚焦显微技术

激光扫描共聚焦显微镜（laser scanning confocal microscope，LSCM）是以激光束为光源，将光学显微镜技术、激光扫描技术和计算机图像处理技术结合在一起的高新技术设备。其主要装置包括激光器、扫描头、显微镜和计算机四大部分，它用于研究和分析细胞在变化过程的结构，也可对活细胞离子含量变化进行定量检测等。

激光扫描共聚焦显微镜主要应用于以下几个方面：

1. 免疫荧光定量定位测量　借助免疫荧光标记方法，激光扫描共聚焦显微镜不仅可对细胞的细胞器、DNA、RNA、酶和受体分子的含量、成分及分布进行定性和定量测定；还可测定细胞的膜电位、氧化 - 还原状态及配体结合等生化反应；与此同时，还能够对所获得的图像进行定量分析，提高结果的准确性。

2. 细胞内离子测定　使用荧光探针，可对神经细胞的 Ca^{2+}、H^+ 及其他各种细胞内离子进行定量和动态分析；使用双荧光探针还可对 Ca^{2+} 和 H^+ 等同时测定。

3. 细胞间通讯研究　可从形态学上观察细胞间连接的变化、连接蛋白和黏附因子；测量细胞间隙连接介导分子转移；测定某些因子对神经元间通讯的影响等。

4. 细胞膜流动性测定　利用其专用软件可对细胞膜的流动性进行定量和定性分析，这对膜磷脂和脂肪酸组成、药物效应和作用点、温度反应和物种比较等研究都有重要意义。

5. 图像重组　通过激光扫描共聚焦显微镜的共聚焦系统，可获得生物样品高反差、高分辨率和高灵敏的二维图像，再利用其模拟荧光处理软件，可将系列光学切片的数据合成三维图像，三维重组图像可使神经细胞、细胞器的形态学结构更生动逼真。

（六）脑功能成像技术

随着现代物理、电子与计算机技术的迅速发展，脑功能成像技术日趋成熟，因功能强大和无创等优势，其已成为神经科学研究的又一利器。如今它在认知神经科学以及心理学领域中的应用取得了许多突破性成果。

到目前为止，人们已成功开发了许多脑功能成像技术，如：**功能性核磁共振成像技术**（functional magnetic resonance imaging，f MRI）、**正电子发射断层扫描技术**（positron emission tomography，PET）、**单 - 正电子发射计算机断层扫描技术**（single positron emission computerized tomography，SPECT）、**磁共振波谱分析**（magnetic resonance spectroscopy，MRS）、**事件相关电位**（event-related potential，ERP）、**脑电图**（electroencephalograph，EEG）、**脑磁图**（magnetoencephalography，MEG）和**近红外线光谱分析技术**（near-infrared spectroscopy）等。

（七）脑立体定位技术

在动物实验中，有时需要在较少损伤中枢神经系统的情况下，把微细电极或导管插入脑的某些深部结构，这种定向安置的技术称为**脑立体定位术**（stereotaxic technique of brain）。脑立体定位技术是在脑内进行电刺激、记录细胞放电或进行微量注射及灌流等实验时必不可少的步骤，准确进行立体定位是决定整个实验成功与否的关键。对相应的神经结构进行定向的注射、刺激、破坏、引导定位等操作，可用于帕金森氏病动物模型、癫痫动物模型和脑内肿瘤模型等的建立，也可用于学习记忆、脑内神经干细胞移植和脑缺血等研究。

目前使用的脑立体定位仪已经发展到数字化和自动化调节的水平，它利用颅外标志（如前囟、后囟、外耳道、眼眶、矢状缝等）或其他参考点所规定的三维坐标系来确定皮层下某些神经结构的位置。

（八）神经组织和细胞培养技术

此技术是将神经组织或细胞放在体外适宜的培养液环境中，使之生存和生长的一种技术方法，人们可借此进行形态学的动态观察，并在此基础上进一步做各种细胞染色、免疫组织化学、免疫细胞化学、生理、电生理、生化、药理及分子生物学等观察与实验，总称为**神经培养**（neural culture）。

神经组织的培养包括神经元与神经胶质细胞的培养。神经组织高度分化，神经元一般不再进行分裂和繁殖，所以只是**原代培养**（primary culture）。近年来研究发现**神经干细胞**（neural stem cell）可以分裂、增殖，并在一定条件下可定向分化成神经元或胶质细胞，故也可进行神经干细胞的培养。

神经组织在体外生存有其特殊的环境要求，如对培养基中葡萄糖浓度的要求较一般组织高，除了血清、有机物、无机物、维生素、激素等外，常需**神经营养因子**（neurotrophic factors，NTF）以维持其分化和成熟；同时，在体外环境中，温度、湿度、pH、气体和基质等因素也很重要。因此神经组织的培养与一般的组织培养相比，较为特殊，培养难度较大。

第二章　神经系统概述

一、神经系统的基本功能

　　神经系统（nervous system）是人体结构和功能最复杂的系统，其基本功能如下：①调节和控制人体各系统各器官的功能活动，使机体成为一个完整的有机体；②通过调整机体的功能活动，维持机体与外界环境的统一，使机体与不断变化的外界环境相适应；③人类在长期的进化发展过程中，神经系统特别是大脑皮质得到了高度发展，产生了语言和思维功能，不仅能被动地适应外界环境的变化，而且能主动地认识客观世界和改造客观世界，使自然界为人类服务，这是人类神经系统功能最主要的方面。

　　因此，人类的神经系统在机体内居主导地位，是一切生理活动和思维活动的物质基础。

二、神经系统的区分

　　神经系统无论在形态上还是在功能上都是一个不可分割的整体，为了便于学习和理解，可以从不同的角度将其区分。

（一）根据位置和功能区分

　　根据位置和功能的不同，神经系统可分为中枢神经系统和周围神经系统（图2-1）。

　　1. 中枢神经系统（central nervous system）包括脑和脊髓。脑位于颅腔内，脊髓位于椎管内，两者在枕骨大孔处相连。中枢神经系统在神经系统的调节功能中起主导作用。

　　2. 周围神经系统（peripheral nervous system） 是指与脑相连的12对脑神经和与脊髓相连的31对脊神经。周围神经系统一方面将机体的各种感觉冲动传递给脑和脊髓，另一方面将中枢神经系统发出的冲动传递给机体的各个部位。

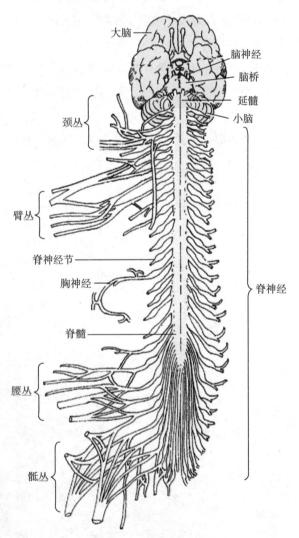

图 2-1　神经系统的区分

（二）根据分布对象区分

根据所分布的对象不同，神经系统可分为**躯体神经系统**（somatic nervous system）和**内脏神经系统**（visceral nervous system），它们的中枢部都在脑和脊髓内，周围部分别称为躯体神经和内脏神经。

1. 躯体神经（somatic nerves）　分布于皮肤和运动系统（骨、骨连结和骨骼肌），管理它们的感觉和运动，分别称为**躯体感觉神经**和**躯体运动神经**。

2. 内脏神经（visceral nerves）　分布于内脏、心血管和腺体，管理它们的感觉和运动，分别称为**内脏感觉神经**和**内脏运动神经**，其中内脏运动神经根据其功能的不同又分为**交感神经**和**副交感神经**。

在周围神经中，感觉神经的冲动是自感受器传向中枢，故又称**传入神经**；运动神经的冲动是自中枢传向周围的效应器，故又称**传出神经**。

三、反射和反射弧

（一）反射和反射的分类

神经系统的功能活动十分复杂，但其基本的活动方式是反射。**反射**（reflex）是指机体在神经系统的调节下对内、外环境的刺激所作出的反应。

反射可从不同的角度进行分类。下面介绍几种不同的反射分类。

1. 根据形成过程　可分为非条件反射和条件反射。

（1）非条件反射　是先天的、较低级的反射活动，它的建立无须大脑皮质的参与，如防御反射、食物反射等。

（2）条件反射　是后天获得的、在非条件反射的基础上经过后天学习和训练而形成的反射活动，它是大脑皮质特有的高级神经活动。

2. 根据参与反射活动的器官　可分为浅反射、深反射和内脏反射。

（1）浅反射　刺激皮肤、角膜或黏膜的感受器，引起骨骼肌收缩的反射，称为**浅反射**。浅反射减弱或消失表示反射弧的中断或抑制。常用的浅反射见表 2-1。

（2）深反射　刺激肌、肌腱、骨膜以及关节的本体感受器而引起骨骼肌收缩的反射，称为**深反射**，也称腱反射或肌肉牵张反射。深反射减弱或消失表示反射弧的中断或抑制。深反射亢进是上运动神经元损伤的重要体征，亦可见于甲状腺功能亢进、手足搐搦及破伤风等。常用的深反射见表 2-2。

表 2-1　浅反射

反射名称	检查法	反应	传入神经	反射中枢	传出神经	效应器
角膜反射	用棉絮轻触角膜	闭眼睑	三叉神经的眼神经	三叉神经脑桥核、脊束核和面神经核	面神经	眼轮匝肌
咽反射	用压舌板轻触咽后壁	作呕和软腭上提	舌咽神经	孤束核和疑核	迷走神经	咽肌
腹壁反射	轻划腹壁皮肤	腹肌收缩	肋间神经和肋下神经	脊髓 $T_{7\sim12}$ 节段	肋间神经和肋下神经	腹肌
提睾反射	轻划股内侧皮肤	睾丸上提	闭孔神经	脊髓 $L_{1\sim2}$ 节段	生殖股神经	提睾肌
肛门反射	轻划肛门附近皮肤	肛门收缩	肛神经	脊髓 $S_{4\sim5}$ 节段	肛神经	肛门外括约肌
足底反射	轻划足底皮肤	足趾跖屈	足底内侧神经和足底外侧神经	脊髓 $S_{1\sim2}$ 节段	足底内侧神经和足底外侧神经	趾屈肌

NOTE

表 2-2 深反射

反射名称	检查法	反应	传入神经	反射中枢	传出神经	效应器
下颌反射	轻叩微张的下颌中部或两侧	下颌上提	下颌神经	三叉神经感觉核和运动核	下颌神经	咀嚼肌
肱二头肌反射	轻叩肱二头肌腱	屈肘	肌皮神经	脊髓 $C_{5\sim7}$ 节段	肌皮神经	肱二头肌
肱三头肌反射	轻叩肱三头肌腱	伸肘	桡神经	脊髓 $C_{6\sim8}$ 节段	桡神经	肱三头肌
腹肌反射	轻叩肋骨缘或腹肌附着处	腹肌收缩	肋间神经	脊髓 $T_{6\sim12}$ 节段	肋间神经	腹肌
膝反射	轻叩髌韧带	膝关节伸	股神经	脊髓 $L_{2\sim4}$ 节段	股神经	股四头肌
跟腱反射	轻叩跟腱	足跖屈	胫神经	脊髓 $S_{1\sim2}$ 节段	胫神经	小腿三头肌

（3）内脏反射 是内脏神经的基本活动方式，包括内脏 - 内脏反射、内脏 - 躯体反射和躯体 - 内脏反射。如颈动脉窦反射和颈动脉小球反射属于内脏 - 内脏反射；呼吸反射、咳嗽反射和呕吐反射属于内脏 - 躯体反射；立毛反射和瞳孔对光反射属于躯体 - 内脏反射。

3. 根据是否在生理情况下出现 可分为生理反射和病理反射。

在正常生理状态下出现的反射为**生理反射**；在正常情况下一般不出现，当中枢神经损伤后锥体束失去了对脑干或脊髓的抑制作用而出现的反射，为**病理反射**（pathological reflex），但在1岁半以下的婴儿出现则是正常的原始保护反射，以后随着锥体束的发育成熟，这些反射被锥体束抑制，当锥体束受损，抑制作用解除，这类反射又出现。

Babinski 征是最重要的锥体束受损害的体征，检查时用钝针在足底自后向前划过足底外侧缘，其反应为趾背屈，其他4趾呈扇形分开（图 2-2）；Hoffmann 征也是一种病理反射，检查时用左手握住患者的前臂，右手食指和中指夹住患者的中指，并使中指和手腕轻度向背侧伸，用拇指快速弹击中指的指甲，可引起拇指和食指屈曲运动（图 2-3）。此外常用的检查病理反射的方式还有 Chaddock 征、Gordon 征、Oppenheim 征等。

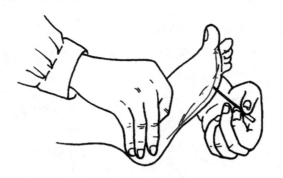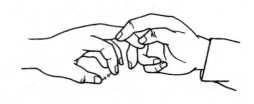

图 2-2 Babinski 征反射检查法   图 2-3 Hoffmann 征反射检查法

（二）反射弧

反射活动的形态结构基础是**反射弧**（reflex arc）。反射弧由感受器、传入神经、反射中枢、传出神经和效应器五个基本部分组成（图 2-4）。

感受器（receptor）为传入神经末梢的特殊装置，有感受刺激、产生兴奋的功能。**传入神经**（afferent nerve）的主要功能是把来自感受器的兴奋传向反射中枢。**反射中枢**（reflex center）位于脑或脊髓，能接受来自传入神经的冲动，经过分析综合后，又把冲动传向传出神经。**传出神经**（efferent nerve）能把反射中枢的兴奋经过其末梢装置传向效应器。**效应器**（effector）为发生应答性反应的器官，如肌肉或腺体。

反射弧中任何环节发生故障，反射活动即减弱或消失。在临床上常通过一些反射检查来协助诊断神经系统疾病。

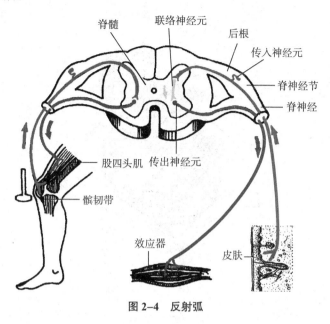

图 2-4　反射弧

四、神经系统的常用术语

神经系统结构十分复杂，神经元胞体和突起在中枢和周围神经系统有着不同的分布方式，因此使用不同的术语表示。

1. 灰质　在中枢神经系统内，神经元胞体及其树突聚集的部位，因新鲜标本色泽灰暗称**灰质**（gray matter）。分布在大脑和小脑表层的灰质，又称为**皮质**（cortex）。

2. 白质　在中枢神经系统内，神经元轴突聚集的部位，因新鲜标本呈白色称**白质**（white matter）。这是因多数轴突包有含类脂质的髓鞘，色泽白亮而得名。位于大脑和小脑的白质因被皮质包绕位于深部，又称为**髓质**（medulla）。

3. 神经核　在中枢神经系统内，形态和功能相同的神经元胞体在深部聚集成细胞团或柱，称为**神经核**（nucleus）。

4. 神经节　在周围神经系统中，神经元胞体聚集的地方，外形略膨大，称为**神经节**（ganglion）。其中传导感觉的神经元组成感觉神经节；与支配内脏活动有关的神经节为**内脏运动神经节**。

5. 纤维束　在中枢神经系统的白质内，凡起止、行程和功能相同的神经纤维集合成束，称为**纤维束**（fasciculus），又称**传导束**。

6. 神经　在周围神经系统中，神经纤维集合成大小、粗细不等的集束，由不同数目的集束再集合成一条**神经**（nerve）（图 2-5），分布于全身各器官及组织。每条神经或神经干的外周都有结缔组织、血管和淋巴管组成的**神经外膜**（epineurium）包裹，这些组成神经外膜的成分伸入神经内，将其内聚集的神经纤维分成大小不等的神经束，包裹每个神经束的结缔组织成分称**神经束膜**（perineurium）；神经束膜又伸入每条神经纤维之间，并包裹每条神经纤维，称为**神经内膜**（endoneurium）。一条神经内的若干神经束在神经走行的过程中并不是一成不变的，而

NOTE

是在行程中反复编排、组合，了解神经内神经束的排列对神经损伤后的缝合十分重要。

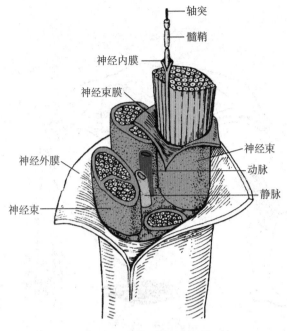

图 2-5　周围神经示意图

第三章　神经系统的发生

神经系统由胚胎时期外胚层所形成的**神经管**（neural tube）和**神经嵴**（neural crest）发育而成。神经管和神经嵴是整个神经系统发生的原基，神经管演化成脑和脊髓，神经嵴则演化成脑神经节、脊神经节和内脏神经节的细胞及神经系统以外的某些部分。

第一节　神经管的形成和演化

一、神经管的早期发育

人胚发育的第 3 周形成了由内、中、外三个胚层的盘状结构，称**胚盘**（embryonic disc）（图 3-1），是将来形成人体的原基。于第 3 周末，胚盘中轴部的外胚层在脊索的诱导下增厚形成**神经板**（neural plate），神经板头侧宽、尾侧窄。继而神经板外侧边缘增生变厚形成**神经褶**（neural fold），中央凹陷为**神经沟**（neural groove）。由于神经板的细胞增殖，神经沟加深，神经褶更加隆起，最后左、右神经褶在中线相互靠近，至第 4 周时愈合形成**神经管**（neural tube）（图 3-2）。愈合部位首先发生在前中部处（后来的颈部），然后向前、后推进。由于神经管前、后两端愈合较晚，此时在两端暂时各存留一个孔，分别称**前神经孔**（anterior neuropore）和**后神经孔**（posterior neuropore）。前神经孔约在胚胎第 25 天闭合，愈合处以后成为**终板**（terminal plate）；后神经孔约在第 27 天闭合，两孔完全愈合后形成一个封闭的管状结构，即神经管（图 3-3）。最后神经管与表面外胚层脱离，位于深部的间充质组织中。在神经孔未完全闭合时，神经管前端已膨大，当神经孔闭合时，神经管前端的膨大部分已发育形成**脑泡**（brain vesicle），将来发育形成脑，后端仍保持管状结构，将来发育形成脊髓。

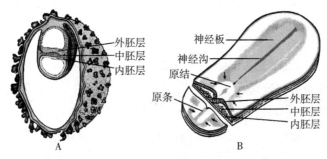

图 3-1　人胚 3 周模式图

A. 人胚 3 周的断面　B.3 周末的胚盘

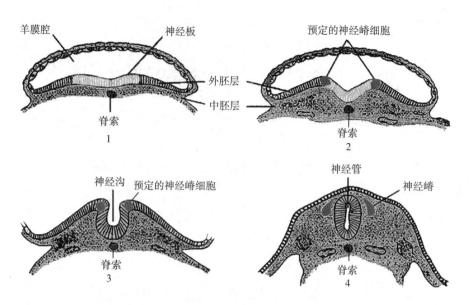

图 3-2   神经管与神经嵴形成示意图（横断面）

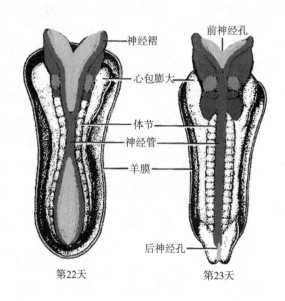

图 3-3   神经管与神经嵴形成示意图（整体观）

二、神经管的组织分化

在神经管发育过程中也伴随着细胞、组织的分化。

（一）神经上皮的分化迁移

早期神经管的管壁是由一层假复层上皮组成（图 3-4），称**神经上皮**（neuroepithelium）。神经上皮只含一种细胞，称神经上皮细胞。后来神经上皮细胞分裂增殖，部分细胞迁移至神经上皮的外周，构成新的细胞层，称**套层**（mantle layer），以后分化为**成神经细胞**（neuroblast）和**成神经胶质细胞**（glioblast）。成神经细胞和成神经胶质细胞长出突起，并延伸到套层的外周形成**边缘层**（marginal layer）。于第 6 周末，神经管壁由内向外明显分为三层：即**神经上皮层**（又称**室管膜层**）、**套层**和**边缘层**（图 3-4）。室管膜层为停留在原位的神经上皮，以后形成脊髓中央管及脑室的室管膜上皮；套层以后形成脊髓的灰质，在脑部，此层细胞一部分停留在内部构成神经核，而另一部分迁移到边缘层浅部构成脑皮质；边缘层以后形成白质。

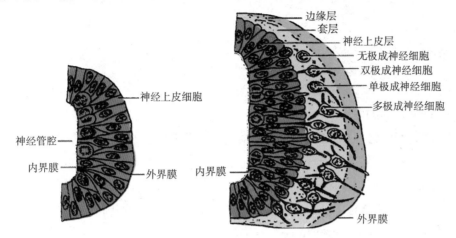

图 3-4　神经管壁的上皮

（二）成神经细胞的分化

成神经细胞起初为圆形，无突起，称**无极成神经细胞**。这种细胞进一步分化，从细胞的两端各伸出一个突起，成为**双极成神经细胞**。双极成神经细胞一个突起伸向神经管腔，另一突起伸向边缘层。以后伸向神经管腔侧的突起退化，成为**单极成神经细胞**，伸向边缘层的突起分化为轴突。随后，单极成神经细胞的内侧端又发出一些分支，为原始树突，这时它就成为**多极成神经细胞**，将来形成成熟的多极神经细胞（图 3-5）。成神经细胞是**分裂后细胞**（post mitotic cell），一般不再有分裂增殖的能力。

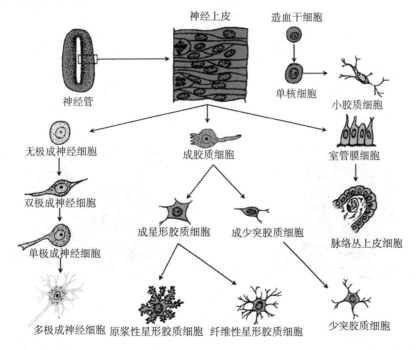

图 3-5　神经上皮细胞的分化

（三）成神经胶质细胞的分化

成神经胶质细胞先分化为各类胶质细胞的前体细胞，即**成星形胶质细胞**（astroblast）和成少突胶质细胞（oligodendroblast），成星形胶质细胞再分化为原浆性星形细胞和纤维性星形细胞，成少突胶质细胞分化为少突胶质细胞。小胶质细胞发生较晚，其来源存在争议（详见第四章第二节）（图 3-5）。

三、脊髓的发育

脊髓是由神经管后端发育而成。

（一）脊髓外形的发育

在神经管组织演化为 3 层结构的同时，由于神经管壁各部成神经细胞和成神经胶质细胞增殖的速度不同，致使管壁的厚薄不均。两侧壁的细胞迅速增殖而增厚，并在侧壁内侧面中部出现一纵行的长沟称为**界沟**（sulcus limitans）。界沟将侧壁分成背侧部、腹侧部。背侧部称**翼板**（afar plate），腹侧部称**基板**（basal plate）。神经管的背侧壁及腹侧壁则很薄，分别称**顶板**（roof plate）和**底板**（floor plate）（图 3-6）。

（二）脊髓内部结构的发育

翼板将发育形成脊髓的后柱，其套层的成神经细胞分化成中间神经元，其轴突上、下行于脊髓白质中。基板将形成脊髓的前柱和侧柱，其套层的成神经细胞分别分化成躯体运动神经元及内脏运动神经的节前神经元，它们发出轴突向外生长，组成脊神经的前根，分别止于骨骼肌、交感神经或副交感神经的节后神经元。

由于两侧基板迅速增厚，两者在腹侧特别膨大，因而在脊髓腹侧前面正中形成一条纵沟，即前正中裂，底板则形成前正中裂的底。两侧翼板主要向背内侧扩展、融合，促使背侧两侧壁的室管膜层在后正中线上合并，形成背正中隔，在脊髓背侧表面的正中也出现一条纵行浅沟，即后正中沟，顶板基本消失。顶板和底板主要形成室管膜，其内含有胶质细胞，不含成神经细胞。

脊髓的白质由神经管的边缘层演化而成，主要由神经元突起与神经胶质细胞组成，其中神经元轴突在脊髓内上行和下行，聚集形成传导束。胚胎第 3 个月时，脊髓各节段与脑的各部分形成广泛的联系，它们的突起组成脊髓的固有束、前索、外侧索和后索。神经管的管腔狭细，形成脊髓的中央管（图 3-6）。

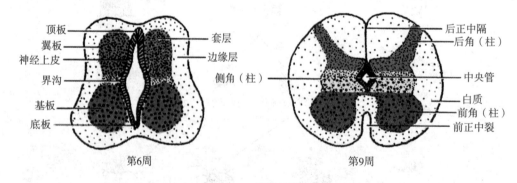

图 3-6　脊髓的发育

四、脑的发育

（一）脑泡的形成和演变

当人胚胎第 4 周神经管尚未闭合前，神经管头端膨大，管壁增厚，形成了脑泡原基。由于原始脑泡各部生长速度不等，出现两个环形缩窄，结果形成了三个原始脑泡，从前向后依次为**前脑泡**（prosencephalon）、**中脑泡**（mesencephalon）和**菱脑泡**（rhombencephalon）（图3-7）。当胚胎第5周时，原始脑泡进一步发育形成五个脑部。前脑泡的前部发育为**端脑**（telencephalon），前脑泡的后部发育为**间脑**（diencephalon）；中脑泡改变较少，发育为中脑；菱脑泡的前部发育为**后脑**（metencephalon），以后将形成脑桥和小脑，后部发育为**末脑**（myelencephalon），以后形成延髓。因此，最后脑泡由前向后依次分为端脑（大脑）、间脑、中脑、后脑和末脑五个部分（图3-7）。

（二）脑内部结构的发育

随着胚胎的发育，各脑泡不仅外形上发生了变化，其内部结构也发生了很复杂的变化。在大脑半球和小脑，由于成神经细胞由套层向边缘层迁移，在表面形成一层灰质，即大脑皮质和小脑皮质；白质在内部，遗留在白质内的成神经细胞后来形成各种神经核。

在脑泡发育的同时，其内腔室的形状、大小也随着脑泡的发育而发生相应的变化。菱脑内的腔室发育为第四脑室；中脑的腔室发育为中脑水管；间脑内的腔室发育为第三脑室，大脑半球内的腔室发育为侧脑室，侧脑室通过室间孔与第三脑室相通。

在神经管演变成脑和脊髓的过程中，其可发生无脑、脑膨出、脊柱裂和先天性脑积水等畸形。

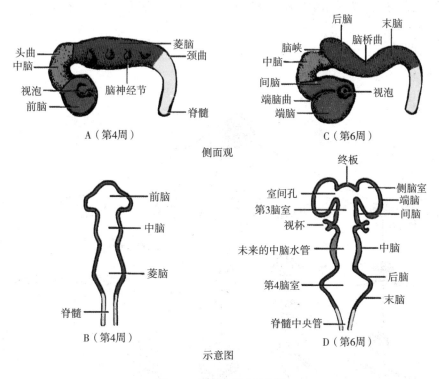

图3-7　脑泡的发生及演变

第二节　神经嵴的发育

在神经管的形成过程中，神经板两侧与外胚层的相接处左右各出现一群细胞，它们位于神经管的两侧，形成了两条纵行的细胞索。当神经管形成时，这两群细胞也逐渐向中间靠拢，并与外胚层脱离成为**神经嵴**（neural crest）（图 3-2）。神经嵴是脑神经节、脊神经节和交感神经节等的原基。

一、脑神经节和脊神经节的形成

在神经管发育的同时，神经管两侧的中胚层呈水平分节状，称**体节**（somites），是产生椎骨、躯干肌、真皮等的原基。神经嵴的一部分细胞逐渐向神经管的背侧迁移，位于神经管与体节之间，分成节段性的细胞群。在脊髓处的神经嵴细胞发育为脊神经节，在脑部的神经嵴细胞分化形成大部分脑神经节（第Ⅴ、Ⅶ、Ⅸ、Ⅹ脑神经节）。关于第Ⅷ脑神经节，多认为它不是来自神经嵴，而是来自头部外胚层的上皮细胞。

脑神经节和脊神经节内的成神经细胞发出两个突起，分化为双极神经元，随后两个突起的起始部逐渐靠拢合并，形成"T"形分支的假单极神经元，其中枢突伸入神经管的背侧形成后根；另一个突起是周围突，其末端伸向周围各器官和组织形成各种感受器（图 3-8）。

二、交感神经节的形成

神经嵴细胞向腹侧迁移分化形成交感神经节的成神经细胞。有关副交感神经节细胞的起源问题尚有争论，有人认为是由中枢神经迁移出来的，也有人认为来源于脑神经节的成神经细胞（图 3-8）。

此外，神经嵴细胞还形成施万细胞、神经节内卫星细胞、肾上腺髓质的嗜铬细胞、皮肤的黑素细胞等。

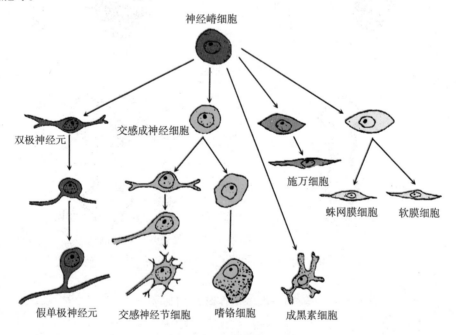

图 3-8　神经嵴细胞的分化

第四章　神经组织

神经系统主要由**神经组织**（nerve tissue）构成，神经组织主要由神经细胞和神经胶质组成。

第一节　神经元

神经细胞（nerve cell）是一种高度分化的细胞，是神经系统结构和功能的基本单位，故又称**神经元**（neuron）。神经元具有感受刺激、传导冲动和整合信息的功能，彼此相互联系形成复杂的神经网络，有些神经元还有内分泌功能。

一、神经元的结构

神经元大小不一、形态各异，但每个神经元都由胞体和突起两部分构成（图 4-1）。

（一）胞体

神经元的**胞体**（soma）位于中枢神经系统的灰质和周围神经的神经节内，是神经元的代谢和营养中心。其形态有圆形、梭形、星形和锥体形等；直径多在 3 ~ 15μm 之间，大的可达 100μm 以上。神经元胞体结构与其他细胞大致相似，也有细胞膜、细胞核和细胞质。

1. 细胞膜（cell membrane） 神经元的细胞膜又称**神经元膜**（neuronal membrane）（图 4-2），同其他细胞膜一样作为屏障紧密包裹着细胞质，也是由脂质双分子层构成膜的基本骨架。神经细胞通过神经元膜进行神经冲动的发生、传导、物质运输、代谢调控以及细胞外物质识别等多种功能。神经元膜是可兴奋膜，刺激后能产生明显的电位变化，进行神经冲动的传递。神经元膜在某些部位形成特化结构，如在突触部位增厚形成突触前膜或突触后膜。

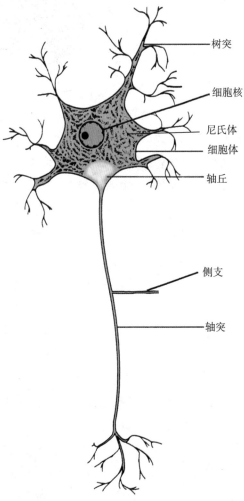

树突
细胞核
尼氏体
细胞体
轴丘
侧支
轴突

图 4-1　神经元的基本结构

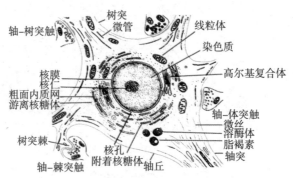

A. 神经元超微结构模式图

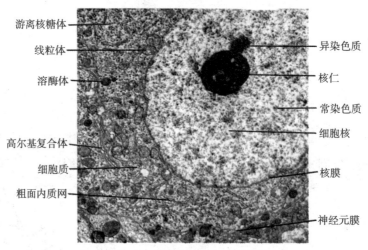

B. 电镜下神经元超微结构

图 4-2　神经元超微结构

2. 细胞质（cytoplasm）　位于核的周围又称**核周质**（perikaryon），由细胞基质、细胞器、细胞骨架和包含物等组成。神经元的核周质内除含有一般细胞所具有的细胞器外，还有其特殊的结构如**尼氏体**、**神经原纤维**等。下面介绍神经细胞的主要细胞器和细胞骨架（图 4-2）。

（1）**核糖体（ribosome）**　是由蛋白质和 rRNA 组成致密球状物，神经细胞内核糖体非常丰富。核糖体有两种存在形式：一种游离于细胞基质中，称**游离核糖体**（free ribosome），主要合成细胞自身需要的内源性蛋白；另一种附着于内质网等膜上，称**附着核糖体**（attached ribosome），主要合成分泌蛋白。核糖体有的单个存在，有的几个像花瓣状聚集在一起，称为**多聚核糖体**（poly ribosome）。核糖体是神经元蛋白质合成的场所。

（2）**内质网（endoplasmic reticulum，ER）**　是由单位膜围成的扁平囊状或管泡状结构，在细胞中互连成网。根据表面有无核糖体附着，内质网分为两类：粗面内质网和滑面内质网。

粗面内质网（rough endoplasmic reticulum，RER）　表面附有核糖体。在有些神经元，粗面内质网可延伸至树突近端，甚至更远。粗面内质网的主要功能是合成蛋白质。

滑面内质网（smooth endoplasmic reticulum，SER）　在神经细胞中也很多，由不规则分支和融合的管或池组成，不仅分布于神经元的胞体，还延伸到树突和轴突内。有的神经元滑面内质网紧靠细胞膜下，形成较宽的扁平囊，称**膜下池**（hypolemmal cistern），可能与膜的离子调节运输有关。滑面内质网具有多种功能，除运输蛋白质、合成脂肪和胆固醇外，还可调节细胞内物质（如钙）的浓度，也是细胞所需膜脂的主要合成场所。

（3）尼氏体（Nissl body） 是神经细胞质内的一种嗜碱性物质，经 Nissl 染色可染成深蓝的颗粒或块状，在光镜下称**尼氏体**（图 4-1）。在电镜下，尼氏体是由大量平行排列的粗面内质网和其间游离的核糖体组成（图 4-2）。尼氏体为神经元合成蛋白质最活跃的部位，是结构蛋白和分泌蛋白的合成中心。当神经元受到损伤或轴突断裂时尼氏体分解或消失，这种现象称**尼氏体溶解**（chromatolysis）。如果受损的神经元得到恢复时，尼氏体将会重新出现，因此，尼氏体的形态结构可作为判定神经元功能状态的一种标志。

（4）高尔基复合体（Golgi complex） 神经元的高尔基复合体高度发达。光镜下在镀银染色切片上观察，其为一些弯曲的粗线或颗粒，围绕细胞核，并深入到大树突内，但不进入到轴突内。电镜下可见高尔基复合体是由 5～7 层平行排列的扁平囊及其周围的大小囊泡共同组成（图 4-2）。神经递质及调质的生成和释放与高尔基复合体有关。

（5）线粒体（mitochondrion） 线粒体几乎分布于整个神经元，包括细胞体、树突和轴突以及最小的突起分支和末梢（图 4-2）。线粒体是神经元氧化供能的中心。多数神经元缺乏储存糖原的能力，其能量主要依赖于循环的葡萄糖供给，因此，人脑的血液供应被阻断几秒钟就会失去知觉。线粒体是动物细胞中除细胞核以外唯一含有线粒体 DNA（mtDNA）的细胞器，而且含有蛋白质合成系统（mRNA、rRNA 及 tRNA）等，但仅有少数蛋白质由 mtDNA 编码翻译，大多数线粒体蛋白质还是由核 DNA 编码。神经元内线粒体有储存钙的功能，对钙的调节起重要作用。研究还发现线粒体功能障碍与氧化应激、细胞凋亡、神经退行性疾病如阿尔茨海默病和帕金森病等密切相关。

（6）溶酶体（lysosome） 是细胞的消化系统，是一种囊泡状结构（图 4-2），内含多种水解酶，可降解各种蛋白质、多肽及多种衰老的膜和细胞器，以保护细胞的正常结构和功能。

神经元中可见多种形式的溶酶体，一般可分为初级溶酶体、次级溶酶体和残余体。**初级溶酶体**（primary lysosome）是指新形成的溶酶体，体积较小，囊腔中只含水解酶而没有底物。当初级溶酶体与各种底物发生相互作用后，称为**次级溶酶体**（secondary lysosome），其体积较大，形态多样，是参与消化功能的溶酶体。次级溶酶体在完成对绝大部分作用底物消化、分解作用后，其产物可供细胞利用，但尚有一些不能被消化分解的物质，残留于溶酶体中，形成**残余体**（residul body）。神经元中常见的残余体称**脂褐素**（lipofuscin），随年龄增长而增加。由于脂褐素大量出现在老年人的神经细胞内，故又称"老年素"。

（7）细胞骨架（cytoskeleton） 细胞骨架包括微管、神经丝和微丝。

微管（microtubule）是细胞骨架中最粗的结构，存在于胞体和突起中，直径 20～30nm，呈不分支的中空管状（图 4-2），管壁由 13 根原丝组成，每条原丝都由微管蛋白 α 和 β 的二聚体连接而成。微管作为细胞骨架结构维持细胞的形态、参与细胞内颗粒和细胞器的运动及细胞内物质运输。

另外，神经元内还存在一种与微管组装和管壁定位有关的**微管相关蛋白**（microtubule associated protein，MAP），在树突和轴突内 MAP 存在的形式不同，在树突以 MAP_2 为主，轴突中则以 Tau 和 MAP_3 为主。

神经丝（neurofilament）直径约 10nm，由厚约 3nm 的致密外层和明亮的中柱组成。神经丝不是神经元特有的结构。它存在于所有真核细胞的胞体中，称为**中间丝**（intermediate filament）。在神经元内称神经丝。神经丝不分支，其粗细介于微管和微丝之间。神经丝多聚集于神经元树突的基部和轴丘，这样使神经元在结构上比较稳固。光镜下观察到镀银染色切片中**神经原纤维**（neurofibril）的主要成分是神经丝，老年痴呆时神经丝发生变化形成**神经原纤维缠结**（neurofibrillary tangles）。神经丝除有支持作用外，也可与微管、微丝相连在细胞中传递信息，还可与微管和微丝一起参与细胞内物质的运输。

微丝（microfilament）直径 5～6nm，存在于整个神经元，但轴突内最多（图 4-2）。微丝在神经元活动较多的部分（如轴突的生长锥和树突棘）数量多。微丝的功能除作为细胞骨架起支持作用外，主要完成细胞的运动。

3. 细胞核（nucleus）　神经元的细胞核呈圆形或卵圆形，一般较大，居于胞体的中心，由核膜、核仁及染色质等构成。大多数神经元只有一个细胞核，但有两个核的神经元也不罕见，普通染色可见核浅淡，染色质均匀地分布于核内，核仁一般 1～2 个，大而明显。

在电镜下，**核膜**（nuclear membrane）由两层膜（即外膜和内膜）组成，膜间有腔隙。两层膜与内质网池腔相连，因此，可以认为核膜是内质网的一部分。核膜上有许多小孔称核孔，是核与胞浆间通讯和物质运输的通道（图 4-2）。核内的**染色质**（chromatin）主要为**常染色质**（euchromatin），由稀疏分布的纤维细丝组成，丝的直径约 20nm，染色质的主要成分为含遗传物质的 DNA、蛋白及酶类。**核仁**（nucleoli）由纤维部和颗粒部两部分组成，两者彼此紧密混杂，在电子致密成分之间出现透明区，使核仁出现空泡样结构（图 4-2）。核仁的主要成分为 rRNA，还有少量的 DNA、蛋白及酶类等。

细胞核是遗传信息储存、复制、表达的主要场所，又是将 DNA 转录成 RNA 的部位。染色质直接合成 mRNA，核仁主要合成 rRNA，形成核糖体，它们经核孔至胞浆后由这些 RNA 分子再翻译成各种蛋白。

（二）突起

神经元的突起可分为树突和轴突，其结构和功能有明显的区别。

1. 树突（dendrite）　是从胞体发出的一个或多个突起，起始部分较粗，经反复分支而变细，形如树枝状（图 4-1），有接受刺激和将冲动传入胞体的功能，是胞体的延伸，因此，核周质所含的细胞器如内质网、高尔基复合体、核糖体、微管、神经丝都可出现在树突内，随着树突分支，这些细胞器逐渐减少，在树突远端只有少量粗面内质网和游离核糖体。尼氏体可出现于整个树突，但随着树突延伸和分支，尼氏颗粒变小，数量也逐渐减少；而轴突内无粗面内质网和游离核糖体，这是电镜下辨认树突和轴突的主要鉴别点。

一些神经元的树突上有大小不等的突出物，称为**树突棘**（dendritic spine）（图 4-2），光镜下观察镀银切片可以见到，在电镜和激光扫描共聚焦显微镜下也可见到。树突棘极大地扩展了与其他神经元形成突触的机会，在学习记忆过程中树突棘会有数量和形状上的变化。

2. 轴突（axon）　和树突不同，每个神经元一般只有一条，其主干全长粗细基本一致，表面光滑。不同神经元的轴突长短不一，短者几微米，长者可达 1 米以上，是神经元特有的结构，起自神经元的**轴丘**（axon hillock）。轴丘是轴突从胞体发起处的锥形隆起，光镜下轴突与轴丘内无尼氏体，以此可区分树突和轴突。轴突分支较少，其分支从主干常呈直角发出，构成**侧支**（collateral branch）。轴突末端多呈纤细分支（图 4-1），称为**轴突终末**（axon terminal），与其他神经元或效应细胞接触形成突触。轴突的主要功能是将神经冲动由胞体传至其他神经元或效应细胞。

轴突的细胞膜称为**轴膜**（axolemma），细胞质称为**轴浆**（axoplasm），内含微管、神经丝、线粒体、滑面内质网。但常缺乏核糖体，故轴突内不合成蛋白质。轴突及其所需的蛋白质和其他活性物质由胞体经轴浆运输获得，胞体与轴突内的代谢和信息物质交换是通过轴浆运输实现的，称为**轴浆流**（anoplasmicflow）。轴浆流是双向的，神经元胞质从胞体向轴突远端的运输，称为**顺向运输**；在轴突末梢的代谢产物和通过入胞作用摄取的蛋白质、神经营养因子以及一些外源性物质如病毒、毒素等由轴突末端运向胞体，称为**逆向运输**。轴浆运输是神经元内各种细胞器生理功能的重要体现。轴浆运输又根据其传输速度分为快、慢两种。**快速运输**的速度在100～400mm/d，主要运输有膜包裹的囊泡和线粒体等，是基于微管提供的一个稳定轨道进行的；**慢速运输**的速度在1～3mm/d，主要运输与轴突生长、更新有关的细胞骨架和可溶性无膜包裹的酶等。

树突和轴突的区别见表4-1。

表 4-1　树突和轴突的主要特点

区别	树突	轴突
数目	从胞体发出，一条或多条	发自轴丘，一般只有一条
形态	反复分支，逐渐变细	不分支或发出侧支，主干粗细较均匀
	表面常有树突棘	表面光滑
结构	光镜下可见尼氏体	光镜下未见尼氏体
	电镜下可见粗面内质网、滑面内质网、高尔基复合体、核糖体、微管、神经丝、线粒体等	电镜下可见滑面内质网、微管、神经丝、线粒体等；未见粗面内质网和高尔基复合体
功能	主要接受信息向胞体传导	主要将神经冲动由胞体传出

二、神经元的分类

1. 根据突起的数目分类　可分为假单极神经元、双极神经元和多极神经元（图4-3）。

（1）假单极神经元（peudounipolar neuron）　自胞体只发出一个短突起，呈"T"形分为两支，一支至周围的感受器称**周围突**（peripheral process），相当于树突；另一支入脑或脊髓称**中枢突**（central process），相当于轴突。脑神经节和脊神经节中的感觉神经元属于此类。

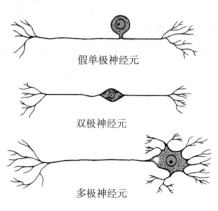

图 4-3　神经元的分类

（2）双极神经元（bipolar neuron）　自胞体两端各发出一个突起，其中一个抵达感受器，称周围突；另一个进入中枢部，称中枢突。如位于视网膜内的双极细胞、内耳的前庭神经节和蜗神经节内的感觉神经元、鼻腔嗅黏膜内的嗅细胞。

（3）多极神经元（multipolar neuron）　具有多个树突和一个轴突，是最典型的神经细胞，在人体中数量最多，中枢部和内脏运动神经节中的神经元多属于此类。

2. 根据功能分类　可分为感觉神经元、运动神经元和联络神经元。

（1）感觉神经元（sensory neuron）　将内、外环境的各种刺激传向中枢，假单极和双极神经元即属此类。

（2）**运动神经元**（motor neuron）　将冲动自中枢部传向身体各部，支配骨骼肌、心肌和平滑肌的活动以及腺体的分泌，多极神经元属于此类。

（3）**联络神经元**（association neuron）　即**中间神经元**（interneuron），是在中枢部内位于感觉和运动神经元之间的多极神经元，此类神经元的数量很大，约占神经元总数的99%，在中枢内构成复杂的网络系统，以不同的方式对传入的信息进行贮存、整合和分析，并将其传至神经系统的其他部位。

3. 根据轴突的长短分类　可分为高尔基Ⅰ型神经元和高尔基Ⅱ型神经元。

（1）**高尔基Ⅰ型神经元**（Golgi Ⅰ neuron）　轴突较长，其轴突可伸延到胞体范围以外的区域，从一个部分延伸到另一个部分，这些神经元称为**高尔基Ⅰ型神经元**或**投射神经元**（projection neuron）。如脊髓前角的运动神经元、大脑皮质的锥体细胞、小脑皮质的浦肯野细胞和颗粒细胞等。

（2）**高尔基Ⅱ型神经元**（Golgi Ⅱ neuron）　轴突短，轴突分支不超出其树突延伸的范围，常在特定局限的小范围内传递信息，又称局部中间神经元。例如，大脑皮层、小脑皮层和脑干网状结构中的星状细胞等。

4. 根据所含神经递质分类　可分为胆碱能神经元、单胺能神经元、氨基酸能神经元及肽能神经元等。

（1）**胆碱能神经元**　位于中枢和部分交感神经节中，该神经元的神经末梢释放乙酰胆碱。

（2）**单胺能神经元**　能释放单胺类神经递质，根据所释放的胺类神经递质种类不同，可进一步分为肾上腺素能神经元、去甲肾上腺素能神经元、多巴胺能神经元、5–羟色胺能神经元等。其广泛分布于中枢和周围神经系。

（3）**氨基酸能神经元**　能释放氨基酸类神经递质，根据所释放氨基酸的种类不同，可进一步分为谷氨酸能神经元、γ–氨基丁酸能神经元、甘氨酸能神经元等，主要分布于中枢神经系。

（4）**肽能神经元**　以各种肽类物质（如生长抑素、P物质、脑啡肽等）为神经递质的神经元，广泛分布于中枢和周围神经系。

含上述相同神经递质的细胞聚集在一起组成脑内各种特异的神经递质系统。

三、突触

（一）概念

在脑和脊髓内存在数量庞大的神经元，每一神经元在结构和功能上虽是独立单位，但每个神经元不是孤立存在的，更不能单独完成神经系统的功能活动，只有许多神经元相互联系、共同完成才有可能。**突触**（synapse）是神经元与神经元之间功能联系的接触点，是神经信息传递的特化结构。这一概念首先由Sherrington于1897年提出，"synapse"的意思为"紧扣"。随着超微结构研究的日益深入，发现一个神经元的任何部位都可与另外一个神经元的任何部位形成突触；神经元与非神经细胞（肌细胞、腺细胞）之间也可形成突触；甚至一个神经元的自身也可形成突触联系，这称为**自突触**（autapse），这些发现大大地扩大了对突触结构和功能的了解。

（二）基本形态结构

在光镜下可观察到发生突触的部位轴突末端膨大，呈扣状或环状，称**终结**或**终扣**（synaptic bouton），附在另一个神经元的胞体、树突或轴突的表面。在电镜下典型的突触由突触前部、突触间隙和突触后部组成（图 4-4）。

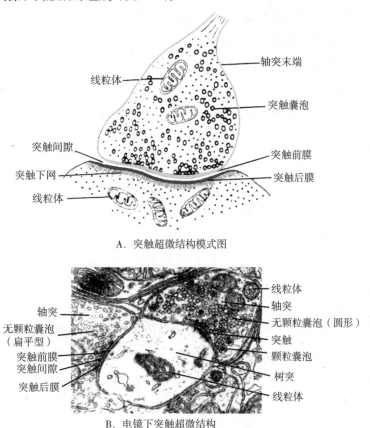

A. 突触超微结构模式图

B. 电镜下突触超微结构

图 4-4　突触超微结构

1. 突触前部或突触前成分（presynaptic element） 多是前一个神经元膨大的轴突终末，在电镜下观察呈囊状结构，故又称**突触前囊**（presynaptic bag）。突触前部内含有储存并能释放神经递质的**突触囊泡**（synaptic vesicle），此外在突触前囊内还有线粒体、滑面内质网、神经丝和微管等结构。突触前部与突触后成分相对应的部分，称**突触前膜**（presynaptic membrane），厚度为 5 ～ 7nm，是由轴突膜延续而来，在其胞浆面附有致密物质。

突触囊泡又称突触小泡，是光镜下无法观察到的，在电镜用于神经组织的研究后发现：神经递质的合成、贮存和释放与突触前成分内由单位膜包被的囊泡有关。在电镜下将观察到的囊泡分为**无颗粒（清亮）囊泡**（agranular vesicle，AGV）和**颗粒（含致密核心）囊泡**（granular vesicle，GV）两种。AGV 可呈圆形或扁平形，其中圆形的含乙酰胆碱，直径多为 30 ～ 50nm；扁平形被认为含抑制性神经递质 γ-氨基丁酸；GV 又分为**小颗粒囊泡**（small granular vesicle，SGV）和**大颗粒囊泡**（largegranular vesicle，LGV）。SGV 直径一般在 40 ～ 70nm，多含儿茶酚胺类神经递质；LGV 的直径 80 ～ 150nm，可贮存 5- 羟色胺和神经肽，LGV 在轴突终末内数量较少。一个突触终末内可以含有一种突触囊泡，也可以含有两种以上类型或形状的突触囊泡。

2. 突触间隙（synaptic cleft） 在电镜下可观察到突触前膜和后膜之间有间隙，称**突触间隙**，突触间隙的宽度因突触的类型不同而异。突触间隙内含有黏多糖、糖蛋白和唾液酸。唾液酸以唾液酸糖脂和唾液酸糖蛋白的形式存在，可与递质分子相结合，使递质分子迅速从突触前膜向突触后膜运动，不使其向外扩散。糖蛋白与突触识别有关，尤其是建立新的突触时，可借糖蛋白的识别作用使相关的神经终末与突触后成分组建突触连接。突触兴奋时，突触间隙内的微丝和大分子化学物质使神经递质通过而到达突触后部；当非活动状态时，微丝和大分子化学物质形成一个不定形的匀质阻止神经递质通过。

3. 突触后部或突触后成分（postsynaptic element）　其形态结构随连接部位（如胞体、树突和树突棘）的不同而有差异。与突触前成分相对应的膜，为**突触后膜**（postsynaptic membrane），在其胞质面有较突触前膜更明显的致密物质附着，即**突触后致密物**（postsynaptic density，PSD），厚 5～60nm，后膜上有与神经递质结合的膜受体及其相关的酶类。突触后部的胞质内还有突触下网、突触下致密小体及线粒体等结构。**突触下网**（subsynaptic web）紧贴突触后膜深面，是由微管或微丝形成的网状结构，近侧端嵌入突触后膜，游离端不规则地伸向胞质，有人认为此结构可能与受体有关。有时在突触后膜的下方约 50nm 处可见球形的电子密度高的小体，为**突触下致密小体**（subsynaptic dense body），直径 20～25nm，其功能意义尚不清楚。

（三）分类

1. 根据突触传递方式　将突触分为电突触、化学突触和混合型突触。

（1）**电突触**　是两神经元之间借电位变化传递信息的突触，称**电突触**（electric synapse）。此种连接形式电阻低，传导速度快，突触延搁短，甚至无延搁，电信号可双向传导。电镜下电突触是对称性突触，其突触间隙很窄，约 2nm，属缝隙连接，借细管使相邻细胞的离子相交换。

电突触在无脊椎动物常见；在两栖类鱼、蛙中枢神经系统内也较为普遍；在哺乳动物的中枢神经系统内仅见于某些核团（如前庭外侧核、三叉神经中脑核等），在灵长类动物和豚鼠的视网膜内也有电突触。

（2）**化学突触**　借释放神经递质传递信息的突触称为**化学突触**（chemical synapse），此类突触数量最多、分布最广，突触间隙较宽，为 15～30nm。当神经冲动到来时，突触囊泡与突触前膜接触并融合，储存在突触囊泡内的化学递质释放，通过突触间隙扩散到突触后膜上与受体结合，引起突触后膜去极化或超极化，产生突触后效应。神经信号通过突触时有明显的延搁现象，为 0.5～2m/s。

（3）**混合型突触**　在一个突触连接部位既有化学突触又有电突触存在的突触为**混合型突触**（mixed synapse），它兼有化学传递和电传递的特性。哺乳动物（如大鼠等）的前庭外侧核、鸟类的睫状神经节、电鳗的电动中继核内以及小脑苔藓纤维与颗粒细胞之间都有这类突触。在混合型突触中电突触的迅速传导有利于化学突触的递质释放。

2. 根据突触的连接部位　将突触分为轴-树、轴-体、轴-轴、树-树、树-轴、树-体、体-体、体-树、体-轴突触等，这是突触最基本和最常用的分型。

3. 根据突触功能特性　将突触分为兴奋性突触和抑制性突触。凡是引起兴奋性突触后电位的递质为兴奋性递质，释放兴奋性递质的突触称**兴奋性突触**（excitatory synapse）。凡是引起抑制性突触后电位的递质为抑制性递质，释放抑制性递质的突触称**抑制性突触**（inhibitory synapse）。

4. 根据突触前、后膜的厚度　Gray 在 1959 年首先从超微结构水平将突触分为Ⅰ型和Ⅱ型。Ⅰ**型突触**其后膜较前膜厚，属非对称性，突触间隙较宽（约 30nm）；其突触前囊内多含有圆形清亮小泡，多为兴奋性突触。**Ⅱ型突触**其突触前、后膜的厚度基本相近，近似对称，突触间隙较窄（约20nm），其突触前囊内多含有扁平清亮小泡，多为抑制性突触。

附：神经递质与神经调质

1. 神经递质（neurotransmitter） 指由神经末梢释放，在神经元之间或神经元与效应器之间传递信息的特殊化学物质，一般将这类递质称为**经典神经递质**。经典神经递质主要具有以下特点：①在神经细胞内合成，并主要贮存于突触前神经元的囊泡内；②通过化学突触发挥效应，在突触后膜上存在其特异性受体；③存在使神经递质失活的酶系统或重摄取环节；④用递质拟似物或受体阻断剂能加强或阻断这一递质的突触传递作用。

神经递质的分类和各类递质的主要成员见表4-2。

2. 神经调质（neuromodulator） 其为神经元所产生的另一类化学物质，本身不负责跨膜突触的信息传递或并不直接引起突触后效应细胞的改变，只能间接调节神经递质在突触前末梢的释放及其基础活动水平，增强或削弱神经递质的效应，从而对神经递质的作用进行调节。

有一些神经活性物质既有神经调质的作用，也具有神经递质的功能，因此通常把神经递质和神经调质统称为神经递质而不加以严格区分。

表4-2 神经递质的分类

分类	主要成分
胆碱类	乙酰胆碱
单胺类	儿茶酚胺：去甲肾上腺素、肾上腺素、多巴胺
	吲哚胺：5-羟色胺
	咪唑乙胺：组胺
氨基酸类	兴奋性氨基酸：谷氨酸、天冬氨酸
	抑制性氨基酸：γ-氨基丁酸、甘氨酸
气体类	一氧化氮、一氧化碳
神经肽类	P物质、脑啡肽、β-内啡肽、强啡肽、孤啡肽、胆囊收缩素-8、神经降压素、生长抑素、血管活性肠肽、神经肽Y、加压素、催产素等
嘌呤类	腺苷等

近年来，发现不同的神经递质、神经递质与神经调质或不同的神经调质都可共存于同一神经元，甚至同一囊泡，即一种神经元能同时含有两种或两种以上的神经递质或神经调质，这种现象称为递质共存。两个神经元之间可存在多种化学信息传递。

第二节 神经胶质细胞

神经胶质细胞（neuroglia cell）简称**胶质细胞**（glial cell），是神经组织中的另一大类细胞，分布在神经元周围，是神经系统间质细胞和支持细胞的统称。胶质细胞数量庞大，比神经元多10～50倍，是神经组织不可缺少的组成部分。胶质细胞的形态多样，体积较神经元小，普通HE染色只能显示其细胞核，只有用镀银染色或免疫组织化学技术等才能显示其全貌，与神经元一样具有突起，但不分树突和轴突，一般没有传导神经冲动的功能，但它们参与神经元的活动，对神经元具有支持、保护、营养、修复等作用。此外，胶质细胞的分裂、增殖能力极强，特别是神经系统损伤后这种功能极其活跃。

胶质细胞所在的位置不同，在中枢神经系统有星形胶质细胞、少突胶质细胞、小胶质细胞、室管膜细胞（图 4-5）等；在周围神经系统有施万细胞和卫星细胞。

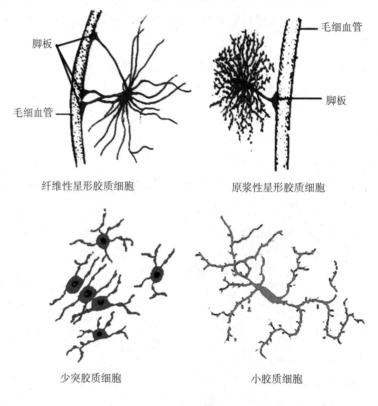

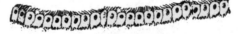

图 4-5　中枢神经系统胶质细胞示意图

一、星形细胞

（一）形态结构特点

星形细胞（astrocyte）即**星形胶质细胞**，是神经胶质细胞中体积最大、数量最多的一类。其直径 9～10μm，普通染色细胞核较大、呈圆形或卵圆形，由于染色质少，故着色较淡。镀银染色星形细胞胞体呈多角形，突起自胞体呈放射状向四周伸出，故称星形细胞。星形细胞的有些突起末端常常膨大，称**脚板**（foot plate）或**终足**（end foot），贴附于邻近的毛细血管壁，与血管内皮及基膜共同形成血脑屏障。电镜下星形细胞中游离核糖体和粗面内质网均较少，糖原颗粒丰富，有大量的胶质原纤维（图 4-6），胶质原纤维属于中间丝，只存在于星形细胞中，其成分为**胶质原纤维酸性蛋白**（glial fibrillary acidic protein，GFAP），因此可通过免疫组织化学技术利用 GFAP 特异性抗体来标记星形细胞。

星形细胞与神经细胞的主要区别在于胞浆内不含尼氏体而含胶质原纤维；细胞器少，核内异染色质较多等。与其他胶质细胞的区别是胞体最大，核染色最浅。

（二）分类

依据星形细胞的形状和胞质内胶质原纤维的含量可分为原浆性星形细胞和纤维性星形细胞（图 4-5）。

1. 原浆性星形细胞（protoplasmic astrocyte） 又称**苔藓细胞**（mossy cell），主要分布于灰质中，核较大，富含常染色质，着色较浅，突起较粗短，有许多细小的分支，呈绒球状，胞质内含胶质原纤维少。

2. 纤维性星形细胞（fibrous astrocyte） 又称**蜘蛛细胞**（spider cell），主要分布于白质中，突起直而细长，分支少，胞质内含较多的胶质原纤维。

有的学者认为，两种胶质细胞可能是同一种胶质细胞的不同形式，或与所处的环境不同有关。

（三）功能

传统的神经解剖学认为其功能主要有：①通过其广泛分布的突起构成神经组织的支架，对神经元起支持作用。②星形细胞具有分裂能力，特别是在中枢神经系统损伤后，一方面参与吞噬清除变性的组织碎片；另一方面，通过增生肥大，充填缺损的空隙，形成胶质疤痕，胶质疤痕是中枢神经系统肿瘤发生的主要根源。③突起附着于毛细血管，形成血脑屏障，参与物质运输、神经保护和营养神经元的作用。

近年来的研究对星形细胞的功能有了进一步了解，主要包括：①对胞外钾离子具有空间缓冲作用，当神经元产生动作电位时，钾离子从神经元胞内流出，突触间隙内钾离子浓度暂时过高，星形细胞可以摄取部分钾离子，维持神经元附近钾离子的适宜浓度；②参与谷氨酸和 γ-氨基丁酸的代谢，星形细胞可摄取两种氨基酸，并转化为谷氨酰胺，被神经元再利用合成两种氨基酸；③合成和分泌某些神经营养因子，如神经生长因子、睫状神经营养因子和胶质源性神经营养因子等，有维持神经元的存活和促进神经元突起生长的作用；④参与了多种神经病理过程，如癫痫发作、帕金森病和 Huntington 病等。

二、少突胶质细胞

（一）形态结构特点

少突胶质细胞（oligodendrocyte）胞体较星形细胞小，呈球形或多角形，直径 6～8μm，核染色较星形细胞深，胞质较少。在镀银染色切片上，可见突起数量较少、呈串珠状，但用特异性免疫细胞化学染色，则可见突起并不少，且多分支。电镜下少突胶质细胞的细胞质较星形胶质细胞致密，细胞核异染色质较星形细胞多，且浓缩成块状，核仁难以看清；胞浆内线粒体、微管和游离核糖体丰富，特别是 Golgi 复合体发达（图 4-6）。

少突胶质细胞与星形细胞的最大区别在于：细胞质和细胞核致密；细胞质内缺少细丝和糖原；胞突内有大量的微管。

NOTE

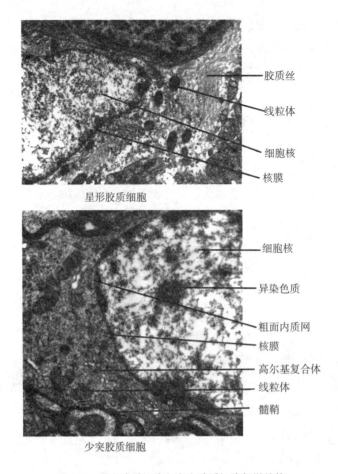

图4-6   星形胶质细胞和少突胶质细胞超微结构

（二）分类

少突胶质细胞存在于中枢的灰质和白质内，在灰质内的多靠近神经元的胞体，紧贴神经元胞体或树突表面的称**神经细胞周少突胶质细胞**（perineuronal oligodendrocyte），也称**神经元周卫星细胞**（perineuronal satellite cells）；分布于白质者大多沿神经纤维成行排列，称**束间少突胶质细胞**（intrafascicular oligodendrocyte），简称**束间细胞**（intrafascicular cells）；分布于血管周围，沿血管排列成行或数个细胞集中于血管分支处的称**血管周少突胶质细胞**（perivascular oligodendrocyte），也称**血管周围细胞**（perivascular cells）。

（三）功能

少突胶质细胞突起末端扩展成扁平薄膜，包裹神经元的轴突形成髓鞘，因此它是中枢神经系统髓鞘的形成细胞，每个少突胶质细胞可以产生几段髓鞘，每一节段髓鞘由一个独立的突起形成；少突胶质细胞及其形成的髓鞘含有一些抑制因子，能抑制再生神经元突起的生长，当神经元轴突生长的末端一旦与少突胶质细胞接触，便停止生长。

三、小胶质细胞

（一）形态结构特点

小胶质细胞（microglia）是胶质细胞中最小的细胞，直径约4μm，存在于白质和灰质。光镜下，小胶质细胞胞体呈扁长或多角形，细胞质较少，胞核扁或卵圆形，用碱性染料染色着色深；镀银染色突起细长有分支，分支上有许多小棘突，但不形成血管终足；电镜下可见小胶质细胞的胞质致密，自胞体伸出较粗的胞突，胞质少，不含胶质原纤维，粗面内质网扁长，Golgi 复合体明显。

（二）功能和来源

在正常情况下，中枢内小胶质细胞数量较其他胶质细胞少，在脑中只占 5% ～ 20%。当中枢神经系统受损、炎症或变性时，小胶质细胞活化，迅速增殖，并移向损伤部位，吞噬坏死组织，变成大而圆的**格子细胞**（gitter cell），促进组织修复，故小胶质细胞被称为中枢神经系统的巨噬细胞。由于小胶质细胞有吞噬功能，以前往往认为它来源于血液中的单核细胞，属单核吞噬细胞系统。近年来有许多实验支持小胶质细胞与其他胶质细胞一样，均起源于神经外胚层，但小胶质细胞的来源至今没有定论。

四、室管膜细胞

室管膜细胞（ependymal cell）是衬附在脊髓中央管和脑室内面的上皮细胞（图 4-5）。成体的室管膜细胞一般为立方形或柱状，核呈圆形或椭圆形，胞浆中可见原纤维。电镜下，胞核边缘呈锯齿状，异染色质较多，胞浆中除富有线粒体外，还有微管、微丝、少量的粗面内质网和吞饮小泡，细胞游离面有许多微绒毛和纤毛。室管膜细胞可防止脑脊液直接进入脑、脊髓组织中，能协助神经组织与脑室内的脑脊液之间进行物质交换。室管膜细胞随脉络丛的血管突入脑室，形成脉络丛上皮细胞，可产生脑脊液。

最新研究发现，室管膜及室管膜下层（即下区）含有**神经干细胞**（stem cell），在某些条件诱导下，它能分化形成神经元和神经胶质细胞。此层可能是人类大多数胶质细胞瘤的来源。

五、施万细胞

施万细胞（Schwann cell）又称**神经膜细胞**（neurolemmal cell），是周围神经系统的主要胶质细胞。胞体呈梭形，胞质很少，核呈椭圆形，位于髓鞘外面的细胞体中部（图 4-7）。

施万细胞是周围神经系统髓鞘的形成细胞，它们排列成串，一个接一个地包裹着有髓神经纤维中的轴突，形成藕节样的**髓鞘**（myelin sheath），每个施万细胞形成一节髓鞘，两节段相连处狭窄，称**郎飞结**（Ranvier nodes），两个郎飞结之间的神经纤维称**结间体**（internode）。轴突从近胞体端直至末端被髓鞘所包裹（图 4-7）。有的施万细胞不构成髓鞘，而仅构成包绕轴突的外膜，形成无髓神经纤维（详见本章第三节）；另外施万细胞在周围神经再生中起重要作用。

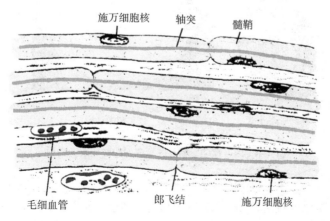

图 4-7 有髓神经纤维光镜下模式图

六、卫星细胞

卫星细胞（satellite cell）是周围神经节内包裹神经元胞体的一层扁平或立方形细胞，故又称**被囊细胞**，也称**神经节胶质细胞**，细胞核圆或卵圆形，染色较深，细胞外面有一层基膜。卫星细胞对神经元具有支持、保护作用。

第三节　神经纤维

神经纤维（nerver fiber）是由神经胶质细胞包裹神经元较长的突起构成。长的突起主要为轴突，也包括感觉神经元的长树突。

一、神经纤维的分类

神经纤维一般可按其结构特点、纤维粗细及传导速度等进行分类。

1. 按其结构特点分类　可分为有髓神经纤维和无髓神经纤维。

（1）有髓神经纤维（myelinated nerve fiber）　其突起的外面包有髓鞘。

在周围神经系统，突起外面由施万细胞的胞膜呈同心圆包绕数层形成。在电镜下可见周围神经的轴突被施万细胞形成的髓鞘所包裹，其外面还包一层基膜，施万细胞最外一层胞膜与基膜一起常称为**神经膜**（图4-8）。

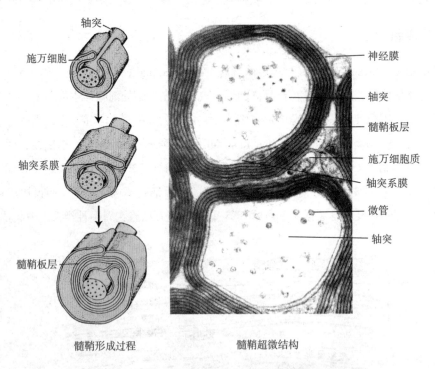

髓鞘形成过程　　　　髓鞘超微结构

图4-8　施万细胞髓鞘形成示意图和髓鞘超微结构

中枢神经系统有髓纤维的髓鞘结构基本与周围神经系统相同，但其髓鞘是由少突胶质细胞轴突末端的扁平薄膜包裹形成，每个少突胶质细胞的多个突起可包裹多个轴突，且其外表面无基膜（图4-9）。

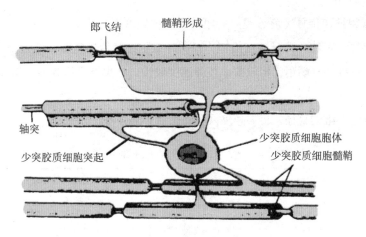

图 4-9　少突胶质细胞形成髓鞘示意图

　　无论在周围神经系统还是在中枢神经系统，髓鞘的化学成分均为类脂、蛋白质和水。类脂占 70%～80%，其中最主要的是胆固醇、磷脂和糖脂；蛋白质中含有两种特殊的蛋白质，即髓鞘碱性蛋白和蛋白脂质蛋白。

　　一般来说，神经元突起的粗细与髓鞘的厚度成正比，突起越粗，髓鞘也越厚。髓鞘犹如电线外面的绝缘层，除起到绝缘作用外，也有利于神经冲动的传导。有髓神经纤维的神经冲动传导方式是从一个郎飞结到相邻郎飞结的跳跃式传导，突起的粗细和髓鞘的厚度与神经冲动的传导速度成正比，即粗的纤维（突起粗、髓鞘厚、结间体也长）传导速度快；反之，传导速度慢。

　　（2）无髓神经纤维（unmyelinated nerve fiber）　较细，一般直径在 1μm 以下的神经纤维都没有髓鞘。在周围神经系统，这种纤维结构简单，仅由中央轴突和外围的神经膜细胞（施万细胞）构成。施万细胞包裹轴突的方式多是较细的轴突陷入施万细胞形成的浅凹，胞膜不作反复包绕，无郎飞结。一个施万细胞包裹 5～15 条粗细不等的轴突（图 4-10）。无髓神经纤维的神经冲动沿着轴突进行连续性传导，其传导速度比有髓神经纤维慢得多。在中枢神经系统，少突胶质细胞不形成神经膜，所以脑和脊髓的无髓神经纤维没有神经膜。

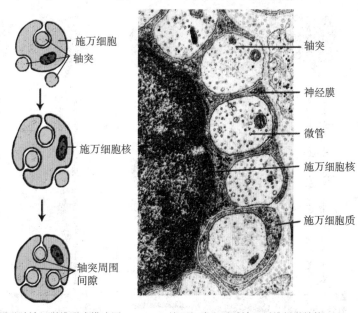

周围无髓神经纤维形成模式图　　　施万细胞和无髓神经纤维超微结构

图 4-10　周围无髓神经纤维形成模式图和超微结构

2.按其纤维粗细和传导速度分类   一般将周围神经纤维分为 A、B、C 三类。A 类神经纤维具有发达的髓鞘，最粗，传导速度最快，根据纤维粗细和传导速度又分为 α、β、γ 和 δ 四类。**B 类神经纤维**亦有髓鞘，但较薄，传导速度较慢。**C 类神经纤维**为无髓纤维，最细，传导速度最慢。

三类周围神经纤维的直径、传导速度及分布位置见表 4-3。

表 4-3   A、B、C 三类神经纤维的比较

类别	直径（μm）	传导速度（m/s）	纤维分布
A_α	13～22	70～120	肌梭、腱梭传入及梭外肌传出纤维
A_β	8～13	30～70	皮肤触压觉和震动觉传入纤维
A_γ	4～8	15～30	梭内肌传出纤维
A_δ	1～4	12～30	皮肤痛温觉传入及肌肉深部压觉纤维
B 类	1～3	3～15	内脏运动节前纤维
C 类	0.1～1.3	0.6～2.3	内脏运动节后纤维和后根纤维

二、神经纤维的变性与再生

（一）变性

当神经元受到如中毒、血液循环障碍、缺氧、轴突切断等损伤时，其胞体和突起都可发生反应，其反应不外乎**变性**（degeneration）或**坏死**（necrosis）。变性即溃变，在变性或溃变时，细胞或组织代谢过程尚未停止，一旦病因消除，神经元的结构和功能仍可恢复，变性是可逆反应。当神经元受到严重损伤时，则整个神经元坏死，由酶分解造成神经元自溶，是一种不可逆反应，细胞坏死时细胞代谢过程停止。

外周神经纤维被切断后，将出现以下变性改变（图 4-11）：

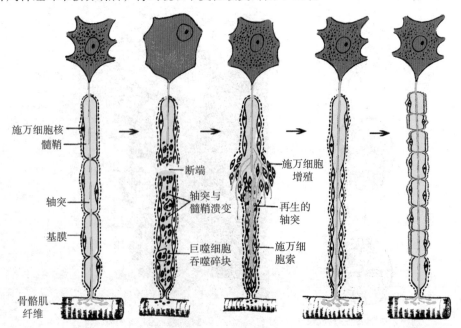

图 4-11   周围神经的变性与再生

1.胞体的变性　神经纤维被切断数小时后，光镜下可见到神经元的胞体出现肿胀；细胞核移向边缘；尼氏体破坏溶解，此变化从中央向周围扩散。此时胞质色浅，2 周后达到高峰，以后逐渐恢复。电镜下，胞体内粗面内质网数量减少、排列松散以至消失，高尔基复合体、线粒体以及溶酶体也出现不同变化。

2.神经纤维的变性　神经纤维被切断后，其远侧端由于与胞体失去了联系，12 小时左右即可出现显著的形态改变：轴突肿胀、不久分裂为碎片、崩裂成颗粒，6 ～ 10 天后被组织中的巨噬细胞所吞噬吸收，最后消失。此变化早在 1850 年就被 Wallerian 研究，所以将神经纤维远侧端的变性称 Waller 变性，也称**顺行变性**。当轴突被切断后，神经纤维的近侧端也发生溃变，称为**逆行变性**。

（二）再生

周围神经被切断后可以出现轴突的再生，而轴突的再生与神经元胞体损伤的程度密切相关。

1.周围神经纤维再生　神经纤维受损 10 小时后，近端轴突膨大，形成回缩球，回缩球发出轴突新芽，向远端延伸，此时远侧段髓鞘已被吞噬形成空的基膜管，同时施万细胞增殖，形成 Büngner 带，引导再生的轴突新芽向远侧生长，最后和靶结构重新形成突触（图 4-11）。

2.神经元胞体的恢复　当神经元受损后，如胞体没有死亡，在第 3 周开始恢复。首先核膜处的胞质出现尼氏体，然后恢复正常的形态和分布，胞体肿胀逐渐减轻，胞核恢复至胞体中央的位置。

附：神经干细胞

神经损伤后的**再生**（regeneration）是科学家们一直感兴趣的研究领域，19 世纪末至 20 世纪初，科学家们发现低等动物如鱼、两栖类的中枢神经系统和周围神经损伤后都能再生，然而在哺乳类动物中只有周围神经损伤后能再生，中枢神经系统损伤后则不能再生。

Cajal 在 1928 年断言哺乳类动物的中枢神经系统神经元死亡后没有再生能力。但在 1958 年，Liu 和 Chamber 证明了哺乳动物的中枢神经系统也具有很大的可塑性，特别是 1998 年 11 月 "人胚胎干细胞的研究报告" 的发表震惊了世界，它发现构成人体四大组织的 210 种细胞均来自胚胎干细胞，这些干细胞在适当的条件下可培育出成年人体所有的细胞和组织，包括神经组织。这为神经元再生提供了新的证据。

近几十年来，神经生物学领域内的重要进展之一就是发现了成年哺乳动物脑组织内确实存在具有多种潜能的干细胞，称为**神经干细胞**（neural stem cell，NSC），这些干细胞在一定的条件下可分化为神经细胞和神经胶质细胞。已发现神经干细胞存在于海马的齿状回和嗅球。另外也发现成年哺乳动物脑内的神经干细胞可存在于侧脑室壁的室管膜下区。

神经干细胞的发现为神经组织的损伤修复提供了广阔的应用前景，但神经干细胞的来源、分离、诱导、分化及迁移等机制有待进一步研究。

第四节　神经末梢

神经末梢（nerve ending）是周围神经纤维终末伸达其他组织或器官形成的特殊结构。按其功能不同可分为**感觉神经末梢**（sensory nerve ending）和**运动神经末梢**（motor nerve ending）两类。

一、感觉神经末梢

感觉神经末梢又称**感受器**（receptor），是由感觉神经元的周围突末端与其他周围组织共同构成，可接受机体内、外环境的各种刺激，并将刺激转化为神经冲动传至中枢神经系统，产生相应的感觉。

感受器的种类很多，形态和功能各异。

1. 根据感受器的部位和接受刺激的来源　将其分为三类：外感受器、内感受器和本体感受器。

（1）外感受器（exteroceptor）　分布在皮肤、黏膜、视器和听器等处，感受来自外界环境的刺激，如痛、温度、触、压、光波和声波等刺激。

（2）内感受器（interreceptor）　分布在内脏器官和心血管等处，接受体内环境的物理和化学刺激，如渗透压、温度、离子浓度等变化的刺激。

（3）本体感受器（proprioceptor）　分布在肌腹、肌腱、关节和内耳的位觉器等处，接受机体运动和平衡变化的刺激。

2. 根据神经末梢的形态　将感受器分为两大类：游离神经末梢和有被囊神经末梢（图4-12），有被囊神经末梢包括触觉小体、环层小体、肌梭、腱梭等感受器。

（1）游离神经末梢（free nerve ending）　末梢周围无被囊包被，感觉神经纤维接近末端处，其外表的神经膜细胞及其髓鞘消失，裸露的末梢反复分支后分布在表皮、毛囊、角膜、黏膜上皮、浆膜、真皮、骨膜、脑膜、血管外膜、关节囊、肌腱、韧带、筋膜和牙髓等处，能感受物理、化学刺激，产生疼痛、冷热和轻触等感觉。

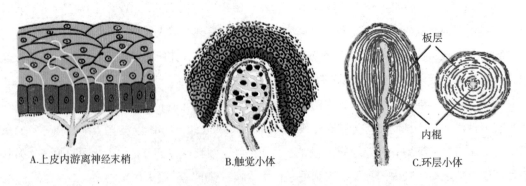

A.上皮内游离神经末梢　　B.触觉小体　　C.环层小体

板层

内棍

图 4-12　游离神经末梢、触觉小体和环层小体模式图

（2）触觉小体（tactile corpuscle）　属有被囊神经末梢，呈卵圆形，分布于皮肤真皮的乳头内，以手指、足趾的掌面为多，其长轴与皮肤表面垂直，被囊内有许多扁平样触觉细胞（tactile cell），裸露的神经纤维围绕着扁平样触觉细胞（图4-12），能感受应力刺激，产生触觉。

NOTE

（3）**环层小体**（lamellar corpuscle）　属有被囊神经末梢，体积较大，呈卵圆形或圆形，广泛分布于手掌、足趾的皮下组织、外生殖器、韧带、关节囊和肠系膜等处，感受较强应力刺激，产生震动、张力、牵拉和压觉。被囊内可见数十层呈同心圆排列的扁平细胞，其中央有一均质样的柱状体，称**内棍**（inner bulb），裸露的神经纤维穿行于柱状体内（图4-12）。

（4）**肌梭**（muscle spindle）　是分布在骨骼肌内的感觉神经末梢，呈梭形。属有被囊神经末梢，被囊内有6～14条骨骼肌纤维称**梭内肌纤维**（intrafusal muscle fiber）。神经纤维进入被囊后缠绕或呈花枝样攀附在梭内肌纤维的外表（图4-13）。肌梭主要是感受骨骼肌纤维的伸缩、牵拉刺激，产生肌纤维张力感，使机体产生各部位姿势、位置状态的感觉。肌梭属本体感受器，在调节骨骼肌活动中起重要作用，参与脊髓的牵张反射（详见第五章第一节）。

（5）**腱梭**（tendon spindle）　又称**高尔基腱器**（tendon organ of Golgi），属有被囊神经末梢，多位于肌肉和肌腱交界处，呈纺锤形，神经纤维进入被囊后分支缠绕在腱纤维束上，与肌梭的构造相似。腱梭与肌梭一样也是一种本体觉感受器，对动物保持姿势和协调运动具有重要的作用，且参与脊髓的牵张反射。

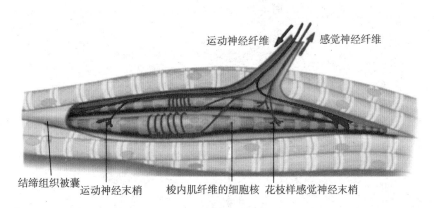

运动神经纤维　　感觉神经纤维

结缔组织被囊　　运动神经末梢　　梭内肌纤维的细胞核　花枝样感觉神经末梢

图4-13　肌梭模式图

二、运动神经末梢

运动神经末梢是指运动神经元的轴突终末与肌组织或腺细胞共同构成的**效应器**，支配肌纤维的收缩或腺体的分泌。依据运动神经末梢分布区域的不同，可将其分为躯体运动神经末梢和内脏运动神经末梢两种类型。

1. 躯体运动神经末梢（somatic motor nerve ending）　分布于骨骼肌。脊髓前角或脑干的运动神经元轴突在接近骨骼肌纤维时失去髓鞘，裸露的轴突反复分支，各分支末端形成纽扣样膨大，并与骨骼肌纤维形成突触连接，此连接区呈椭圆形隆起，称**运动终板**（motor end plate）或称**神经肌连接**（neuromuscular junction）。电镜下运动终板处的骨骼肌纤维表面凹陷成浅槽，槽底肌膜即突触后膜，形成许多皱褶，使突触后膜面积增大。轴突终末嵌入浅槽，槽内有许多含乙酰胆碱的圆形突触囊泡（图4-14）。当神经冲动到达运动终板时乙酰胆碱释放，与突触后膜上的相应受体结合，使肌膜（突触后膜）内外侧离子分布发生改变而产生兴奋，从而引起肌纤维收缩。

2. 内脏运动神经末梢（visceral motor nerve ending）　分布在内脏及血管壁的平滑肌、心肌和腺体等处。其神经纤维细、无髓鞘，分支末端常呈串珠或膨大的小结，贴附于肌纤维表面或穿行在腺细胞之间与效应细胞形成突触（图 4-15）。

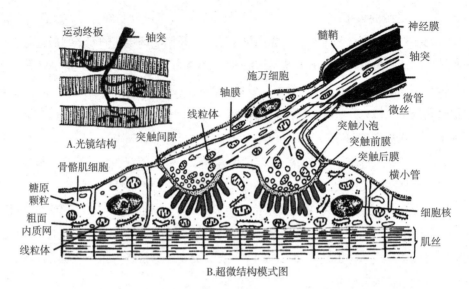

图 4-14　运动终板模式图

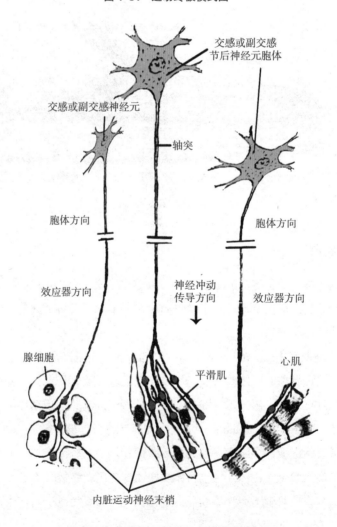

图 4-15　内脏运动神经末梢模式图

第五章 脊髓和脊神经

第一节 脊 髓

脊髓（spinal cord）起源于胚胎时期神经管的后部，是中枢神经系统的低级部分，保留着明显的节段性。自脊髓发出的31对脊神经主要分布到躯干和四肢。脊髓与脑的各部之间有着广泛的双向联系，来自躯干、四肢的各种刺激通过脊髓传导到脑产生感觉，脑也要通过脊髓来完成复杂的功能。在正常状况下，脊髓的活动是在脑控制下完成的，但脊髓本身也能完成许多反射活动。

一、脊髓的位置和外形

（一）位置

脊髓位于椎管内，上端平枕骨大孔处与延髓相连，下端缩窄变细为圆锥形，称为**脊髓圆锥**（conus medullaris），成人脊髓平均长42～45cm，最宽处横径为1～1.2cm。脊髓圆锥末端在成人平第1腰椎体下缘，儿童位置较低，新生儿脊髓末端多平第3腰椎，脊髓圆锥末端向下为细长的**终丝**（filum terminale）（图5-1），终丝是软膜的延续，不含神经组织，它在第2骶椎水平以下被硬脊膜包裹，向下止于尾骨后面的骨膜，对脊髓起着固定作用。

（二）外形

脊髓呈前、后稍扁的圆柱体（图5-1），全长粗细不等，上、下有两个梭形膨大，即**颈膨大**（cervical enlargement）和**腰骶膨大**（lumbosacral enlargement）。颈膨大位于脊髓上部，自颈髓第4节段至胸髓第1节段，由此发出的神经支配上肢；腰骶膨大位于脊髓下部，自腰髓第2节段至骶髓第3节段，由此发出的神经支配下肢。这两个膨大的形成是由于其内部的神经元数量及较多的纤维所致，与四肢的发达程度成正比。

脊髓表面可见6条纵行的沟（图5-1、图5-2），

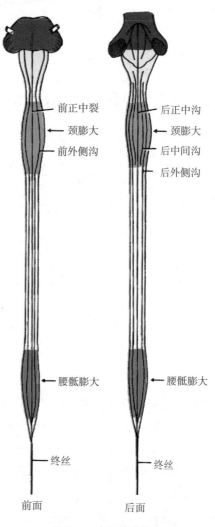

前正中裂
颈膨大
前外侧沟

后正中沟
颈膨大
后中间沟
后外侧沟

腰骶膨大
腰骶膨大

终丝
终丝

前面
后面

图5-1 脊髓的外形

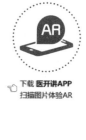

NOTE

前面正中较深的沟称**前正中裂**（anterior median fissure），后面正中较浅的沟称**后正中沟**（posterior median sulcus）。两者将脊髓分为左右对称的两半。在前正中裂和后正中沟的两侧，分别有成对的**前外侧沟**（anterolateral sulcus）和**后外侧沟**（posterolateral sulcus），分别有脊神经前根、后根的根丝附着。前外侧沟的根丝形成 31 对**前根**（anterior root），后外侧沟的根丝形成 31 对**后根**（posterior root），后根上有膨大的**脊神经节**（spinal ganglion）。前根、后根在椎间孔处合成 1 条脊神经，由椎间孔出椎管。前根为运动纤维（传出纤维），后根为感觉纤维（传入纤维），故脊神经为混合性神经。

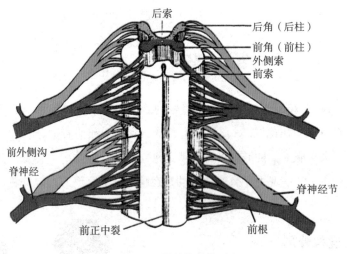

图 5-2　脊髓的节段

二、脊髓的节段及与椎骨的对应关系

（一）脊髓的节段

脊髓在外形上没有明显的节段，但每一对脊神经前根、后根的根丝均附着于脊髓，故将与每一对脊神经前根、后根相连的一段脊髓，称脊髓的 1 个节段（图 5-2）。因为脊神经有 31 对，故脊髓也分为 31 个节段：即 8 个颈节（C）、12 个胸节（T）、5 个腰节（L）、5 个骶节（S）和 1 个尾节（Co）（图 5-3）。

（二）脊髓节段与椎骨的对应关系

在胚胎 3 个月前，脊髓和椎管的长度大致相等，脊髓的各节段几乎平齐相应的椎骨，31 对脊神经与脊髓近于直角从相应的椎间孔发出。自胚胎第 4 个月起，脊柱的发育速度比脊髓快，因此成人脊髓和脊柱的长度不等，脊柱的长度与脊髓的节段并不完全对应，了解脊髓节段与椎骨的对应关系，对病变和麻醉的定位具有重要意义。在成人，一般的推算方法为：上颈髓节段（$C_{1\sim4}$）大致与同序数椎骨相对应，如第 3 颈椎骨折，可导致第 3 脊髓颈段损伤；下颈髓节段（$C_{5\sim8}$）和上胸髓节段（$T_{1\sim4}$）与同序数椎骨的上 1 节椎体平对，如第 2 脊髓胸段与第 1 胸椎体相平对；中胸部的脊髓节段（$T_{5\sim8}$）约与同序数椎骨上 2 节椎体平对，如第 7 脊髓胸段与第 5 胸椎体平齐；下胸部的脊髓节段（$T_{9\sim12}$）约与同序数椎骨上 3 节椎体平对，如第 10 脊髓胸段与第 7 胸椎体平对；腰髓节段平对第 10～12 胸椎体，骶、尾髓节段平对第 1 腰椎体（图 5-3）。

与脊髓相连的脊神经前根、后根汇合形成脊神经，经相应的椎间孔离开椎管。因为脊髓比

NOTE

脊柱短，腰、骶、尾部的脊神经前根、后根要在椎管内下行一段距离，才能到达各自相应的椎间孔或骶前孔、骶后孔及骶管裂孔。腰、骶、尾段的脊神经根在没出相应的孔之前，在椎管内围绕终丝下行所形成的结构，仿其形称为**马尾**（cauda equina）（图 5-3）。

成年人第 1 腰椎以下已无脊髓，只有浸泡在脑脊液中的马尾和终丝，所以临床上常选择第 3、第 4 或第 4、第 5 腰椎棘突之间进行腰椎穿刺，以避免损伤脊髓。

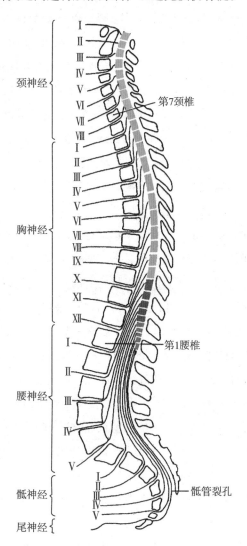

颈神经

第7颈椎

胸神经

第1腰椎

腰神经

骶神经

骶管裂孔

尾神经

图 5-3　脊髓节段与椎骨的对应关系

三、脊髓的内部结构

脊髓同神经系统的其他部分一样是由神经元的胞体、突起和神经胶质细胞以及血管等组成。在新鲜的脊髓横切面上，可见灰质和白质。脊髓的灰质在内部，灰质的周围是白质（图 5-4）。

（一）灰质

脊髓的灰质在横切面上略呈"H"形，其中间横行部分称为**灰质连合**（gray commissure），中央有一细小的**中央管**（central canal）。中央管前、后的灰质分别称为**灰质前连合**（anterinor gray commissure）和**灰质后连合**（posterior gray commissure）。因灰质前连合和灰质后连合位于中央管周围，又称**中央灰质**（central gray）。中央管纵贯脊髓全长，管内含脑脊液。中央管向上连通第四脑室，向下到脊髓圆锥下部形成一梭形膨大，称为**终室**（terminal ventricle），末端成盲端，成人此管常闭锁。

每侧的灰质向前部扩大为**前角**；后部狭细的部分为**后角**；前角、后角之间的区域为**中间带**（图 5-4）。在脊髓的胸部和上腰部（$T_1 \sim L_3$），中间带向外突出形成**侧角**。

1. 前角（anterior horn）　31 个脊髓节段均有，也称为**前柱**（anteriorcolumn），主要含有多极运动神经元，称为**前角运动细胞**，它可分为大型的 α 运动神经元（25μm 以上）和小型的 γ 运动神经元（15 ~ 25μm）。它们的轴突组成脊神经前根的躯体运动成分，支配躯干和四肢的骨骼肌。α 运动神经元发出较粗的轴突分布到梭外肌纤维，引起关节的运动。γ 运动神经元散布于大型前角细胞之间，发出较细的轴突至梭内肌，参与肌张力的维持和腱反射。此外，前角内还分布着一些小型的中间神经元称 **Renshaw 细胞**，它们接受 α 运动神经元轴突的返回侧支，发出的轴突又终止于同一个 α 运动神经元的胞体，具有抑制作用，故称**抑制性中间神经元**。位于前角内侧部的**前角细胞内侧群**支配颈肌和躯干肌，在前角外侧部的**前角细胞外侧群**主要存在于颈膨大、腰骶膨大处，支配四肢肌。

脊髓前角运动神经元是锥体系传导路的下运动神经元，也是部分其他下行传导束和后根部分纤维的终止处。当前角运动神经元受损时，由于肌肉失去了来自运动神经元的支配，表现为其所支配的骨骼肌瘫痪并萎缩、肌张力低下、腱反射消失，称弛缓性瘫痪。

2. 中间带（intermediate zone）　位于前角、后角之间。自脊髓的胸 1 ~ 腰 3 节段、中间带向外突出的部分，称为**侧角**（lateral horn），也称为**侧柱**（lateral column）。侧角内含有中、小型多极神经元，也称**中间外侧核**（intermediolateral nucleus），为交感神经的低级中枢。在第 2 ~ 4 骶节处没有形成明显的侧角，但在其相当部位（前角基部）有一些较小的神经元，为**骶副交感核**（sacral parasympathetic nucleus），是副交感神经节前神经元胞体所在的部位。中间外侧核和骶副交感核的神经元发出轴突从相应的前根出脊髓构成前根的内脏运动纤维成分。在中间带内侧部，中央管外侧有一团小型神经元为**中间内侧核**（intermediomedial nucleus），分布于脊髓全长，接受后根传入的内脏感觉纤维，并传递至内脏运动神经元。

3. 后角（posterior horn）　31 个脊髓节段均有，也称为**后柱**（posteriorcolumn），含多极神经元，也称**后角细胞**，属中间神经元。它们接受后根感觉纤维传来的神经冲动，其轴突有的进入对侧白质形成长距离的上行传导束，将后根传入的冲动传导到脑；有的在脊髓内起节段内或节段间的联络作用。

后角细胞分群较多，由后向前可分为边缘核、胶状质、固有核、网状核和胸核等（图 5-4）。

（1）**后角边缘核**（posteromarginalis nucleus）　位于后角尖部，内含大、中、小型神经元。此核占脊髓全长，在腰骶膨大处神经细胞最多，胸髓处最少。它接受后根的传入纤维，发出的轴突经白质前连合至对侧，参与组成脊髓丘脑束。

（2）**胶状质**（substantia gelatinosa）　形成后角头的大部，纵贯脊髓全长，由大量密集的小神经元组成，发出纤维分为升、降支，主要完成脊髓节段间联系，对分析、加工脊髓的感觉信息特别是痛觉信息起重要作用。

（3）**后角固有核**（nucleus proprius）　纵贯脊髓全长，在腰骶髓数量最多，胸髓数量最少。接受大量的后根传入纤维，其发出的纤维进入同侧或对侧白质，形成长的纵行传导束。

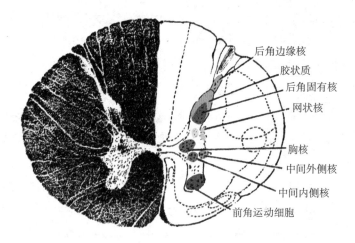

图 5-4　脊髓的内部结构

（4）网状核（nucleus reticularis）　位于后角固有核外侧的网状结构中，由中、小型神经元组成，其发出的纤维进入同侧或对侧外侧索内。

（5）胸核（nucleus thoracicus）　又称**背核**（nucleus dorsalis）或 Clarke 柱，仅见于 $C_8 \sim L_3$ 节段，位于后角基底部内侧，发出纤维上行止于小脑，它是脊髓小脑后束的起始核。

4. 脊髓灰质的分层　Rexed 等根据脊髓细胞的形态特征将脊髓灰质分为 10 个板层，这些板层从后向前分别用罗马数字 I～X 命名（图 5-5）（表 5-1）。

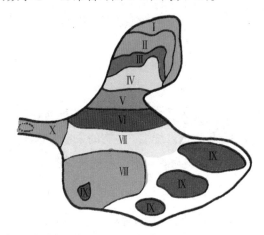

图 5-5　脊髓灰质分层示意图

（1）**板层 I**（lamina I）　又称**边缘层**（marginal layer），位于后角尖部，薄而边界不清楚，呈弧形，与白质相邻，内有粗细不等的纤维穿过，呈海绵状，故称海绵带，此层在腰骶膨大处最清楚，层内含有后角边缘核，它接受后根传入纤维。

（2）**板层 II**（lamina II）　此层几乎不含有髓神经纤维，髓鞘染色不着色，而呈透明的胶质样，故称胶状质。

（3）**板层 III、IV**（lamina III，IV）　相当于后角固有核。

板层 I～IV 相当于后角尖至后角头，向上与三叉神经脊束核的尾端相延续，是皮肤外感受性（痛觉、温度觉、触觉及压觉）刺激的初级传入纤维终末和侧支的主要接受区，故属于**外感受区**。板层 I～IV 发出纤维到节段内和节段间，参与许多复杂的多突触反射通路，同时发出上行纤维束到更高的平面。

NOTE

（4）板层V（lamina V）　位于后角颈部，除胸髓以外都可分内侧、外侧两部分。外侧部占 1/3，细胞较大，并与纵横交错的纤维交织在一起，形成**网状结构**，尤其在颈髓很明显，形成**网状核**。内侧部占 2/3，与后索分界明显，细胞较小。

（5）板层VI（lamina VI）　位于后角基底部，在颈膨大、腰骶膨大处最发达，分内侧、外侧两部，内侧部含密集深染的中、小型细胞，外侧部由较大的三角形和星形的细胞组成。

板层V～VI接受后根本体感觉性初级传入纤维以及自大脑皮质运动区、感觉区和皮质下结构的大量下行纤维，因此，这两层与运动调节有密切关系。

（6）板层VII（lamina VII）　相当于中间带，在颈膨大、腰膨大处，还伸向前角。胸核、中间内侧核和中间外侧核均位于此层。胸核仅存在于 $C_8 \sim L_3$ 节段，中间外侧核存在于 $T_1 \sim L_2$（或 L_3）节段，中间内侧核分布于脊髓全长，在 $S_2 \sim S_4$ 节段的外侧部还有骶副交感核。

板层VII主要与中脑和小脑联系，这种联系通过脊髓小脑束、脊髓顶盖束、脊髓网状束、顶盖脊髓束和红核脊髓束进行，故此层在调节运动姿势反射中起重要作用。此外，此层是内脏神经反射中枢，中间内侧核接受内脏传入纤维并与中间外侧核有纤维联系，中间外侧核和骶副交感核是内脏运动的低级中枢。

（7）板层VIII（lamina VIII）　由大小不等的细胞组成，在脊髓胸段，位于前角底部，在颈、腰膨大处仅限于前角内侧部。

此层的细胞为中间神经元，接受邻近板层的纤维终末和一些下行纤维束（如网状脊髓束、前庭脊髓束、内侧纵束）的终末，发出纤维到第IX层，影响两侧的运动神经元，直接或通过兴奋 γ 运动神经元间接影响 α 运动神经元。

（8）板层IX（lamina IX）　由 α 运动神经元、γ 运动神经元和中间神经元 Renshaw 细胞组成。

板层IX是支配躯干四肢骨骼肌运动的下运动神经元胞体所在区域，它接受多处来的纤维，有的来自V、VII和VIII层，有的是后根传入纤维，也有的来自大脑皮质。

（9）板层X（lamina X）　位于中央管周围，包括灰质前连合和灰质后连合。某些后根的纤维终于此处。

表 5-1　脊髓灰质板层与核团的对应关系

板层	对应的核团或部位
I	边缘层，含有后角边缘核
II	胶状质
III、IV	含有后角固有核
V	后角颈，含有网状核
VI	后角基底部
VII	中间带，含有胸核、中间内侧核、中间外侧核
VIII	前角底部，在颈、腰膨大处，只占前角内侧部
IX	前角细胞
X	中央灰质

（二）白质

每侧白质借脊髓的纵沟分为三个索：前正中裂与前外侧沟之间为**前索**（anterior funiculus）；前、后外侧沟之间为**外侧索**（lateral funiculus）；后外侧沟与后正中沟之间为**后索**（posterior funiculus）。在灰质前连合的前方有纤维横越，称为**白质前连合**（anterior white commissure），由左右交叉纤维组成。

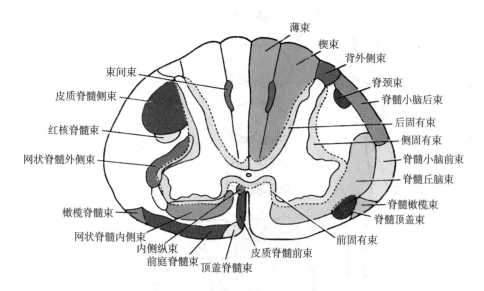

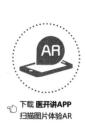

图 5-6　脊髓颈膨大横切面纤维束示意图

脊髓的白质主要由许多纤维束组成，可分为短的固有束和长的上行、下行纤维束。

1. 固有束　起止均在脊髓，位于白质最内侧，紧靠脊髓灰质的边缘处，由灰质各层中间神经元的轴突组成。这些神经元的轴突在同侧或对侧走出灰质，并分支形成升支和降支，在白质内上升或下降若干节段后再进入灰质，完成脊髓节段内或节段间反射活动（图 5-6）。

2. 上行纤维束　又称**感觉传导束**，将不同的感觉信息上传到脑。由躯干和四肢传入的冲动都来自脊神经节，其周围突分布于躯干和四肢的感受器，中枢突经脊神经后根传入脊髓，在进入脊髓时分内、外侧两部分，内侧部纤维粗，沿后角内侧部进入后索，它们的升支组成薄束、楔束，降支进入脊髓灰质。外侧部主要由无髓和有髓的细纤维组成，这些纤维进入脊髓上升或下降 1～2 节段，在胶状质背外侧聚成**背外侧束**（dorsolateral fasciculus，Lissauer 束），从此束发出侧支或终支进入后角。后根外侧部的细纤维主要传导痛觉、温度觉和内脏感觉信息。内侧部的粗纤维主要传导本体感觉、精细触觉及压觉。比较重要的上行传导束包括薄束和楔束、脊髓丘脑束、脊髓小脑束、脊髓网状束等。

（1）**薄束**（fasciculus gracilis）和**楔束**（fasciculus cuneatus）（图 5-6、图 5-7）　位于后索内，薄束位于后正中沟两侧，楔束在薄束外侧。这两个束是脊神经后根内侧部的粗纤维在同侧后索的直接延续。薄束来自同侧第 5 胸节以下的脊神经节细胞的中枢突，楔束来自同侧第 4 胸节以上的脊神经节细胞的中枢突。这些脊神经节细胞的周围突分别至躯干和四肢的肌、腱、关节和皮肤的感受器，中枢突经后根内侧部进入脊髓形成薄、楔束，在脊髓后索上行，止于延髓的薄束核和楔束核。薄束在第 5 胸节段以下占据后索的全部，在第 4 胸节以上只占据后索的内侧部，楔束位于后索的外侧部。由于薄、楔束的纤维是按骶、腰、胸、颈自下而上的顺序进入的，因此在后索中来自各节段的纤维按此规律排列，与躯干和四肢有明确的定位关系。薄、楔束分别传导来自同侧下半身和上半身的肌、腱、关节本体感觉（即位置觉、运动觉和震动觉）和皮肤的精细触觉（辨别物体纹理粗细和两点距离）信息。脊髓后索病变时，本体感觉和精细触觉的信息不能向上传入大脑皮质，当患者闭目时，就不能确定自己肢体所处的位置，站立时身体摇晃倾斜，也不能辨别物体的性状、纹理粗细等。

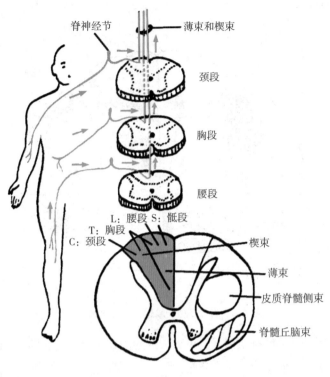

图 5-7　薄束和楔束

（2）脊髓小脑束　包括脊髓小脑后束和脊髓小脑前束，分别位于脊髓外侧索的后部和前部（图 5-6）。

1）脊髓小脑后束（posterior spinocerebellar tract）　位于外侧索周边的后部，主要起自同侧板层Ⅶ的胸核，但也有来自对侧胸核经白质前连合交叉过来的少许纤维，上行经小脑下脚终于小脑皮质。由于胸核位于胸髓和上腰髓，所以此束仅见于腰 2 以上脊髓节段。

2）脊髓小脑前束（anterior spinocerebellar tract）　位于脊髓小脑后束的前方，主要起自腰骶膨大节段板层Ⅴ～Ⅶ层的外侧部，即相当于后角基底部和中间带的外侧部，大部分交叉至对侧上行，小部分在同侧上行，经小脑上脚进入小脑皮质。

此两束传递下肢和躯干下部的本体感觉和触压感觉信息至小脑。后束传递的信息可能与肢体个别肌的精细运动和姿势的协调有关，前束所传递的信息则与整个肢体的运动和姿势有关。

（3）脊髓丘脑束　可分为脊髓丘脑侧束和脊髓丘脑前束（图 5-6、图 5-8）。

1）脊髓丘脑侧束（lateral spinothalamic tract）　位于外侧索的前半部，并与其邻近的纤维束有重叠，传递由后根细纤维传入的痛觉和温度觉信息。

2）脊髓丘脑前束（anterior spinothalamic tract）　位于前索、前根纤维的内侧，传递由后根粗纤维传入的粗触觉和压觉信息，有人认为痒觉也由此束传导。

脊髓丘脑束主要起自脊髓灰质Ⅰ和Ⅳ～Ⅶ层，它们发出纤维可能在同一脊髓节段，也可能在同侧上升 1～2 个节段后，经白质前连合交叉到对侧脊髓的外侧索和前索上行（但脊髓丘脑前束含有少部分不交叉的纤维），两者均止于丘脑。脊髓丘脑束在脊髓有明确定位，即由外向内依次为骶、腰、胸、颈节的纤维。

一侧脊髓丘脑束损伤时，对侧损伤平面 1～2 节以下的区域出现痛、温觉的减退或消失。

若只是脊髓丘脑束损伤，由于后索传递精细触觉纤维束的存在，对触觉影响不大。

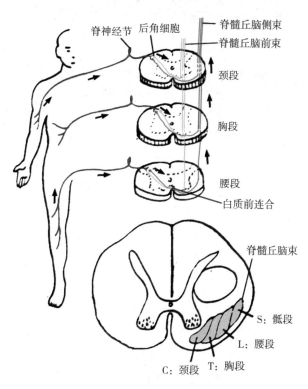

图 5-8 脊髓丘脑束

（4）脊髓网状束（spinoreticular tract） 位于外侧索，与脊髓丘脑束混杂在一起。起自脊髓各部的后角细胞，大部分纤维终止于脑干网状结构。脊髓网状纤维是种系发生的古老部分，是维持意识和醒觉状态的重要结构。

（5）脊髓顶盖束（spinotectal tract） 位于脊髓小脑前束内侧、脊髓丘脑侧束腹侧，起自对侧灰质深部板层，在脊髓前外侧部上升，终止于中脑上丘的深层及中央灰质外侧区。此束传入的冲动是引起头颈转向刺激的来源（图 5-6）。

（6）脊髓橄榄束（spinoolivary tract） 起于脊髓各节段灰质深部板层，大部分纤维交叉，在对侧前索外侧部上升，终止于背侧和内侧副橄榄核，在此中继后投射至小脑。此束传导皮肤感觉和肌、腱的本体感觉（图 5-6）。

主要的上行传导束总结如表 5-2。

表 5-2 脊髓主要的上行传导束

名称	位置	来源（胞体）	终止部位	功能
薄束	后索（所有节段）靠近正中沟	同侧 T_5 以下脊神经节	薄束核	传递同侧乳头平面下本体感觉和精细触觉
楔束	后索 T_4 以上节段薄束外侧	同侧 T_4 以上脊神经节	楔束核	传递同侧乳头平面上躯干及上肢的本体感觉和精细触觉
脊髓小脑后束	L_2 以上外侧索周边的后部	主要同侧板层Ⅶ的胸核	小脑皮质	传递下肢和躯干下部本体感觉和触压觉信息至小脑，维持个别肌运动的精细协调和姿势。
脊髓小脑前束	脊髓小脑后束的前方	主要对侧腰骶膨大节段板层Ⅴ～Ⅶ层的外侧部	小脑皮质	传递下肢和躯干下部本体感觉和触压觉信息至小脑，维持整体的运动协调和姿势。

NOTE

续表

名称	位置	来源（胞体）	终止部位	功能
脊髓丘脑侧束	外侧索前部	对侧 I 和 IV～VII 层的细胞	背侧丘脑	传递对侧躯干和上、下肢的痛觉、温度觉
脊髓丘脑前束	前索，前根纤维的内侧	对侧 I 和 IV～VII 层的细胞	背侧丘脑	传递对侧躯干和上、下肢的粗触觉、压觉
脊髓网状束	外侧索，与脊髓丘脑束混杂	各板层的后角细胞	脑干网状结构	维持意识和醒觉状态

3. 下行纤维束　又称运动传导束，将脑不同部位的神经冲动下传到脊髓。它们起自脑的不同部位，直接或间接止于脊髓前角或侧角，支配躯体和内脏活动，调节肌张力和参与脊髓反射等。主要包括皮质脊髓束、红核脊髓束及前庭脊髓束等（图 5-6）。

（1）皮质脊髓束（corticospinal tract）（图 5-9）　起源于大脑皮质中央前回和其他一些皮质区域，下行至延髓锥体，在锥体下部大部分纤维（75%～90%）交叉至对侧的外侧索，称为**皮质脊髓侧束**（lateral corticospinal tract）；少量纤维不交叉，沿同侧前索下行，称为**皮质脊髓前束**（anterior corticospinal tract）；另有少量不交叉的纤维在同侧外侧索的腹侧下行，称为**前外侧皮质脊髓束**（anterolateral corticospinal tract）。

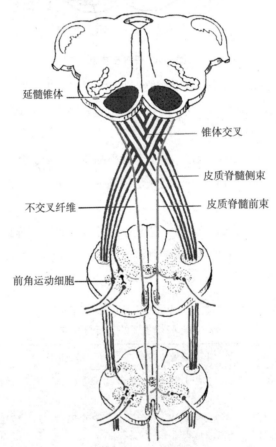

延髓锥体

锥体交叉

皮质脊髓侧束

不交叉纤维

皮质脊髓前束

前角运动细胞

图 5-9　皮质脊髓束

1）皮质脊髓侧束　在脊髓外侧索后部下行，逐节终于同侧灰质板层 IV～IX，可达骶髓（约 S$_4$）。来自额叶的纤维可以直接与外侧群的前角运动神经元（主要是支配肢体远端小肌肉的运动神经元）形成突触。此束内纤维排列也有明确的定位关系，由内向外依次为到颈、胸、腰、骶的纤维，分别支配颈部、上肢、躯干和下肢的骨骼肌运动。

2）皮质脊髓前束 在前索最内侧下行，大多数纤维在白质前连合处交叉，终于对侧前角细胞，部分纤维始终不交叉而终止于同侧前角。此束仅存在于脊髓中胸部以上，主要支配颈肌、上肢肌和躯干肌。

3）前外侧皮质脊髓束 由较细的不交叉纤维组成，在脊髓外侧索腹侧下行，终止于同侧前角运动细胞。

脊髓前角运动神经元主要接受对侧大脑半球的纤维，但也接受来自同侧的少量纤维。一般支配上、下肢肌的前角运动神经元只接受对侧半球来的纤维，而支配躯干肌的运动神经元接受双侧皮质脊髓束的支配。当脊髓一侧的皮质脊髓束损伤后，出现同侧肢体的肌肉瘫痪，而躯干肌不瘫痪。

（2）红核脊髓束（rubrospinal tract） 位于皮质脊髓侧束的前方，起自中脑红核，发出的纤维立即交叉至对侧，在脊髓外侧索内下行，至板层Ⅴ～Ⅷ（图5-6）。此束对支配屈肌的运动神经元有较强兴奋作用，并可抑制伸肌活动。它与皮质脊髓束共同对肢体远端肌肉运动发挥重要影响。人类的此束仅投射至上3个颈段，可能是由于人类的皮质脊髓束发达，代替了红核脊髓束的部分功能。

（3）前庭脊髓束（vestibulospinal tract） 位于前索外侧部（图5-6），起于前庭神经外侧核，止于同侧灰质板层Ⅷ和部分板层Ⅶ。此束主要兴奋同侧躯干和肢体的伸肌，抑制屈肌，在调节身体平衡中起作用。

（4）网状脊髓束（reticulospinal tract） 起自脑桥和延髓的网状结构（图5-6），大部分在同侧下行，行于白质前索和外侧索前内侧部，止于板层Ⅶ、Ⅷ。此束主要参与对躯干和肢体近端肌运动的控制。

（5）顶盖脊髓束（tectospinal tract） 位于前索（图5-6），起自对侧中脑上丘，终止于上颈髓段板层Ⅵ、Ⅷ。它兴奋对侧颈肌，抑制同侧颈肌活动。

（6）内侧纵束（media longitudinal fasciculus） 位于前索（图5-6），一些纤维起自中脑中介核、后连合核和Darkschewitsch核以及网状结构，大部分来自前庭神经核。此束的纤维主要来自同侧，部分来自对侧，终于灰质板层Ⅶ、Ⅷ，经中继后再达前角运动神经元。其作用主要是协同眼球的运动和头、颈部的运动。主要的下行传导束总结见表5-3。

表 5-3 脊髓主要的下行传导束

名称	位置	来源（胞体）	终止部位	功能
皮质脊髓侧束	外侧索后部	对侧大脑躯体运动中枢的锥体细胞	同侧板层Ⅳ～Ⅸ	支配躯干和四肢骨骼肌运动
皮质脊髓前束	中胸节脊髓以上的前索最内侧	同侧大脑躯体运动中枢的锥体细胞	主要为对侧前角运动细胞	支配上肢肌、颈肌和躯干肌的运动
红核脊髓束	上3个颈髓的皮质脊髓侧束的前方	对侧红核	板层Ⅴ～Ⅷ	兴奋屈肌并可抑制伸肌活动
前庭脊髓束	前索外侧部	同侧前庭神经外侧核	同侧板层Ⅶ和部分Ⅷ	兴奋同侧躯干和肢体的伸肌，抑制屈肌，调节身体平衡
网状脊髓束	前索和外侧索前内侧部	同侧脑桥和延髓的网状结构	同侧板层Ⅶ、Ⅷ	参与对躯干和肢体近端肌肉运动的控制

NOTE

四、脊髓的功能

脊髓无论在结构上和功能上都比较原始，正常时，脊髓的功能是在脑的调节和控制下完成的。脊髓具有传导和反射功能。

（一）传导功能

脊髓是感觉和运动冲动传导的重要通路。脊髓白质内上行和下行的长纤维束是完成这一功能的结构基础。躯干和四肢的感觉冲动和部分内脏感觉冲动由上行的纤维束传到脑；脑发出的冲动也要经过脊髓的下行纤维束传到脊髓，调节躯干、四肢的骨骼肌及部分内脏活动。

（二）反射功能

脊髓除完成传导功能外，还是一些躯体和内脏的低级反射中枢。如牵张反射的低级中枢就在脊髓，**牵张反射**（stretch reflex）包括**深反射**（deep reflex）和**肌张力反射**（图 5-10），肌张力反射的简称是**肌张力**（muscle tonus）。

1. 深反射　当肌内的感受器（肌梭或 Golgi 腱器）受到刺激后产生神经冲动，经脊神经后根进入脊髓，兴奋 α 运动神经元，反射性地引起被牵拉肌肉的收缩。临床上常检查的深反射详见第二章。

2. 肌张力　人体在安静状态时，骨骼肌仍不松弛，始终有部分肌纤维轮流轻度收缩，使肌肉经常保持一定的紧张度，它是姿势反射的基础，对维持身体的姿势十分重要。肌张力是由一些下行的锥体外系纤维束兴奋了 γ 运动神经元，引起梭内肌纤维收缩后，刺激了肌梭感受器，其再通过脊神经后根传入脊髓，兴奋 α 运动神经元，使梭外肌收缩所致。

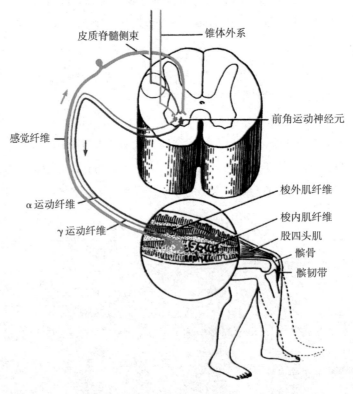

图 5-10　牵张反射弧

在脱离高级中枢脑的条件下，脊髓可执行一些简单的反射，但脊髓的反射受脑发出的下行传导束控制。当脑或下行的传导束发生病变时，脊髓的牵张反射失去了高位中枢的控制，其兴奋性增强，出现深反射亢进、肌张力增高；而牵张反射弧本身损伤，则可出现深反射障碍或消失，肌张力减低或消失，所以无论脊髓本身病变还是脑或下行传导束的病变，均可影响脊髓的反射。由于牵张反射弧结构简单，所涉及的中枢只有脊髓1～2个节段，反应的肌肉只限于直接被牵拉的肌肉，所以临床常利用深反射作为神经系统定位诊断的依据之一，如膝反射消失或减弱，病变可能在脊髓第2～4腰节，若膝反射亢进，病变的最低节段在第2～4腰节以上。

3. 内脏反射　脊髓内有交感神经和部分副交感神经的节前神经元，因此脊髓可以参与内脏反射，脊髓内存在内脏反射的低级中枢。

脊髓水平的内脏反射主要有竖毛反射、膀胱排尿反射、直肠排便反射等。竖毛反射的中枢位于脊髓T_1～L_3节段；膀胱排尿反射和直肠排便反射的中枢相同，位于脊髓$S_{2～4}$节段。当上述脊髓节段受损后，其内脏反射将减弱或消失。

五、脊髓和马尾损伤

（一）脊髓横断性损伤

当外伤等引起脊髓突然完全横断后，使脊髓突然失去高级中枢的控制，首先出现横断平面以下全部感觉和运动丧失，反射消失，处于无反应状态，称为**脊髓休克**（spinal cord shock）。大部分患者脊髓休克持续时间少于24小时，但也可持续1～4周。该损伤常见于脊柱外伤引起的脊髓损伤、横贯性脊髓炎、脊髓压迫症晚期等。

休克期过后，各种反射可逐渐恢复，但由于传导束很难再生，脊髓失去了脑的控制，因此恢复后的深反射和肌张力比正常时高，离断平面以下的感觉和运动不能恢复。脊髓休克后的主要特征性临床表现和解剖学基础是：①损伤节段水平双侧肌肉软瘫和肌萎缩。这主要是因为前角运动神经元和同节段的神经根损伤所致；②损伤平面以下双侧肌肉出现硬瘫（痉挛性瘫痪或中枢性瘫痪），可出现双侧Babinski征阳性。这主要是由于下行传导束皮质脊髓束中断引起；③损伤平面以下双侧感觉缺失。这主要是因为传导本体感觉和精细触觉的薄束和楔束以及传导痛觉、温度觉和粗触觉的脊髓丘脑束受损引起。

以下是不同节段脊髓横断后的主要症状和体征：

1. 颈膨大以上颈髓损伤　出现四肢中枢性瘫痪，膈肌麻痹，损伤平面及其以下全部感觉消失。

2. 颈膨大损伤　出现损伤平面及其以下全部运动、感觉丧失，上肢为周围性瘫痪，下肢为中枢性瘫痪。

3. 胸髓损伤　上肢不受影响，下肢呈中枢性瘫痪，受损平面及其以下感觉障碍。

4. 腰骶膨大损伤　上肢不受影响，下肢呈周围性瘫痪，受损平面及其以下感觉障碍。

（二）脊髓半横断损伤

脊髓可因外伤或侧方肿瘤压迫导致一侧脊髓结构发生破坏，出现**布朗－色夸综合征**（Brown-Séquard syndrome）。主要表现为（图5-11）：①损伤平面以下的同侧肢体中枢性瘫痪（一侧皮质脊髓束受损）；②损伤平面以下同侧肢体的本体感觉和精细触觉缺失（一侧薄束、楔束损伤）；③损伤平面1～2节段以下对侧身体痛觉、温度觉缺失（一侧脊髓丘脑束受损）；④同侧损伤节段周围性瘫痪和感觉障碍、反射消失（损伤节段灰质受损）；⑤两侧粗触觉仍保存（粗触觉可经两侧脊髓丘脑束及薄束、楔束传导）。

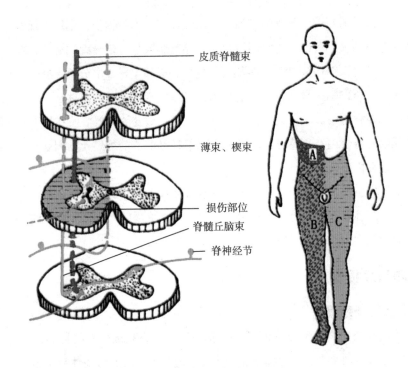

图 5-11　脊髓胸段半横断损伤

A：损伤平面节段同侧周围性瘫痪和感觉障碍
B：损伤平面以下同侧中枢性瘫痪、深感觉及精细触觉障碍
C：损伤平面1至2节段以下对侧痛温觉障碍

（三）脊髓灰质损伤

主要表现为节段性感觉或运动障碍。

1. 前角病变　可引起这些节段运动细胞所支配的同侧骨骼肌出现周围性瘫痪，无感觉障碍，多见于脊髓前角灰质炎。

2. 后角病变　产生损伤同侧节段性痛觉、温度觉障碍，但触觉和深感觉仍存在（分离性感觉障碍）。

（四）脊髓白质损伤

1. 白质前连合损伤　产生两侧节段性的痛觉和温度觉障碍，而触觉和本体感觉存在。

2. 白质传导束损伤

（1）一侧后索的薄束或楔束损伤　引起同侧损伤平面以下的肢体意识性本体感觉及精细触觉障碍。

（2）一侧皮质脊髓侧束损伤　引起同侧损伤平面以下的肢体中枢性瘫痪。

（3）一侧脊髓丘脑侧束损伤　引起对侧损伤平面1～2节段以下的皮肤痛觉、温度觉障碍。

（五）马尾损伤

马尾损伤与腰骶膨大损伤的症状相似，但由于马尾走行颇长，病变部位不同则临床表现也有所差异。

1. 上部马尾综合征　为第二腰节以下的马尾损伤，主要出现整个下肢及会阴部下运动神经元损伤症状：膝反射、跟腱反射、肛门反射等均消失，但提睾反射和下腹壁反射均正常；整个下肢及会阴部均有感觉缺失,根痛明显;由于破坏了直肠、膀胱的传入和传出神经,因而发生便秘、尿潴留和阳痿等内脏神经功能障碍。

2. 中部马尾综合征 为第五腰节以下的马尾损伤,主要出现坐骨神经支配的肌肉瘫痪,屈膝及足运动出现障碍,患者直立行走困难;跟腱反射、跖反射、肛门反射消失,但膝反射、下腹壁反射和提睾反射均正常;臀部、大腿及小腿后面感觉缺失,根痛沿坐骨神经走行放散;膀胱、直肠及性功能障碍同上。

3. 下部马尾综合征 为第三骶节以下的马尾损伤,仅出现会阴部肌肉瘫痪,肛门反射消失,其他下腹壁反射、提睾反射等反射均正常;感觉障碍出现在臀内侧、肛门和会阴部,即所谓马鞍状感觉缺失,根痛也出现在这些部位;膀胱、直肠及性功能障碍同上。

第二节 脊神经

一、概述

1. 脊神经的数目 脊神经(spinal nerves)共 31 对:颈神经 8 对,胸神经 12 对,腰神经 5 对,骶神经 5 对,尾神经 1 对。

2. 脊神经出椎管的部位 第 1 对颈神经在寰椎与枕骨之间出椎管;第 2~7 对颈神经在同序数椎骨上方的椎间孔出椎管;第 8 对颈神经在第 7 颈椎与第 1 胸椎之间的椎间孔出椎管。胸、腰神经均分别在同序数椎骨下方的椎间孔穿出。第 1~4 对骶神经在相应的骶前、后孔穿出。第 5 对骶神经和尾神经从骶管裂孔穿出。

3. 脊神经的纤维成分 每对脊神经均由其前根和后根在椎间孔处合并而成。脊神经前根属运动性,除含有躯体运动纤维外,在第 1 胸神经~第 3 腰神经前根内还含有交感神经纤维,在第 2~4 骶神经前根内还含有副交感神经纤维。脊神经后根属感觉性质的,除含有躯体感觉纤维外,在胸、腰上部及第 2~4 骶神经后根内还含有内脏感觉纤维。因此,每对脊神经都是混合性神经,均含有四种纤维成分(图 5-12):

(1)躯体感觉纤维 来自脊神经节的假单极神经元,其中枢突形成脊神经后根进入脊髓,周围突形成脊神经的躯体感觉纤维,分布于躯干和四肢的皮肤、骨骼肌、肌腱和关节,将躯体感觉的冲动传入中枢。

(2)内脏感觉纤维 也来自脊神经节的假单极神经元,其中枢突形成脊神经后根进入脊髓,周围突分布于心、血管、内脏和腺体,将来自这些结构的感觉冲动传入中枢。

(3)躯体运动纤维 来自前角运动神经元,支配躯干和四肢的骨骼肌(斜方肌和胸锁乳突肌除外)运动。

(4)内脏运动纤维 来自侧角细胞及骶副交感神经元,支配平滑肌、心肌的运动和控制腺体的分泌。

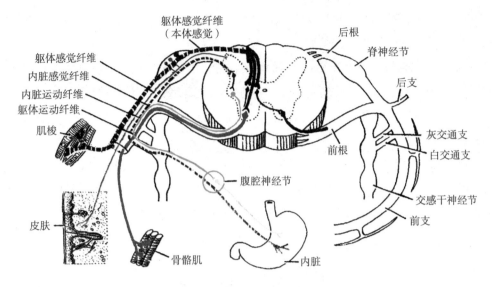

图 5-12　脊神经的纤维成分

二、脊神经的分支

脊神经干很短，出椎间孔后立即分为前支、后支、脊膜支和交通支（图 5-13）。

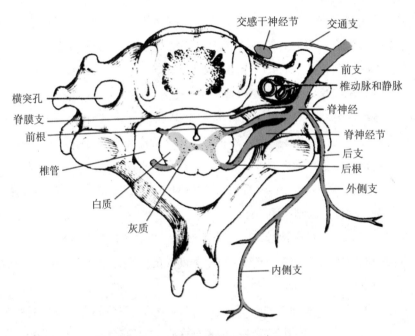

图 5-13　颈神经出椎间孔后的分支

（一）脊膜支

脊膜支（meningeal branch）为一极小的支，在脊神经分为前支与后支之前发出，再经椎间孔返回入椎管（图 5-13）。在椎管内，各脊膜支又分为较大的升支和较小的降支，并相互吻合形成脊膜前丛与脊膜后丛，分布于脊髓被膜、椎骨、椎间盘、纤维环、韧带、骨膜和血管壁。上 3 对颈神经的脊膜支还分布于颅后窝的硬脑膜。脊膜支内含有来自脊神经节的感觉纤维；并有细支与最邻近的交感干神经节相连。

（二）交通支

交通支（communicating branch）为连接脊神经与交感干之间的细支。其中发自脊神经连于交感干的为**白交通支**；发自交感干连于脊神经的称为**灰交通支**（详见第七章内脏神经系统）。

（三）后支

后支（posterior branches）是混合性的，除第1、第2颈神经的后支较粗大外，其余各脊神经的后支均较相应的前支细而短，从脊神经分出后，向后经相邻椎骨的横突之间（上4对骶神经后支经骶后孔）走行，最终分为内侧支和外侧支（第1颈神经、第4、5骶神经及尾神经除外），它们呈节段性地分布于枕、项、背、腰、臀部的皮肤及脊柱两侧深部的肌肉（图5-14）。

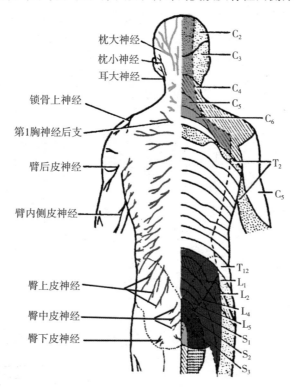

图5-14　脊神经的后支及皮支

1. 颈神经后支　除第1颈神经后支外，均分为内侧支和外侧支，所有后支都支配肌肉，只有第2～6颈神经后支的内侧支支配皮肤，其中较粗大的内侧支有枕大神经和第3枕神经，第4～6颈神经后支的内侧皮支，细小而且数目不定，在靠近项区正中线的两侧浅出，向外横行分布于皮肤；第7、8颈神经后支的内侧支较小，不到达皮肤。

主要的颈神经后支：

（1）第1颈神经后支　又称**枕下神经**（suboccipital nerve），较前支大，于寰椎后弓的椎动脉沟与椎动脉之间穿出。枕下神经主要为运动神经，支配第1、2颈椎与枕骨之间的肌肉，有时亦发皮支分布于项上部与颅后下部的皮肤。

（2）第2颈神经后支　比相应的前支粗大，为最粗大的颈神经后支，分为较小的外侧支和较大的内侧支，内侧支为**枕大神经**（greater occipital nerve），穿斜方肌腱至皮下，分支支配枕项部皮肤与枕部周围肌肉。

由于伏案工作、过度劳累或枕部受凉常引起枕部疼痛，所累及的神经主要为枕下神经和枕大神经，临床表现为一侧枕部及上项部疼痛，并向头顶、项部和耳后放射，枕部疼痛多为阵发性，每日发作数次或数十次，间歇期正常，也有持续性疼痛，阵发性加剧。枕部疼痛属中医"头后痛"，治疗除辨证用药外，针灸、推拿也是常用的疗法。

（3）**第 3 颈神经后支**　较相应的前支小，分为内侧支和外侧支，内侧支又称**第 3 枕神经**（third occipital nerve），分布到枕外隆凸附近的皮肤。此神经位于枕大神经内侧，与枕大神经之间有交通支相连。

2. 胸神经后支　共 12 对，均分为内侧支和外侧支，两支均支配相应区域的肌肉，而其中一支的分支穿过肌至皮下而成为皮神经。皮神经穿出的部位由上而下逐渐向外，上部的皮神经几乎呈水平位向外侧行，下部分支斜向外下，分布至胸背区和腰区的皮肤。

胸背区上部的皮肤由第 1 ～ 7 胸神经后支的内侧支穿出的皮神经分布。因此其穿出肌至皮下的位置居正中线较近，约 1 ～ 2cm。其中第 2 胸神经后支的内侧皮支最长，可在平肩胛冈水平、约离正中线 2cm 处穿出，向外侧可远至肩峰处，分布于此区的皮肤。

胸背区下部的皮肤由第 8 ～ 12 胸神经后支外侧皮支分布，因此其穿出肌的部位距正中线的距离较远，约 3 ～ 4cm。

3. 腰神经后支　腰神经后支向后行于横突间肌内侧后分为内侧支和外侧支，分布于横突间肌和竖脊肌等。其中第 1 ～ 3 腰神经后支的外侧支组成**臀上皮神经**（superior clunial nerves），在竖脊肌外缘与髂嵴交界处附近穿胸腰筋膜浅出，越髂嵴分布于臀区上部的皮肤。第 4、5 腰神经外侧支细小，分布于附近肌肉。

4. 骶神经后支　很小，上 4 对经骶后孔穿出，第 5 对由骶管裂孔穿出，由上向下逐渐变细。其中上 3 对发出内侧支和外侧支，内侧支细小，分布于多裂肌；外侧支组成**臀中皮神经**（middle cluneal nerves），穿臀大肌达皮下，分布于臀中部的皮肤。后 2 对骶神经后支主要分布至尾骨周围的皮肤。

5. 尾神经后支　出骶管裂孔后不分内侧支和外侧支，与后 2 对骶神经后支联合分布至尾骨周围的皮肤。

（四）脊神经的前支

前支（anterior branches）为混合性，除第 1、2 颈神经的前支较小外，一般都较后支粗大；其中除胸神经前支保持明显的节段性外，颈、腰、骶、尾神经的前支互相交织成丛，由丛再发出分支分布于相应的区域。脊神经前支主要形成了颈丛、臂丛、腰丛和骶丛。

1. 颈丛（cervical plexus） 由第 1 ～ 4 颈神经的前支组成，位于上 4 个颈椎外侧，

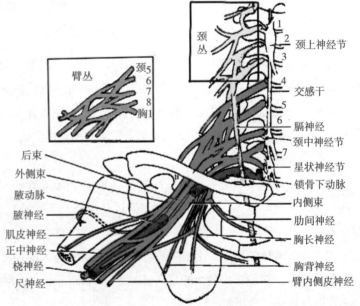

图 5-15　颈丛和臂丛组成示意图

肩胛提肌和中斜角肌的前方、胸锁乳突肌上部的深面，发出皮支和肌支（图 5-15）。

（1）皮支　均在胸锁乳突肌后缘中点附近穿出后散开行向各方，其穿出部位是颈部皮肤浸润麻醉的一个阻滞点。主要皮支有（图 5-16）：

枕小神经（lesser occipital nerve）（C_2）沿胸锁乳突肌后缘上行，分布于枕部及耳郭背面上部的皮肤。

耳大神经（great auricular nerve）（C_2、C_3）沿胸锁乳突肌表面向耳垂方向上行，分布于耳郭及附近皮肤。

颈横神经（transverse nerve of neck）（C_2、C_3）也称颈皮神经，发出后横过胸锁乳突肌表面向前行，分布于颈部皮肤，常与面神经有交通支。

锁骨上神经（supraclavicular nerves）（C_3、C_4）有 2～4 支行向下外方，分布于颈下外侧区、胸壁上部和肩部的皮肤。

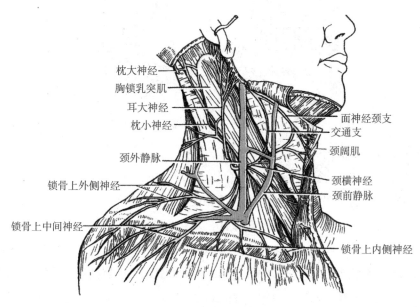

枕大神经
胸锁乳突肌
耳大神经
枕小神经
颈外静脉
锁骨上外侧神经
锁骨上中间神经
面神经颈支
交通支
颈阔肌
颈横神经
颈前静脉
锁骨上内侧神经

图 5-16　颈丛的皮神经

（2）肌支　膈神经（phrenic nerve）（C_3、C_4）是颈丛中最重要的分支，经胸廓上口入胸腔，沿肺根前方、心包的两侧下降至膈（图 5-17）。膈神经的运动纤维支配膈肌；感觉纤维主要分布到胸膜、心包和膈下的部分腹膜。右侧膈神经的感觉纤维还分布到肝和胆囊表面的腹膜等处。

一侧膈神经损伤可引起同侧膈肌瘫痪，导致腹式呼吸减弱，严重者有窒息感。膈神经受刺激可发生呃逆。肝胆疾病患者可出现右肩痛，为牵涉痛，这与膈神经受到刺激有关。

颈丛与其他神经之间还存在一些交通支，包括颈丛与副神经、迷走神经和交感神经之间的交通支等。

2. 臂丛（brachial plexus）　由第 5～8 颈神经的前支与第 1 胸神经前支的大部分所组成（图 5-15）。臂丛的五个神经根于前斜角肌与中斜角肌的斜角肌间隙穿出，其中第 5、6 颈神经前支合成上干，第 7 颈神经前支单独成中干，第 8 颈神经前支与第 1 胸神经前支的大部分合成下干；经颈根部，行于锁骨下动脉的后上方，各干分为前、后两股；六股神经经锁骨后方入腋窝，上、中干的前股合成外侧束，三干的后股合成后束，下干前股为内侧束，其分别位于腋动脉的外侧、后方和内侧。因此，臂丛以锁骨为界，分为锁骨上部和锁骨下部。锁骨上部分支多为短的肌支，主要分布于颈部、肩部、胸壁及背部的肌。锁骨下部由三个束再发出分支。

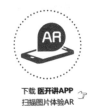

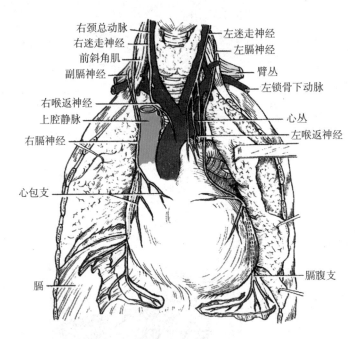

右颈总动脉
右迷走神经
前斜角肌
副膈神经
右喉返神经
上腔静脉
右膈神经

心包支

膈

左迷走神经
左膈神经
臂丛
左锁骨下动脉
心丛
左喉返神经

膈腹支

图 5-17 膈神经

臂丛的主要分支如下：

（1）锁骨下肌神经（subclavian nerve）（$C_4 \sim C_6$） 发自锁骨上部，以 C_5 为主，经锁骨下动脉第三段前侧至锁骨下肌，常发支与膈神经相连，称为**副膈神经**（accessory phrenic nerve）。此神经损伤，锁骨下肌瘫痪，第一肋上提无力。

（2）肩胛背神经（dorsal scapular nerve）（C_5） 发自锁骨上部，常接受 C_4 的小支，越过或穿过中斜角肌至肩胛提肌前缘，沿肩胛骨内侧缘下降，分支支配肩胛提肌及大、小菱形肌。此神经损伤，所支配的骨骼肌瘫痪，肩胛骨上提无力。

（3）胸长神经（long thoracic nerve）（$C_5 \sim C_7$） 发自锁骨上部，行于胸廓侧面，沿前锯肌表面下降，分支支配前锯肌（图 5-18）。此神经损伤，前锯肌瘫痪，出现"翼状肩"。

（4）肩胛上神经（suprascapular nerve）（C_5、C_6） 发自锁骨上部，有第 4 颈神经参加的情况占 50%。位于臂丛的上侧，向上外方走行，经斜方肌及肩胛舌骨肌的深方，至肩胛骨上缘，然后转至冈上窝和冈下窝。该神经发出分支，支配冈上肌、冈下肌及肩关节（图 5-19）。当损伤时冈上肌和冈下肌瘫痪并萎缩，肱骨头不全脱位，肩外展、外旋无力。

（5）肩胛下神经（subscapular nerve）（C_5、C_6） 发自臂丛后束，常分上、下两支，沿肩胛下肌表面下降，支配肩胛下肌和大圆肌。损伤时，肩胛下肌和大圆肌瘫痪并萎缩，肩关节内收、旋内和后伸无力。

（6）胸外侧神经（lateral pectoral nerve）（$C_5 \sim C_7$） 或称**胸前神经外侧支**，发自臂丛外侧束，此神经发出后跨过腋动、静脉的前方，穿胸小肌，分布于胸大肌。

（7）胸内侧神经（medial pectoral nerve）（$C_8 \sim T_1$） 或称**胸前神经内侧支**，发自臂丛内侧束，在腋动、静脉之间弯曲向前，与胸外侧神经所发的分支结合，支配胸小肌及胸大肌下部。

胸内侧、外侧神经支配胸大肌和胸小肌，如损伤出现胸肌瘫痪，上肢内收无力，患侧手摸不到对侧肩胛骨。

（8）胸背神经（thoracodorsal nerve）（C₆～C₈）起自臂丛后束，沿肩胛骨腋缘下降，至背阔肌。胸背神经在乳腺癌根治术中较易损伤，损伤后出现上肢后伸无力症状。

（9）肌皮神经（musculocuteneous nerve）（C₅～C₇）发自臂丛外侧束，行向下外，至肱二头肌深面，发出肌支，支配肱二头肌、喙肱肌及肱肌（图5-18）。其皮支沿肱二头肌外侧沟下行，在肘关节的稍上方，穿出深筋膜，下降于前臂，称为**前臂外侧皮神经**（lateral antebrachial cutaneous nerve），分布于前臂外侧的皮肤。

肌皮神经单独损伤很少，常与尺神经和正中神经同时损伤。肌皮神经损伤主要表现为屈肘无力、前臂外侧皮肤感觉减弱。

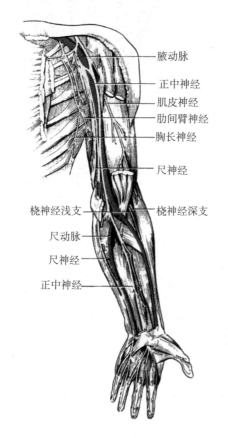

图 5-18　上肢前面的神经

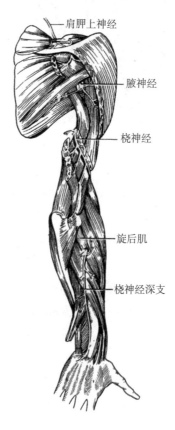

图 5-19　上肢后面的神经

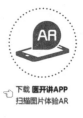

（10）正中神经（median nerve）（C₆～T₁）由臂丛内、外侧束的两根合成，两根夹持腋动脉向下呈锐角汇合成正中神经干，沿肱二头肌内侧沟伴肱动脉下行至肘窝。从肘窝向下继续在前臂正中下行，于指浅、深屈肌之间达腕部。正中神经在桡侧腕屈肌腱和掌长肌腱之间进入腕管，经掌腱膜深面到达手掌（图5-18）。

正中神经在臂部一般无分支，在肘部及前臂发出许多肌支，支配除肱桡肌、尺侧腕屈肌和指深屈肌尺侧半以外的所有前臂屈肌和旋前肌，并发支到附近关节。在手部正中神经外侧缘发出一粗短的返支，进入鱼际，支配拇短展肌、拇短屈肌、拇对掌肌、第1、2蚓状肌。正中神经还发出皮支支配手掌桡侧2/3区、桡侧三个半手指掌面，中指及示指背面末两节和拇指末一节的皮肤（图5-20、图5-22）。

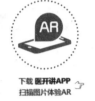

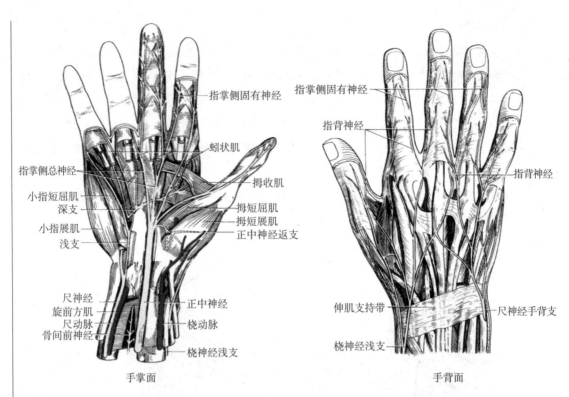

图 5-20　手的神经

正中神经的体表投影：自肱二头肌内侧沟上端肱动脉搏动点开始，向下至肱骨内、外上髁间线中点稍内侧，再由此向下至腕掌侧横纹中点。

正中神经在前臂和腕部易受损伤。在前臂，正中神经主干损伤后，运动障碍表现为前臂不能旋前，屈腕力减弱，拇指、示指和中指不能屈曲，拇指不能对掌；因鱼际肌萎缩，而手掌平坦（图 5-21）。感觉障碍以手掌桡侧半和桡侧 3 指末节最为明显。若正中神经在腕部损伤（常见腕管综合征）主要表现为鱼际肌萎缩，手掌平坦，拇指、示指和中指掌面感觉障碍。

（11）尺神经（ulnar nerve）（C_8、T_1）　发自臂丛内侧束，伴肱动脉沿肱二头肌内侧沟下行，至臂中部转向后下，经肱骨内上髁后方的尺神经沟，再转至前臂前内侧，在尺侧腕屈肌和指深屈肌之间沿尺动脉内侧下行，于豌豆骨外侧入手掌（图 5-18）。

尺神经在臂部未发分支，在前臂上部发肌支支配尺侧腕屈肌和指深屈肌尺侧半；入手掌后发出深支支配小鱼际肌、拇收肌、骨间掌侧肌、骨间背侧肌及第 3、4 蚓状肌。尺神经发出皮支分布于手掌尺侧 1/3 区和尺侧一个半手指的皮肤；在腕关节近侧约 5cm 处发出尺神经**手背支**（dorsal branch），其在尺侧腕屈肌深面转向手背，穿出深筋膜后，分布于手背尺侧 1/2 区和两个半手指皮肤（图 5-20、图 5-22）。

尺神经的表面投影：自胸大肌下缘肱动脉始端搏动点开始至肱骨内上髁后方，再由此至豌豆骨外侧的连线。

尺神经常易受损伤部位在肘部肱骨内上髁后方。尺神经干受损时，运动障碍表现为屈腕力减弱，小指、环指远节指骨间关节不能屈曲，小鱼际萎缩，拇指不能内收，骨间肌萎缩，各指不能互相靠拢，各掌指关节过伸，出现"爪形手"；手掌、手背内侧缘皮肤感觉丧失。若尺神经和正中神经同时受损伤时，鱼际肌和小鱼际肌、骨间肌、蚓状肌均萎缩，整个手掌变得平坦，类似"猿手"（图 5-21）。

（12）**桡神经**（radial nerve）（$C_5 \sim T_1$）是臂丛后束发出的粗大神经。经肱三头肌深面紧贴肱骨体中部后面，沿桡神经沟转向下外走行，在肱骨外上髁前方分为浅、深两终支（图5-19）。

1）桡神经在臂部发出的分支 ①皮支：即**臂后皮神经**（posterior brachial cutaneous nerve）、**臂外侧下皮神经**（inferior lateral brachial cutaneous nerve）和**前臂后皮神经**（posterior antebrachial cutaneous nerve），分别分布于臂后部、臂下外侧部及前臂后面皮肤；②肌支：支配肱三头肌、肘肌、肱桡肌和桡侧腕长伸肌。

2）浅支（superficial branch） 为皮支，与桡动脉伴行，在前臂中、下1/3交界处转向背侧，分布于手背桡侧半和桡侧两个半手指近节背面的皮肤及关节（图5-20、图5-22）。

3）深支（deep branch） 较粗大，主要为肌支，穿过前臂背侧，在前臂浅、深伸肌之间下行，沿途分支支配前臂伸肌群、桡尺远侧关节、腕关节和掌骨间关节（图5-19）。

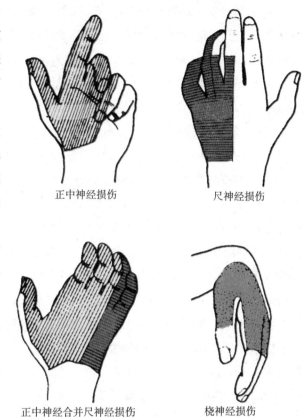

正中神经损伤　　　　尺神经损伤

正中神经合并尺神经损伤　　桡神经损伤

图5-21 桡、尺、正中神经损伤时的手形和皮肤感觉丧失区

桡神经表面投影：自腋后襞下缘外端与臂交点处，斜过肱骨后方，至肱骨外上髁的连线为桡神经干投影。

当肱骨干中部或中、下1/3交界处骨折时易损伤桡神经，表现为不能伸腕和伸指，前臂不能旋后，抬前臂时呈"垂腕"状；第1、2掌骨间背面皮肤感觉障碍明显。当桡骨颈骨折时，可损伤桡神经深支，主要表现为伸腕力弱、不能伸指（图5-21、图5-22）。

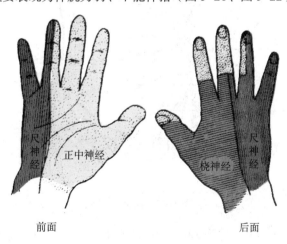

前面　　　　　　　后面

图5-22 手皮肤的神经分布示意图

（13）**腋神经**（axillary nerve）（C~5~、C~6~） 起自臂丛后束，绕肱骨外科颈至三角肌深面，发肌支分布至三角肌、小圆肌和肩关节（图5-19）。皮支分布于肩部、臂外侧区上部的皮肤，称为**臂外侧上皮神经**（superior lateral brachial cutaneous nerve）。

当肩关节脱位或肱骨外科颈骨折时易损伤腋神经，腋神经损伤后，由于三角肌瘫痪，上肢不能外展，肩部失去圆隆状态而成方形。

（14）**臂内侧皮神经**（medial brachial cutaneous nerve）（C~8~、T~1~） 发自臂丛内侧束，分布于臂内侧皮肤。此神经损伤时臂内侧皮肤分布区出现疼痛或感觉过敏。

（15）**前臂内侧皮神经**（medial antebrachial cutaneous nerve）（C~8~、T~1~） 发自臂丛内侧束。开始在腋动、静脉之间走行，继而沿肱动、静脉之间下行，在臂中部与贵要静脉共同穿出深筋膜，分前、后两支分布于前臂内侧皮肤。损伤时出现分布区感觉障碍。

3. 胸神经前支 共12对（图5-23），除第1对的大部分和第12对的一小部分分别参加臂丛和腰丛外，其余均不成丛。第1至第11对各自位于相应的肋间隙中，称**肋间神经**（intercostal nerves），第12对胸神经前支位于第12肋下方，故名**肋下神经**（subcostal nerve）。

肋间神经沿肋沟行于肋间内、外肌之间，肋间后血管的下方，自上而下按静脉、动脉、神经的次序并列。肋间神经在腋前线附近离开肋骨下缘，行于肋间隙中，并在胸腹壁侧面发出**外侧皮支**，本干继续前行，其终支在近胸骨或腹白线处穿至皮下成为**前皮支**。上6对肋间神经分布于肋间肌、胸壁皮肤和壁胸膜；下5对肋间神经和肋下神经斜向下内，行于腹内斜肌与腹横肌之间，并进入腹直肌鞘，在腹白线附近穿出至皮下，除分布于相应的肋间肌、胸壁皮肤和壁胸膜外，还分布于腹前外侧群肌、腹壁的皮肤以及腹膜壁层。

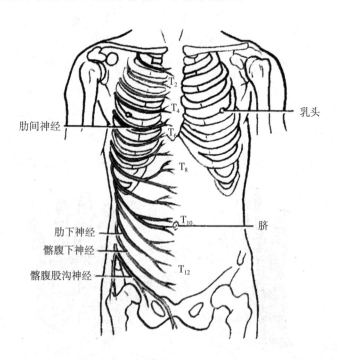

图5-23 胸神经前支

4. 腰丛（lumbar plexus） 由第12胸神经前支的一部分、第1～3腰神经前支和第4腰神经前支的一部分组成，位于腰大肌深面、腰椎横突的前方、腰方肌的内侧缘（图5-24）。除发出肌支支配髂腰肌和腰方肌外，还发出下列主要分支：

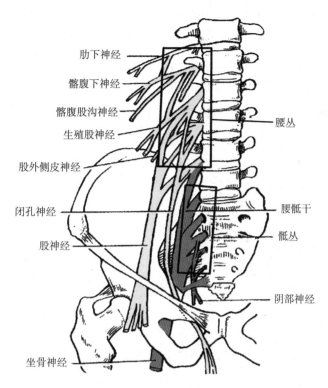

肋下神经
髂腹下神经
髂腹股沟神经
生殖股神经
股外侧皮神经
闭孔神经
股神经
坐骨神经

腰丛
腰骶干
骶丛
阴部神经

图 5-24　腰丛和骶丛组成示意图

（1）髂腹下神经（iliohypogastric nerve）（T$_{12}$、L$_1$）（图 5-24）　自腰大肌外侧缘穿出后，于腰方肌前面行向外下，在髂嵴上方进入腹内斜肌和腹横肌之间行入腹前壁，在腹股沟管浅环上方穿腹外斜肌腱膜至皮下。其皮支分布于腹股沟区及下腹部皮肤，肌支支配下部的腹壁肌肉。

（2）髂腹股沟神经（ilioinguinal nerve）（L$_1$）（图 5-24）　在髂腹下神经的下方，与其平行，进入腹股沟管伴精索或子宫圆韧带出腹股沟管浅环。肌支支配下腹壁肌，皮支分布于腹股沟区、阴囊或大阴唇皮肤。

髂腹下神经和髂腹股沟神经是腹股沟部的主要神经，在腹股沟疝修补术中应避免损伤此神经。

（3）股外侧皮神经（lateral femoral cutaneus nerve）（L$_{2～3}$）（图 5-24、图 5-25）　自腰大肌外缘走出，斜越髂肌表面，达髂前上棘内侧，经腹股沟韧带深面至大腿外侧部的皮肤。

股外侧皮神经经腹股沟韧带深面处为一狭窄管道，常由于活动或体位不当受到牵拉、挤压，或周围组织损伤形成瘢痕卡压等引起股外侧皮神经卡压症，临床出现股外侧皮肤

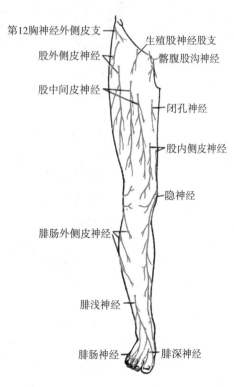

第12胸神经外侧皮支
股外侧皮神经
股中间皮神经
腓肠外侧皮神经
腓浅神经
腓肠神经

生殖股神经股支
髂腹股沟神经
闭孔神经
股内侧皮神经
隐神经
腓深神经

图 5-25　下肢的皮神经

麻木、针刺或灼样疼痛，行走时加重，休息后缓解，也可出现该区感觉减退或过敏。

（4）生殖股神经（genitofemoral nerve）（L$_{1\sim2}$）（图5-24、图5-25）　自腰大肌前面穿出后，在该肌浅面下降至腹股沟区，分为生殖支和股支。生殖支于腹股沟管深环处进入腹股沟管，分布于提睾肌和阴囊皮肤，在女性随子宫圆韧带分布于大阴唇皮肤；股支分布于股三角区的皮肤。

生殖股神经为提睾反射的传入和传出神经，精索静脉曲张时，提睾反射减弱或消失。

（5）股神经（femoral nerve）（L$_{2\sim4}$）　是腰丛分支中最大的神经，在腰大肌与髂肌之间下行，经腹股沟韧带深面、股动脉外侧至大腿前面的股三角，随即分为数支（图5-26）。①肌支：支配耻骨肌、股四头肌和缝匠肌；②皮支：有数条较短的前皮支，分布于大腿和膝关节前面的皮肤。股神经最长的皮支称隐神经（saphenous nerve）（图5-25、图5-26），与大隐静脉伴行，分布于小腿内侧面和足内侧缘的皮肤。

股神经损伤后，由于股四头肌瘫痪，屈髋无力，不能伸膝，膝反射消失，走路时呈假跨阈步态，并常用手固定患侧下肢；大腿前面和小腿内侧面会出现皮肤感觉障碍。

（6）闭孔神经（obturator nerve）（L$_{2\sim4}$）　自腰丛发出后，于腰大肌内侧缘穿出，沿小骨盆侧壁前行，穿闭孔至大腿内侧（图5-25、图5-26）。肌支支配大腿内收肌群的长收肌、短收肌、大收肌及股薄肌。皮支分布于大腿内侧面的皮肤。

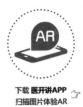
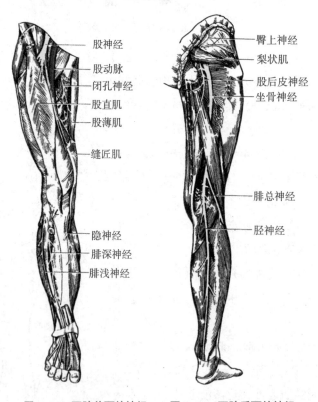

　　　图5-26　下肢前面的神经　　　图5-27　下肢后面的神经

5. 骶丛（sacral plexus）　由第4腰神经前支的余部和第5腰神经前支以及全部骶神经和尾神经的前支组成（图5-24）。骶丛位于盆腔后壁，在梨状肌前面、髂内动脉分支的后方。骶丛除直接发出许多短小的肌支支配梨状肌及盆膈的肌外，还发出以下主要分支：

（1）臀上神经（superior gluteal nerve）（L$_{4\sim5}$、S$_1$）　伴臀上动、静脉经梨状肌上孔出盆腔，行于臀中、小肌间，支配臀中、小肌和阔筋膜张肌（图5-27）。

臀上神经损伤时表现为大腿不能外展、内旋力弱，大腿呈外旋位。用患肢站立时，站立不稳，骨盆和身体均向健侧倾斜。

（2）臀下神经（inferior gluteal nerve）（L_5，$S_{1\sim2}$）　伴臀下动、静脉经梨状肌下孔出盆腔，达臀大肌深面，支配臀大肌。

臀下神经损伤，臀大肌瘫痪，伸大腿无力，从坐位起立、跑步、跳跃、上楼均很困难，臀部隆起消失。

（3）阴部神经（pudendal nerve）（$S_{2\sim4}$）　伴阴部内动、静脉出梨状肌下孔，绕坐骨棘经坐骨小孔入坐骨肛门窝，分支分布于会阴部和外生殖器的肌和皮肤，其主要分支有（图5–28）：

1）肛神经（anal nerves）　分布于肛门外括约肌及肛门部的皮肤。

2）会阴神经（perineal nerves）　分布于会阴诸肌、阴囊和大阴唇的皮肤。

3）阴茎背神经（dorsal nerve of penis）　走在阴茎的背侧，主要分布于阴茎的皮肤。女性为**阴蒂背神经**（dorsal nerve of clitoris）。

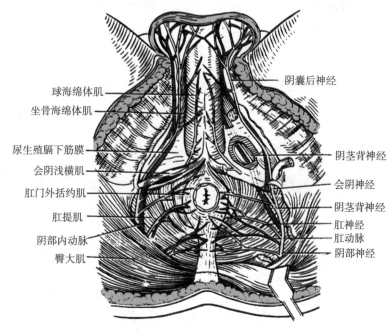

图5–28　阴部神经

（4）股后皮神经（posterior femoral cutaneous nerve）（$S_{1\sim3}$）　出梨状肌下孔，至臀大肌下缘浅出（图5–27），主要分布于股后部和腘窝的皮肤，也有2～3支绕臀大肌向上，分布于臀下部及外侧部的皮肤，称为**臀下皮神经**（inferior clunial nerves）。

（5）坐骨神经（sciatic nerve）（$L_{4\sim5}$，$S_{1\sim3}$）　是全身最粗大的神经，经梨状肌下孔出盆腔，在臀大肌深面，经坐骨结节与股骨大转子之间至大腿后面，在股二头肌深面下降，常在腘窝上方分为**胫神经**（tibial nerve）和**腓总神经**（common peroneal nerve）（图5–27）。坐骨神经干在大腿后部发出肌支支配大腿后群肌。

坐骨神经的体表投影：自坐骨结节与大转子之间的中点至股骨内、外侧髁之间中点的连线上2/3段为坐骨神经干的投影。坐骨神经痛时，在此连线及分支上均有明显压痛。

NOTE

1）胫神经（$L_4 \sim S_3$）　为坐骨神经干的直接延续（图 5-27）。在腘窝内与腘血管伴行，在小腿经比目鱼肌深面伴胫后动脉下降，经内踝后方至足底，分为**足底内侧神经**（medial plantar nerve）和**足底外侧神经**（lateral planter nerve）（图 5-29）。胫神经分支主要支配小腿后群肌和足底肌，同时分布于小腿后面和足底的皮肤。

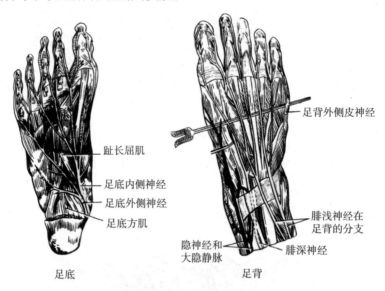

趾长屈肌
足底内侧神经
足底外侧神经
足底方肌

足背外侧皮神经

腓浅神经在足背的分支
隐神经和大隐静脉
腓深神经

足底　　　　　　足背

图 5-29　足的神经

胫神经在腘窝或小腿后区发出**腓肠内侧皮神经**（medial sural cutaneous nerve），伴小隐静脉下行，在小腿下部与**腓肠外侧皮神经**（发自腓总神经）吻合成**腓肠神经**，经外踝后方向前至足背外侧，称**足背外侧皮神经**，分布于足背和小趾外侧缘的皮肤。

胫神经损伤的主要运动障碍是足不能跖屈，内翻力弱，不能以足尖站立。由于小腿前外侧群肌过度牵拉，致使足呈背屈及外翻位，出现"钩状足"畸形。感觉障碍区主要在足底面（图 5-30）。

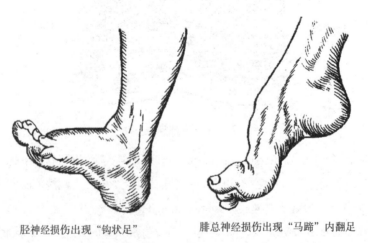

胫神经损伤出现"钩状足"　　　　腓总神经损伤出现"马蹄"内翻足

图 5-30　胫神经和腓总神经损伤后足畸形

2）腓总神经（$L_4 \sim S_2$）　自坐骨神经发出后（图 5-27），沿股二头肌内侧向外下行，绕腓骨颈至小腿前面，分为**腓浅神经**（superficial peroneal nerve）和**腓深神经**（deep peroneal nerve）。

腓浅神经（图 5-26）在小腿外侧群与前群肌之间下行，分出肌支支配腓骨长、短肌，在小腿中、下 1/3 交界处穿出为皮支，继续下降分为足背内侧皮神经和足背中间皮神经，分布于小腿外侧面下部、足背和第 2～5 趾背侧皮肤（图 5-29）。

腓深神经（图 5-26）在小腿前群肌之间与胫前动脉相伴下行，发出肌支支配小腿前群肌和足背肌，皮支分布于第 1、2 趾背面相对缘的皮肤（图 5-29）。

腓总神经在腓骨颈处位置表浅，易受损伤。损伤后的主要表现为足不能背屈，足下垂并内翻，呈"马蹄"内翻足畸形（图 5-30）。行走时呈"跨阈步态"，感觉障碍在小腿前外侧面下部和足背。

第三节　脊髓和脊神经的节段性支配

神经系统的节段性支配在具有链状神经系的低等动物就已出现，在高等动物及人类由于进化虽然出现了四肢，但在胚胎发育的早期，每个脊髓节段和所属的脊神经都分布到特定的体节（包括肌节和皮节），仍保持着明显的节段性支配特征（图 5-31）。此后随着胚胎的不断发育，相应的肌节和皮节及由此演化的肢体肌群和皮肤发生了相应的形态和位置变化，但与之相连的脊神经和脊髓节段并没有改变，因此，每对脊神经的分布范围都是恒定的，存在着特定的规律，了解这些规律，具有一定的临床意义。

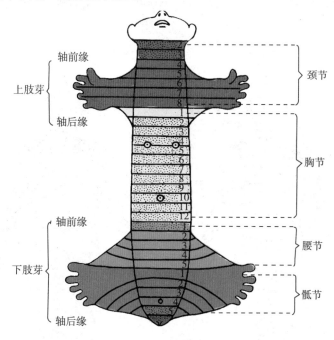

图 5-31　人胚胎早期的神经节段性分布示意图

一、对皮肤的节段性分布

脊髓分 31 个节段，每一节段的后角通过相应的后根及脊神经的传入纤维管理躯体一定部位的皮肤感觉。

脊髓对皮肤的节段性支配，以躯干部最为典型，从背侧中线至腹侧中线较有规律地形成连续横行的环带，例如：第 2 胸段支配胸骨角平面的皮肤，第 4 胸段支配（男性）乳头平面的皮肤，第6胸段支配剑突平面皮肤，第10胸段支配脐平面的皮肤（图5-32～图5-33）。而四肢由于胚胎发育过程中肢芽的生长具有方向特点，导致了肢体皮神经分布的特殊性。概括地说，脊神经丛发出分支分布到相应的肢体，组成该神经丛的最上一支和最下一支脊神经前支的纤维往往分布于肢体近侧靠近躯干处，而组成该神经丛中间部分的脊神经前支纤维则分布于肢体远侧的部分。

每一支脊神经皮支的分布区与相邻脊神经皮支的分布区并不是截然分开的，而是存在一定程度的相互重叠。因此当单一脊髓节段或相应脊神经受损时，一般并不出现该神经分布区的感觉丧失，而仅表现为感觉迟钝，如果有相邻两个以上脊髓节段或相应脊神经受损，才会出现损伤神经分布区感觉完全消失。

了解皮肤的节段性支配，有助于对脊髓损伤的定位诊断及牵涉痛的内脏病变定位。脊髓对皮肤的节段性分布见表5-4。

表5-4　脊髓对皮肤的节段性分布

皮肤区域	脊髓节段	皮肤区域	脊髓节段
枕部及颈部	C_2	季肋部平面	T_8
颈部及肩部	$C_{3\sim4}$	脐平面	T_{10}
臂外侧面	C_5	耻骨部及腹股沟部平面	$T_{12}\sim L_1$
前臂和手的外侧面	$C_{6\sim7}$	大腿前面	$L_{2\sim3}$
手和前臂的内侧面	$C_8\sim T_1$	小腿内、外侧面和足的内侧半	$L_{4\sim5}$
臂内侧面，腋窝及胸骨角平面	T_2	足外侧半和大、小腿后面	$S_{1\sim3}$
乳头平面（男性）	T_4	会阴部	$S_{4\sim5}$
剑突平面	T_6		

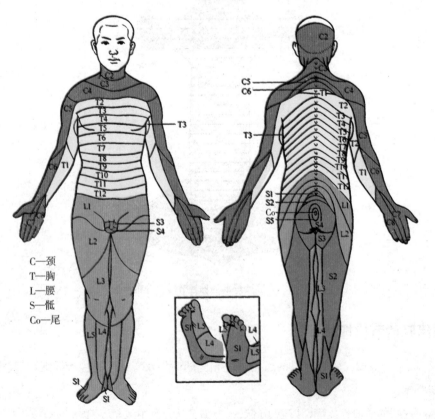

C—颈
T—胸
L—腰
S—骶
Co—尾

图5-32　皮肤的节段性神经分布

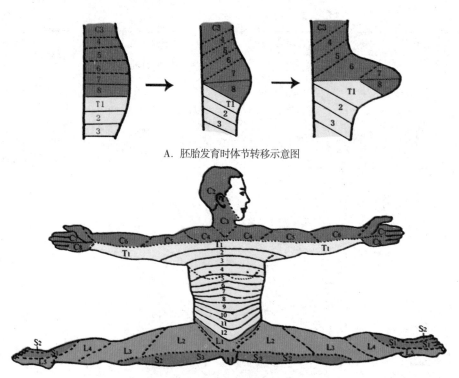

A. 胚胎发育时体节转移示意图

B. 皮肤节段性神经分布示意图

图 5-33　胚胎发育时体节转移及皮肤的节段性神经分布

二、对肌的节段性支配

脊髓每一节段的前角发出的躯体运动纤维经相应的前根、脊神经，支配躯体一定部位的肌运动。

人体的肌在胚胎时期由肌节经过分层、合并、纵裂和转移等方式演变而成，每对肌节都受相应的脊髓和脊神经支配，因此，当一个肌节分化为数块肌时，这些肌都受同一个脊髓节段和脊神经支配；当一块肌肉由多个肌节分化而成时，则受多个脊髓节段和脊神经支配，四肢肌一般被认为是由肢芽根部的肌节转移入肢芽分化而成，几乎每块肌都由多个肌节合并、分层而来，所以单一脊髓节段或脊神经受损，并不能使一块肌肉完全瘫痪，只能使肌力减弱或影响不明显，必须有多个相邻的脊髓节段或脊神经损伤，才能出现肌的瘫痪。

关于脊髓对肌的节段性支配，一般来说，躯干肌的节段性支配较明显，四肢肌的节段性支配不明显。概括地说，第 1 颈节至第 4 颈节支配颈肌及膈肌；第 5 颈节至第 1 胸节支配上肢肌；第 2 胸节至第 1 腰节支配躯干肌；第 2 腰节至第 2 骶节支配下肢肌；第 3 骶节至第 5 骶节及尾节主要支配会阴肌。躯干和四肢主要肌的节段性支配见表 5-5。

表 5-5　脊髓和脊神经对主要肌的节段性支配

肌肉	神经丛	周围神经	脊髓节段
斜方肌	脑神经	副神经	$C_{2\sim4}$
背阔肌	臂丛	胸背神经	$C_{6\sim8}$
胸大肌	臂丛	胸内、外侧神经	$C_{5\sim8}$
膈肌	颈丛	膈神经	$C_{3\sim5}$
三角肌	臂丛	腋神经	$C_{5\sim6}$

NOTE

续表

肌肉	神经丛	周围神经	脊髓节段
肱二头肌	臂丛	肌皮神经	$C_{5 \sim 6}$
肱三头肌	臂丛	桡神经	$C_{6 \sim 8}$
肋间肌、腹壁肌	胸神经前支	肋间神经和肋下神经	$T_{1 \sim 12}$
股四头肌	腰丛	股神经	$L_{2 \sim 4}$
小腿三头肌	骶丛	胫神经	$L_5 \sim S_2$

第六章　脑和脑神经

第一节　脑

脑（brain）位于颅腔内，外覆三层被膜，新鲜时质地柔软。脑的重量介于 1200 ～ 1500g 之间，平均重 1360g，占体重的 1/40 ～ 1/50。脑的重量虽然有个体差异，但这并不是判断是否聪明的依据。

根据脑的发生、发育及其功能，脑分为六部分：端脑、间脑、中脑、脑桥、延髓和小脑（图 6-1）。通常把中脑、脑桥及延髓合称为**脑干**（brain stem）。

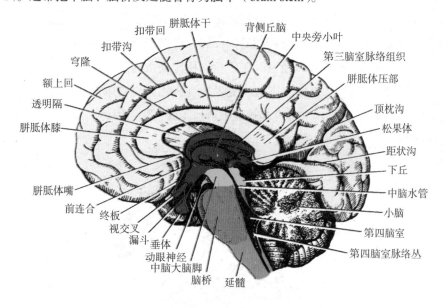

图 6-1　脑的正中矢状切面

一、脑干

脑干位于颅底内面颅后窝的斜坡上，由延髓、脑桥和中脑组成。延髓位于脑干下部，在平枕骨大孔处与脊髓相接；中部为脑桥，较宽大；上部缩窄的部分为中脑，其上方接间脑。脑干是大脑、小脑与脊髓之间联系的通道，自上而下依次与第 3 ～ 12 对脑神经相连。

（一）脑干的外形

1. 延髓（medulla oblongata）　居脑的最下部，形似倒置的圆锥体，全长约 30mm（图 6-1 ～图 6-3）。上端的腹侧以横行的**延髓脑桥沟**（bulbopontine sulcus）与脑桥为界，背侧以菱形窝中部横行的髓纹与脑桥为界；下端平枕骨大孔处以第 1 颈神经根与脊髓为界。延髓可分为上、下两部：上部较粗大，延髓的中央管向背侧敞开，形成第四脑室底的下部，故称开放部；下部较窄细，延髓的中央管闭合，称为闭合部。由于延髓是脊髓向上的延续，故脊髓表面的 6 条纵行沟裂均向上延续至延髓。

（1）延髓腹侧面　前正中裂两侧各有一纵行隆起，称为**锥体**（pyramid）。锥体仅在哺乳类动物存在，内含皮质脊髓束纤维。在延髓下端，锥体内纤维大部分交叉至对侧，形成**锥体交叉**（decussation of pyramid）。在锥体的外侧有一卵圆形隆起为**橄榄**（olive），内藏下橄榄核。橄榄和锥体之间有舌下神经根与延髓相连。在橄榄的背侧自上而下依次有舌咽神经、迷走神经和副神经根与延髓相连。

（2）延髓背侧面　上部中央管敞开构成菱形窝的下部；下部在后正中沟两侧薄束和楔束向上延伸，分别扩展为膨隆的**薄束结节**（gracile tubercle）和**楔束结节**（cuneate tubercle），深面分别有薄束核和楔束核；在楔束结节的外上方有隆起的**小脑下脚**（inferior cerebellar peduncle），又称**绳状体**（restiform body），内含进出小脑的纤维。

2. 脑桥（pons）　人类的脑桥最发达，腹面借延髓脑桥沟与延髓分界，背面以髓纹与延髓分界，上缘以菱脑峡与中脑为界（图 6-1～图 6-3）。

（1）脑桥腹侧面　宽阔膨隆，称**脑桥基底部**（basilar part of pons）。基底部中央有纵行的**基底沟**（basilar sulcus），容纳基底动脉。基底部向背外侧逐渐缩窄，移行为**小脑中脚**（middle cerebellar peduncle），又称**脑桥臂**（brachium pontis），由脑桥进入小脑的纤维组成。基底部与脑桥臂交界处有粗大的三叉神经根。在延髓脑桥沟处由内侧向外侧依次有展神经、面神经和前庭蜗神经根。延髓、脑桥和小脑的交界处有一凹窝，临床上称之为**脑桥小脑三角**（pontocerebellar trigone），面神经和前庭蜗神经根恰位于此三角，因此该部位的肿瘤可能压迫其周围的脑神经和小脑，产生相应症状。

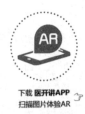

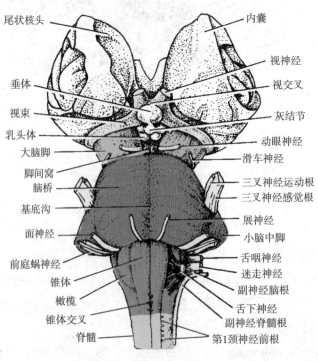

尾状核头	内囊
垂体	视神经
视束	视交叉
乳头体	灰结节
大脑脚	动眼神经
脚间窝	滑车神经
脑桥	三叉神经运动根
基底沟	三叉神经感觉根
面神经	展神经
前庭蜗神经	小脑中脚
锥体	舌咽神经
橄榄	迷走神经
锥体交叉	副神经脑根
脊髓	舌下神经
	副神经脊髓根
	第1颈神经前根

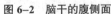

图 6-2　脑干的腹侧面

（2）脑桥背侧面　形成第四脑室底的上部，此处室底的外侧壁为左、右**小脑上脚**（superior cerebellar peduncle），又称**结合臂**（brachium conjunctivum），内含连接小脑与中脑的纤维束。两结合臂之间为**上髓帆**（superior medullary velum），形成第四脑室顶的前部。在小脑上脚腹外侧，位于小脑上脚外侧缘、下丘臂与中脑外侧沟之间的三角区称**丘系三角**（trigonum lemnisci），其深面为外侧丘系。脑桥与中脑的移行部缩窄，称**菱脑峡**（rhombencephalic isthmus）。

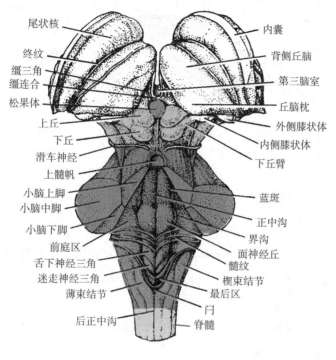

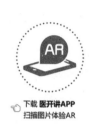

图 6-3　脑干的背侧面

3. 第四脑室（fourth ventricle）　是位于延髓、脑桥与小脑之间的腔隙（图 6-1、图 6-4）。向上连通中脑水管，向下与中央管相接，底为菱形窝，顶朝向小脑，内含有脑脊液。

（1）第四脑室底　即**菱形窝**（rhomboid fossa）（图 6-3）由延髓上部和脑桥的背面共同构成。其上外侧界为小脑上脚，下外侧界自内下向外上依次为：薄束结节、楔束结节和小脑下脚。窝的外侧角与背侧的小脑之间为**第四脑室外侧隐窝**（lateral recess of fourth ventricle）。两外侧角与中线之间的横行纤维束为**髓纹**（striae medullares），内含皮质脑桥小脑纤维，是延髓与脑桥在背侧面的分界标志。在菱形窝的正中线上有纵贯其全长的**正中沟**（median sulcus），其将菱形窝分为左、右两部分。正中沟的两侧有与之平行的纵行**界沟**（sulcus limitans）。界沟外侧部的三角形区域称**前庭区**（vestibular area），深面有前庭神经核。前庭区的外侧角上有一小隆起，称**听结节**（acoustic tubercle），深面有蜗神经核。在新鲜标本上，界沟上端有一呈蓝灰色的小区域，称**蓝斑**（locus ceruleus），深面有含色素的去甲肾上腺素能神经元。界沟与正中沟之间的内侧部称为**内侧隆起**（medial eminence），内含内侧纵束。内侧隆起以髓纹为界又分上、下两部。在髓纹上方的内侧隆起上有一圆形隆起，称**面神经丘**（facial colliculus），深面有**面神经膝**（genu of facial nerve）和展神经核。髓纹以下的延髓部可见两个小三角区：靠内上方的为**舌下神经三角**（hypoglossal triangle），深面有舌下神经核；靠外下方的为**迷走神经三角**（vagal triangle），内含迷走神经背核；菱形窝下外侧缘与迷走神经三角之间的窄带，称**最后区**

（area postrema），此区富含血管和神经胶质，但无血脑屏障。最后区是催吐反应的化学感受区，破坏此区催吐反应消失。菱形窝的下端形似笔尖，故名**写翮**（calamus scriptorius）。

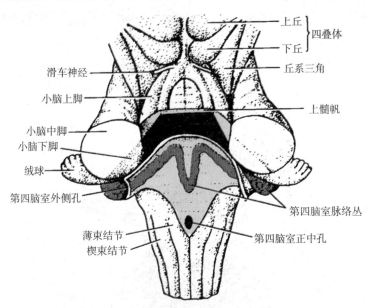

上丘
下丘 } 四叠体
滑车神经
丘系三角
小脑上脚
上髓帆
小脑中脚
小脑下脚
绒球
第四脑室外侧孔
第四脑室脉络丛
薄束结节
第四脑室正中孔
楔束结节

图 6-4　脑干背侧面（示第四脑室顶）

（2）第四脑室顶　其前部由小脑上脚及**上髓帆**构成，后部由**下髓帆**（inferior medullary velum）和**第四脑室脉络组织**（tela choroidea of fourth ventricle）构成（图 6-4）。上、下髓帆均为薄层白质板，两者以锐角会合，伸入小脑。第四脑室脉络组织由室管膜、软膜及其表面的血管组成。脉络组织的部分血管反复分支成**丛**，夹带着软膜和室管膜上皮突入室腔，形成**第四脑室脉络丛**（choroid plexus of fourth ventricle）。

第四脑室脉络组织上有 3 个孔，位于菱形窝下角正上方的称**第四脑室正中孔**（median aperture of fourth ventricle），位于第四脑室外侧隐窝尖端的称**第四脑室外侧孔**（lateral apertures of fourth ventricle），又称 **Luschka 孔**。第四脑室借这 3 个孔与蛛网膜下隙相通。第四脑室正中孔的下方，连于两侧薄束结节之间的薄层白质称**闩**（obex），是延髓呼吸中枢的表面标志。

4. 中脑（mesencephalon or midbrain）　位于间脑与脑桥之间，长 10 ～ 20mm（图 6-1 ～图 6-3）。上端以视束与间脑为界，下端以菱脑峡与脑桥为界，其中间的管腔为**中脑水管**（mesencephalic aqueduct）。

（1）中脑腹侧面　有一对粗大的纵行隆起，称为**大脑脚**（cerebral peduncles），内有锥体束的纤维通过。两侧大脑脚之间的凹陷为**脚间窝**（interpeduncular fossa），窝底称为**后穿质**（posterior perforated substance），有许多血管出入的小孔。大脑脚的内侧有动眼神经根与中脑相连。

（2）中脑背侧面　有两对圆形隆起，上方的一对称为**上丘**（superior colliculus），下方的一对称为**下丘**（inferior colliculus），两者合称**四叠体**（corpora quadrigemina）或**中脑顶盖**（tectum of midbrain）。在下丘的下方有滑车神经根，这是唯一由脑干背面穿出的脑神经。连接上丘与外侧膝状体之间的隆起，称为**上丘臂**（brachium of superior colliculus）；连接下丘与内侧膝状体之间的隆起，称为**下丘臂**（brachium of inferior colliculus）（图 6-3）。

（二）脑干的内部结构

脑干的内部与脊髓一样，也是由灰质和白质构成，但较脊髓复杂。脑干内的灰质被穿行于其间的纤维束分隔成大小不等的灰质团块，**称神经核**。这些神经核又分为两类：一类与第 3～12 对脑神经相连，称**脑神经核**；另一类不与脑神经直接相连，称**非脑神经核**。脑干内的白质主要是由上、下行纤维束构成。此外，脑干内部还有明显的网状结构。

1. 脑神经核

（1）脑神经核的分类　可分为感觉核和运动核。感觉核是接受脑神经传入纤维的终止核，传入纤维的胞体（除Ⅰ、Ⅱ对脑神经外）都位于脑神经节内；运动核是发出脑神经传出纤维的起始核。感觉核又分为躯体感觉核和内脏感觉核，运动核又分为躯体运动核和内脏运动核。感觉核和运动核又有一般和特殊之分，因此脑神经核共有 7 种不同性质的核团（图 6-5，表 6-1）。

1）一般躯体运动核（general somatic motor nucleus）　相当于脊髓前角运动核，发出纤维支配自肌节衍化的骨骼肌，即舌肌和眼外肌。

2）特殊内脏运动核（special visceral motor nucleus）　发出纤维支配由鳃弓衍化的骨骼肌，即咀嚼肌、面部表情肌、软腭肌和咽喉肌等。

3）一般内脏运动核（general visceral motor nucleus）　相当于脊髓骶副交感核，发出纤维支配头颈、胸腹部的平滑肌、心肌和腺体。

4）一般内脏感觉核（general visceral afferent nucleus）　相当于脊髓的中间内侧核，接受内脏和心血管的初级感觉传入纤维。

5）特殊内脏感觉核（special visceral afferent nucleus）　接受味觉传入纤维。

6）一般躯体感觉核（general somatic afferent nucleus）　相当于脊髓后角Ⅰ～Ⅵ层，接受头面部皮肤及口、鼻腔黏膜等的初级感觉传入纤维。

7）特殊躯体感觉核（special somatic afferent nucleus）　接受内耳听觉和平衡觉传入纤维。

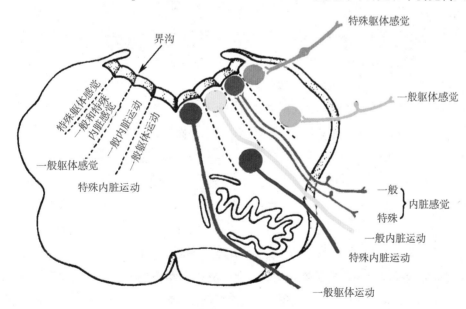

图 6-5　延髓上部脑神经核排列示意图

（2）脑神经核位置与功能　脑神经核在脑干内有规律地排列，功能相同的脑神经核排列成纵行的细胞柱，称为**脑神经核功能柱**。同一功能柱的脑神经核在脑干内是连续的或不连续的，但它们在脑干内占有相对恒定的位置，并有一定的排列关系。由于一般内脏和特殊内脏感觉核均是孤束核，其上部接受特殊内脏感觉（味觉）纤维，下部接受一般内脏感觉纤维，因此，每侧脑干可分为7种不同性质核团，6种不同性质的功能柱。感觉柱位于界沟的外侧，运动柱位于界沟的内侧；与内脏运动和感觉相关的功能柱分别位于靠近界沟的内、外侧，而与躯体相关的功能柱均离界沟较远，它们这种排列关系在脑干不同平面大致相当。以延髓上部为例（图6-5）：由中线向两侧依次为一般躯体运动核柱、一般内脏运动核柱、一般和特殊内脏感觉核柱、特殊躯体感觉核柱；而特殊内脏运动核柱和一般躯体感觉核柱则位于第四脑室底灰质的腹外侧、网状结构内。

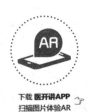

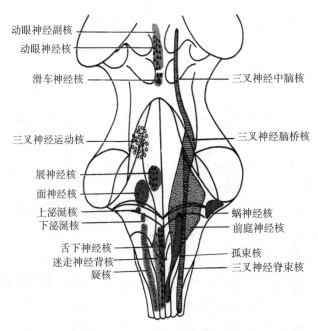

图6-6　脑干内脑神经核示意图

1）一般躯体运动核柱　包括4对核团，自上而下依次为：动眼神经核、滑车神经核、展神经核及舌下神经核（图6-6）。

动眼神经核（oculomotor nucleus）位于中脑上丘平面、中央灰质的腹侧、正中线两旁、内侧纵束的背侧。由成对的外侧核和夹在两外侧核中间尾侧1/3的中央尾侧核构成。外侧核支配同侧的下直肌、内直肌、下斜肌及对侧的上直肌；中央尾侧核支配双侧提上睑肌。动眼神经核发出纤维向腹侧，经大脑脚底的内侧出脑干，组成动眼神经的一般躯体运动纤维。

滑车神经核（trochlear nucleus）位于中脑下丘平面、中央灰质的腹侧及内侧纵束的背侧。该核发出的纤维向后绕中央灰质，于上髓帆内左右交叉，在脑干背面出脑。其纤维构成滑车神经，支配对侧上斜肌。

展神经核（abducens nucleus）位于脑桥中下部、菱形窝的面神经丘深面。此核发出的纤维向腹侧构成展神经，在脑桥延髓沟中部出脑，支配同侧外直肌。该核还含有一种**核间神经元**（internuclear neurons），它发出纤维投射至对侧动眼神经核，支配对侧内直肌，使一侧的外直肌与对侧的内直肌在眼球水平方向上能够做同向协调运动。故展神经核损伤，除出现患侧外直肌麻痹，也致对侧内直肌在向患侧水平凝视时不能收缩，以致双眼向患侧凝视麻痹。

舌下神经核（hypoglossal nucleus）位于延髓上部、菱形窝的舌下神经三角深面。该核发出的纤维组成舌下神经根丝在延髓前外侧沟出脑，支配同侧的全部舌内肌和舌外肌。

2）特殊内脏运动核柱　位于一般躯体运动核的腹外侧，包括 4 对核团，自上而下依次为：三叉神经运动核、面神经核、疑核和副神经核（图 6-6）。

三叉神经运动核（motor nucleus of trigeminal nerve）位于脑桥中部、三叉神经脑桥核的腹内侧及网状结构的背外侧。其发出的纤维行向腹外侧，构成三叉神经运动根，加入下颌神经，支配咀嚼肌、二腹肌前腹、下颌舌骨肌、腭帆张肌和鼓膜张肌。

面神经核（facial nucleus）位于脑桥下部、展神经核的腹外侧区，介于疑核上端与展神经核中下部的平面之间。面神经核是人类最发达的脑神经核，这与人类语言和表情活动有关。自面神经核发出的纤维，先向背内侧行至第四脑室底靠近中线处，再绕过展神经核的内侧和背侧形成**面神经膝**（genu of facial nerve），然后由展神经核的外侧向腹外侧行，并稍下降，经面神经核外侧，在延髓脑桥沟出脑，构成面神经运动根（图 6-7），支配面肌、颈阔肌、二腹肌后腹、茎突舌骨肌和镫骨肌。由于面神经膝绕过展神经核，故面神经损伤伴外直肌病变时，常意味着病灶在展神经核周围。

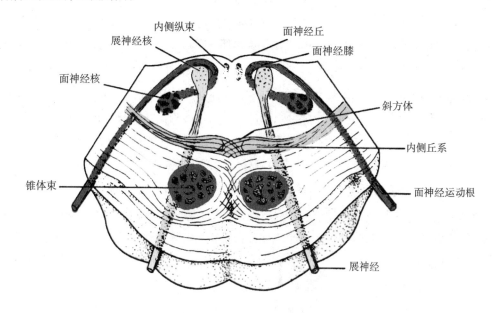

图 6-7　面神经核的纤维在脑干内走行示意图

疑核（nucleus ambiguus）位于延髓橄榄上 1/3 部至内侧丘系交叉平面，居三叉神经脊束核和下橄榄核之间的网状结构中。其发出的轴突自上而下依次加入舌咽神经、迷走神经和副神经根。疑核上端发出纤维加入舌咽神经，支配茎突咽肌，疑核发出的大部分纤维加入迷走神经支配软腭肌、咽喉肌和食管上部的骨骼肌；其下端发出的纤维构成副神经脑根，经颈静脉孔出颅后加入迷走神经，并随其分支支配咽喉肌。可控制吞咽和发音活动，并参与吞咽、咳嗽、呕吐等反射活动。

副神经核（spinal accessory nucleus）位于锥体交叉中部平面至第 4、5 颈髓节段的前角后外侧，发出的纤维在颈髓上部的侧面及脊神经前、后根之间浅出，在椎管内上行，汇成副神经脊髓根，经枕骨大孔入颅后与副神经脑根汇合，再经颈静脉孔出颅，出颅后副神经脊髓根构成副神经，支配胸锁乳突肌和斜方肌。

3）一般内脏运动核柱　位于躯体运动核的外侧，靠近界沟。包括 4 对核团，自上而下依次为：动眼神经副核、上泌涎核、下泌涎核和迷走神经背核（图 6-6）。此 4 对核团与脊髓骶副交感核均为副交感神经的低级中枢。

动眼神经副核（accessory oculomotor nucleus）又称 **Edinger–Westphal 核**，较小，位于上丘上部平面、动眼神经核的背内侧。此核发出副交感节前纤维加入动眼神经，出脑至眶内的睫状神经节与其形成突触联系（简称换元），由该节发出的副交感节后纤维支配眼球瞳孔括约肌和睫状肌。

上泌涎核（superior salivatory nucleus）位于脑桥下部、面神经核尾侧部背外侧的网状结构内。此核发出的副交感节前纤维，加入面神经的中间神经，由面神经分支至翼腭神经节和下颌下神经节，换元后支配泪腺、鼻腔和腭黏膜腺、舌下腺及下颌下腺的分泌。

下泌涎核（inferior salivatory nucleus）位于延髓橄榄上部、迷走神经背核附近的网状结构内。此核发出的副交感节前纤维加入舌咽神经，至耳神经节，换元后司腮腺的分泌。

迷走神经背核（dorsal nucleus of vagus nerve）位于延髓内侧丘系交叉至橄榄中部平面、迷走神经三角深面，在舌下神经核的背外侧、孤束核的腹内侧，较舌下神经核长。此核发出的副交感节前纤维构成迷走神经最主要的纤维成分，经其分支到达所支配效应器的器官旁节或器官内节，换元后支配头颈部和胸腹腔大部分脏器的平滑肌、心肌的运动和腺体的分泌。

4）内脏感觉核柱 由**孤束核**（nucleus of solitary tract）构成（图 6-6）。此核位于迷走神经背核的背外侧，大部分在延髓，小部分在脑桥下端。在内侧丘系交叉平面，两侧孤束核下端在中央管背侧会合。此核的中央有**孤束**（solitary tract），孤束是来自面神经、舌咽神经和迷走神经的特殊内脏感觉（味觉）纤维和一般内脏感觉的纤维在延髓背侧部聚集而成的纵行纤维束。孤束核的上端为接受孤束味觉纤维的特殊内脏感觉核，又称**味觉核**（gustatory nucleus），其余大部分为接受一般内脏感觉纤维的一般内脏感觉核。孤束核是脑内传递味觉冲动和其他内脏感觉信息的中继站，参与味觉分辨、血压整合、呼吸和胃肠运动，以及内分泌和内脏神经痛等其他功能的调节。

5）一般躯体感觉核柱 位于内脏感觉核的腹外侧（图 6-6），自上而下依次为：三叉神经中脑核、三叉神经脑桥核和三叉神经脊束核。三叉神经中脑核接受头面部本体觉感受器传入的本体感觉；三叉神经脑桥核和脊束核是结构与功能上互相联系的复合体，主要接受来自面部皮肤及眼、牙、口鼻腔黏膜的痛觉、温度觉和触觉的传入。

三叉神经中脑核（mesencephalic nucleus of trigeminal nerve）位于三叉神经脑桥核上端至上丘平面，在室周灰质和中央灰质的外侧边缘。此核相当于感觉神经节，是外周的初级假单极感觉神经元胞体聚集于中枢神经系之内的特殊现象。其内侧为蓝斑核，外侧为此核的周围突与中枢突构成的三叉神经中脑束。三叉神经中脑核周围突随三叉神经运动根出脑，分布于咀嚼肌、牙及下颌关节等，传导本体感觉冲动，其中枢突传递至三叉神经脑桥核背内侧部、脊束核颅侧亚核背内侧部及附近网状结构，继而经丘脑腹后内侧核传至大脑皮质，其侧支至三叉神经运动核完成单突触的咀嚼肌牵张反射。

三叉神经脑桥核（pontine nucleus of trigeminal nerve）又称**三叉神经感觉主核**，位于脑桥中部、被盖外侧区，介于三叉神经中脑核与三叉神经脊束核之间，内侧邻三叉神经运动核。此核主要与传递头面部皮肤及口腔的触压觉有关，亦接受部分传递痛觉的细纤维。

三叉神经脊束核（spinal nucleus of trigeminal nerve）位于延髓和脑桥下部的外侧区，上端与三叉神经脑桥核相接，下端在 1、2 颈髓节段与后角相续。此核可分为**颅（吻）侧亚核、极间亚核和尾侧亚核**，分别位于脑桥中下部、延髓和第 1、2 颈髓。三叉神经脊束核的外侧邻**三叉神经脊束**（spinal trigeminal tract）。三叉神经脊束由三叉神经进入脑桥的下行纤维、来自面神经、舌咽神经和迷走神经的一般躯体感觉纤维及一般内脏感觉纤维合成，大部分为传导痛、温觉的细纤维，小部分为传递触觉的粗纤维，两者均终止于三叉神经脊束核。三叉神经脊束核主要接受硬脑膜、眼、头面部皮肤、口鼻腔黏膜和牙等痛觉、温度觉，也接受一部分触觉。

6）特殊躯体感觉核柱　位于内脏感觉核外侧、延髓与脑桥下部相交平面、菱形窝前庭区的深面（图 6-6）。由蜗神经核和前庭神经核组成。

蜗神经核（cochlear nuclei）由**蜗背侧核和蜗腹侧核**组成，分别位于小脑下脚的背外侧和腹外侧、听结节深面（图 6-6）。蜗背侧核和蜗腹侧核均接受来自内耳螺旋神经节细胞发出的中枢突，即经脑桥小脑三角进入的初级听觉纤维。蜗神经核发出的二级听觉纤维大部分在脑桥背、腹部之间，穿越内侧丘系交叉至对侧，这些交叉纤维称为**斜方体**（trapezoid body）。斜方体的纤维在脑桥中上段折向上，在内侧丘系的外侧组成**外侧丘系**（lateral lemniscus）。蜗神经核发出的小部分纤维不交叉，直接上行，参加同侧外侧丘系的组成。蜗神经核发出的二级听觉纤维既可直接参加外侧丘系的组成，也可至听觉通路的其他中继核（上橄榄核和外侧丘系核），再由中继核发出三、四级听觉纤维，在外侧丘系上行。将每一侧耳的听觉冲动传递至双侧下丘及听觉中枢。

前庭神经核（vestibular nuclei）位于脑桥延髓交界处前庭区的深面，可分为**前庭内侧核**（medial vestibular nucleus）、**前庭外侧核**（lateral vestibular nucleus）、**前庭上核**（superior vestibular nucleus）和**前庭下核**（inferior vestibular nucleus）。

前庭下核位于小脑下脚内侧的前庭区；前庭外侧核位于前庭神经入脑处前庭区的外侧部，介于前庭下核上端与三叉神经运动核下端平面之间；前庭内侧核位于前庭下核与外侧核的内侧，介于舌下神经核上端与展神经核下端平面之间；前庭上核为前庭内、外侧核上端向上的延伸。

前庭神经核除接受前庭神经传入的平衡觉纤维外，还接受小脑、网状结构和脊髓等处的纤维。其发出的纤维联系十分广泛，主要至小脑、与脑神经及脊神经有关的运动核，以调节身体平衡。前庭神经核与小脑有往返联系，是小脑传入和传出通路的重要中继站。

当头部在空间移动或旋转时，由于半规管的内淋巴流动，刺激壶腹嵴，产生的神经冲动经前庭神经传至前庭神经核群，再由前庭神经核群发出纤维经内侧纵束至动眼神经核和展神经核，引起相应眼外肌收缩，产生**眼球震颤**。其为两侧眼球的一种不随意、有节律的同向往返运动，属皮质下反射活动，可分为快相和慢相两种。慢相为两侧眼球缓慢地移向某一方向的动作；快相则为继慢相之后两侧眼球迅速恢复至原来位置的动作。临床上常以眼球运动的快相命名眼球震颤，这种两眼同向运动是一侧眼外直肌与另一侧眼的内直肌同时收缩而形成的。当伤及内耳前庭系统、脑干及小脑均可出现病理性眼球震颤。

脑神经核的总结见表 6-1。

表 6-1　脑神经核的类别、位置和功能

类别	脑神经核名称	位置	主要功能
一般躯体运动核	动眼神经核	中脑	支配上直肌、下直肌、内直肌、下斜肌和提上睑肌
	滑车神经核	中脑	支配上斜肌
	展神经核	脑桥	支配外直肌
	舌下神经核	延髓	支配舌肌
特殊内脏运动核	三叉神经运动核	脑桥	支配咀嚼肌、二腹肌前腹、下颌舌骨肌等
	面神经核	脑桥	支配面部表情肌、二腹肌后腹、镫骨肌等
	疑核	延髓	支配咽喉肌、软腭肌、食管上部骨骼肌
	副神经核	疑核下端延续至脊髓上 5 颈节前角背侧部	支配胸锁乳突肌和斜方肌
一般内脏运动核	动眼神经副核	中脑	支配睫状肌和瞳孔括约肌
	上泌涎核	脑桥	司泪腺、鼻腺、腭腺、下颌下腺和舌下腺的分泌
	下泌涎核	延髓	司腮腺的分泌
	迷走神经背核	延髓	支配颈、胸腹腔脏器的活动和司腺体分泌
特殊内脏感觉核	孤束核上部	延髓	接受味觉
一般内脏感觉核	孤束核大部	延髓	接受颈、胸腹腔脏器的一般内脏感觉
一般躯体感觉核	三叉神经中脑核	中脑	可能接受颞下颌关节、咀嚼肌和表情肌的本体感觉
	三叉神经脑桥核	脑桥	接受面部皮肤和口、鼻腔黏膜的触觉
	三叉神经脊束核	脑桥和延髓	接受面部皮肤和口、鼻腔黏膜的痛、温觉
特殊躯体感觉核	前庭神经核	脑桥和延髓	接受内耳的平衡觉冲动
	蜗神经核		接受内耳的听觉冲动

2. 非脑神经核　非脑神经核是脑干内与脑神经没有直接联系的神经核，通常是上、下行纤维的中继站，与各级脑部或脊髓有广泛的联系。

（1）薄束核（gracile nucleus）和楔束核（cuneate nucleus）（图 6-8、图 6-9）　位于延髓背侧面下部薄束结节和楔束结节的深面，接受来自脊髓上行的薄束和楔束的纤维。它们发出的纤维向前绕过中央灰质形成内弓状纤维，并在中央管腹侧的中线上左右交叉，称为**内侧丘系交叉**（decussation of medial lemniscus）（图 6-9）。交叉后的纤维在中线两侧上行，形成**内侧丘系**，终止于背侧丘脑。薄束核和楔束核是传导躯干和四肢意识性本体感觉和精细触觉冲动的中继核。

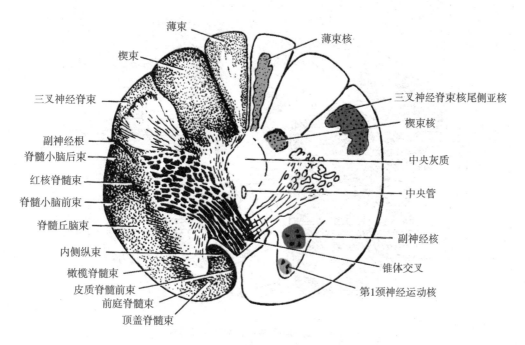

图 6-8　延髓经锥体交叉的横切面

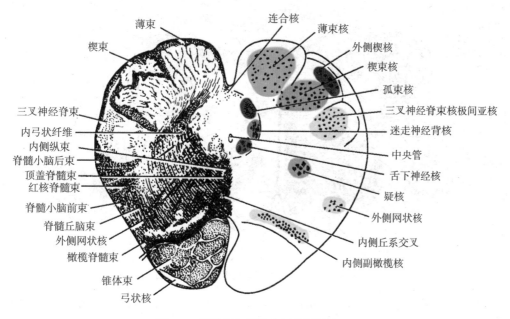

图 6-9　延髓经内侧丘系交叉的横切面

（2）下橄榄核（inferior olivary nucleus）（图 6-10、图 6-11）位于橄榄的深面，锥体的背外侧，由**下橄榄主核**（principal olivary nucleus）、**背侧副橄榄核**（dorsalaccessory olivary nucleus）和**内侧副橄榄核**（medial accessory olivary nucleus）组成。下橄榄主核在水平切面上呈袋口向内皱缩的囊袋形灰质团块，在人类，主核最发达；背侧副橄榄核位于主核背侧；内侧副橄榄核位于主核内侧。下橄榄核除接受来自脊髓全长的脊髓橄榄束和前庭神经的传入外，还接受来自大脑皮质、上丘、基底核、红核和顶盖前区等的下行投射纤维。下橄榄核只发出至对侧小脑的**橄榄小脑纤维**，此纤维与脊髓小脑后束共同组成粗大的小脑下脚。下橄榄核可能是大脑皮质、红核等和小脑之间的重要中继站，参与小脑对运动的控制及小脑对运动的学习记忆等。

NOTE

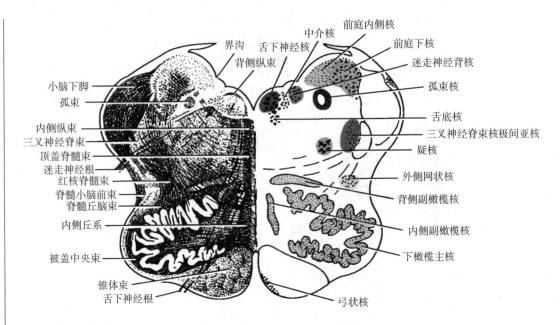

图 6-10　延髓经下橄榄核中部的横切面

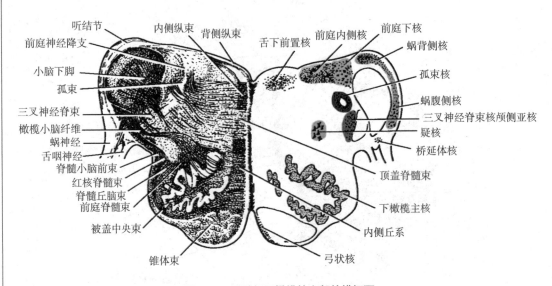

图 6-11　延髓经下橄榄核上部的横切面

（3）楔束副核（accessory cuneatenucleus）（图 6-9）　位于楔束核的背侧，故又称**楔外侧核**，埋于楔束内。其接受来自同侧颈髓和上部胸髓节段脊神经后根的粗纤维，发出纤维组成**楔小脑束**，行于延髓背外侧的边缘，形成外背侧弓状纤维，经小脑下脚进入小脑，终止于旧小脑。楔束副核的功能与脊髓胸核相当，将同侧躯干上部和上肢的本体感觉及皮肤的触压觉神经冲动传入小脑。

（4）上橄榄核群（superior olivary complex）（图 6-12）　位于内侧丘系的背外侧、面神经核的腹内侧，自脑桥下部延至脑桥中部。由较集中的内、外侧上橄榄核和斜方体核等组成。上橄榄核群是听觉传导通路的重要中继核之一，也是听觉反射中枢的一部分，主要接受来自双侧蜗神经核纤维，发出的上行纤维除加入双侧外侧丘系（图 6-13）外，还止于脑干的运动核，如展神经核、面神经核等，与蜗神经核共同参与声源的方向定位等，借以完成声响引起的各种反射。

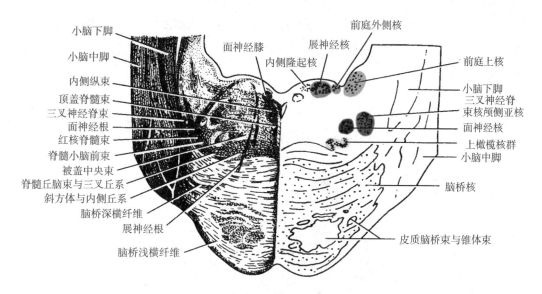

图 6-12 脑桥经面神经丘的横切面

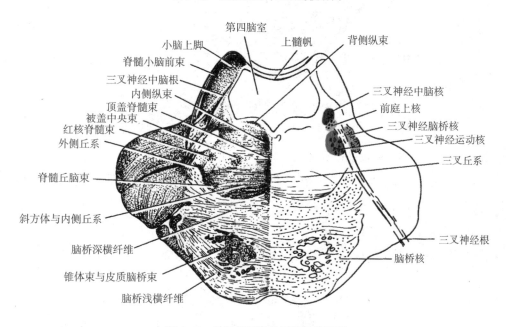

图 6-13 脑桥经三叉神经根的横切面

（5）外侧丘系核（nucleus of lateral lemniscus）（图 6-14） 自脑桥中下部至中脑尾侧，此核分布于外侧丘系纤维中，接受上橄榄外侧核及外侧丘系的侧支，其发出上行纤维越至对侧加入外侧丘系。

（6）脑桥核（pontine nuclei）（图 6-12～图 6-13） 是大量分散存在于脑桥基底部纵横纤维之间大小不等的神经元群。它们接受来自同侧大脑皮质广泛区域的投射，特别是运动前区、第一躯体运动区、第一躯体感觉区和高级躯体感觉皮质（第 5 区）的**皮质脑桥纤维**。此核发出的**脑桥小脑纤维**大部分越过中线，构成粗大的小脑中脚进入对侧小脑。脑桥核是传递大脑皮质运动信息至小脑的主要中继站，参与大脑 – 小脑 – 大脑环路的构成。

（7）蓝斑（locus ceruleus） 为一复合体，包括**蓝斑核**（nucleus ceruleus）和**蓝斑下核**（subceruleus nucleus）。蓝斑核位于脑桥上半部、菱形窝界沟上端的深面（图 6-3、图 6-14），蓝斑下核位于蓝斑核的腹外侧。蓝斑主要由去甲肾上腺素能神经元组成，其数量约占脑内去甲

NOTE

肾上腺素能神经元总数的一半。其纤维联系极为广泛，上达大脑皮质，下至脊髓末端。其功能
是多方面的：参与调节躯体和内脏的运动和感觉；影响下丘脑的神经内分泌活动；维持觉醒状
态及镇痛调节等。

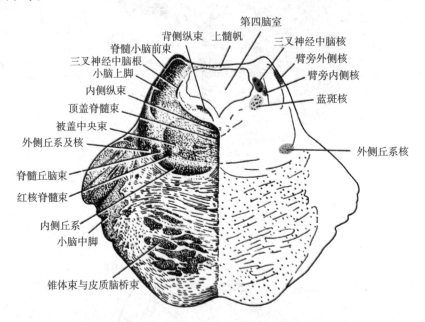

图 6-14 脑桥经滑车神经根的横切面

（8）下丘（inferior colliculus）（图 6-15） 位于中脑下部背侧，由深方的**中央核**（central
nucleus）及其周边的薄层灰质构成。中央核主要接受外侧丘系的终止纤维，其传出纤维经下丘
臂到达双侧的内侧膝状体，但以同侧为主。下丘是听觉传导通路上的重要中继站，其分层结构
具有对音频定位的功能。

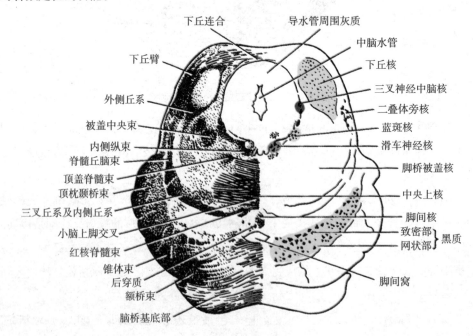

图 6-15 中脑经下丘的横切面

（9）上丘（superior colliculus）（图 6-16） 位于中脑上部背侧，是数层灰、白质相互交替排列的分层结构，是一个相当分化的脑区。上丘浅层和深层的功能不同，其浅层仅与视觉有关，接受和发出与视觉及眼肌运动有关的纤维，与追踪正在通过视野中物体的功能有关。上丘的深层不仅与视觉有关，而且与听觉、躯体感觉、躯体运动有联系，接受来自听觉中枢、下丘、三叉神经脊束核和脊髓等处的投射，对不同的感觉信息进行整合，发出纤维至大脑皮质、与眼肌运动有关的运动核及脊髓颈髓节段前角细胞等，完成由视觉、听觉引起的转头、转动眼球的反射活动。上丘是重要的皮质下感觉运动整合器。

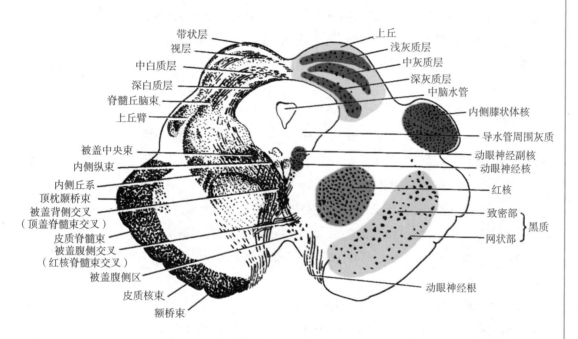

图 6-16　中脑经上丘的横切面

（10）顶盖前区（pretectal region） 位于中脑和间脑交界处、上丘腹侧、中央灰质的背外侧，部分与上丘相连。该区由若干神经核团构成，接受经视束、上丘、视觉皮质等结构的纤维。其传出纤维止于双侧动眼神经副核，完成瞳孔直接和间接对光反射。

（11）红核（red nucleus）（图 6-16） 位于中脑上丘平面、黑质的背内侧，为一对卵圆形核团，新鲜时因富有血管略呈粉红色。红核由小细胞部和位于尾侧的大细胞部组成。动物的大细胞部发达，人的小细胞部相当发达，几乎占红核全部。

红核的纤维联系复杂而广泛，红核的纤维与大脑皮质、背侧丘脑、脑干、小脑及脊髓都有联系，是锥体外系的重要中继核团。

红核不仅接受小脑中央核发出的小脑红核束（也称齿状红核束），也接受来自大脑皮质躯体运动中枢和联络区发出的皮质红核束。红核（主要为大中型细胞）发出红核脊髓束在中线左右交叉，此交叉称为**被盖腹侧交叉**（ventral tegmental decussation），交叉后纤维在被盖外侧部下行于三叉神经脊束核的腹侧，至脊髓外侧索（详见第五章）；红核小细胞部发出**红核小脑束**（rubrocerebellar tract）：经被盖中央束至同侧下橄榄核、外侧网状核等，然后至小脑。

（12）黑质（substantia nigra）（图 6-15、图 6-16） 位于中脑大脑脚底和被盖之间，贯穿整个中脑，并延伸至底丘脑平面。黑质呈板状，因其多数神经元含黑色素而在新鲜标本呈黑色。

黑质可分为背侧的黑质致密部和腹侧的网状部。**黑质致密部**（substatia nigra pars compacta）位于背侧，由大型多极神经元组成，含黑色素颗粒，为多巴胺能神经元，是脑内多巴胺能神经元主要所在地；**黑质网状部**（substatia nigra pars reticulata）位于腹侧，由小型神经元组成，含黑色素的神经元较少，此处大多数神经元含铁质，其功能与苍白球相似。

黑质的传入联系主要来自大脑的纹状体、额叶运动区、底丘脑和中脑被盖。黑质的传出纤维主要投射至纹状体和丘脑。黑质与纹状体之间有往返的纤维联系：起自新纹状体的纤维经内囊后肢、大脑脚分布于黑质；黑质致密部多巴胺能神经元合成的多巴胺可通过黑质纹状体纤维释放至纹状体。若由于某种原因造成黑质与纹状体通路神经元变性，使新纹状体内多巴胺水平下降，可导致震颤麻痹，即帕金森病，患者表现为肌肉强直、随意运动受限或减少，并出现震颤。所以，黑质是参与基底核调节随意运动的关键结构。此外，黑质致密部还参与中脑对边缘系统的多巴胺能投射。

3. 脑干的主要纤维束

（1）内侧丘系（medial lemniscus）（图 6-10 ～图 6-16）　脊髓后索的薄束、楔束上升至延髓后，分别止于薄束核、楔束核。薄束核、楔束核发出纤维绕过中央灰质呈弓形，称为内弓状纤维，并在中央管腹侧的中线左右交叉，称为**内侧丘系交叉**（decussation of medial lemniscus），交叉后的纤维在中线两侧转折上行于脑桥及中脑的被盖部，形成内侧丘系，终止于背侧丘脑。内侧丘系传递来自对侧躯干和四肢的意识性本体感觉和精细触觉冲动。在延髓，内侧丘系位于中线两侧、锥体的背侧；至脑桥略转向腹外侧，位于被盖部腹侧，接近基底部；在中脑移向被盖部腹外侧、红核的外侧。

（2）脊髓丘脑束（spinothalamic tract）（图 6-9 ～图 6-16）　是脊髓上行的脊髓丘脑前束和脊髓丘脑侧束在延髓内合并而成，又称为**脊丘系**。在延髓，此束位于外侧区、下橄榄核的背外侧；在脑桥和中脑，其位于内侧丘系的背外侧；最后此束的大部分纤维终止于丘脑腹后外侧核。

（3）三叉丘系（trigeminal lemniscus）（图 6-13、图 6-15）　起自三叉神经脊束核及大部分三叉神经脑桥核的纤维，交叉至对侧上行，组成**三叉丘系**。该系紧随内侧丘系上行，止于丘脑腹后内侧核。

（4）外侧丘系（lateral lemniscus）（图 6-13 ～图 6-15）　起于双侧上橄榄核、对侧蜗神经核及部分斜方体的听觉纤维，在脑桥中、下部及上橄榄核的外侧转折向上，行于内侧丘系的外侧，称为**外侧丘系**。外侧丘系在脑桥行于被盖的腹外侧，到中脑尾侧端止于下丘，将听觉冲动传递至下丘中央核。

（5）脊髓小脑前束（ventral spinocerebellar tract）和脊髓小脑后束（dorsal spinocerebellar tract）（图 6-10 ～图 6-13）　位于延髓外侧周边部，行于延髓上部时，脊髓小脑后束经小脑下脚进入小脑，脊髓小脑前束继续上行，在脑桥上部，经小脑上脚进入小脑。

（6）锥体束（pyramidal tract）（图 6-9 ～图 6-11）　起自大脑额叶躯体运动区及其附近的顶叶皮质，经内囊至脑干。此束下行于中脑大脑脚底、穿越脑桥基底部时被横行纤维分隔成若干小束，其在脑桥下端再会合，至延髓聚集为锥体。

（7）顶盖脊髓束（tectospinal tract）（图 6-10 ～图 6-16）　主要起于上丘，在红核之间形成**被盖背侧交叉**后，在内侧纵束的腹侧下行，到达脊髓颈段，止于灰质第Ⅵ、Ⅶ、Ⅷ层，在脑干中也有纤维止于支配各眼外肌的运动核。

（8）红核脊髓束（rubrospinal tract）（图 6-9～图 6-15）（详见第五章）。

（9）内侧纵束（medial longitudinal fasciculus）（图 6-8～图 6-17）　是由上、下行纤维组成的复合束，在脑干一直占据中央灰质腹侧正中线两侧的位置，向下延伸到脊髓。主要由前庭神经核发出，其上行纤维至双侧诸眼外肌运动核，完成眼外肌之间以及眼球慢相运动的协调；其下行纤维至颈髓，终止于板层Ⅷ和部分板层Ⅶ，完成头颈部姿势的反射性调节。

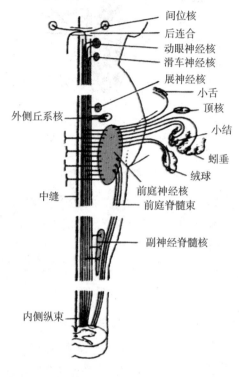

图 6-17　内侧纵束

4. 脑干网状结构　在脑干内，除了上述的脑神经核、非脑神经核和特异性的上、下行纤维束之外，有些区域还存在一些大小不等的神经细胞与穿行其间的神经纤维纵横交错成网状的结构，这些区域称**脑干网状结构**（reticular formation of brain stem）。网状结构的主要特点是：①神经元胞体形状和大小各异，小的只有 12～14μm，大的可达 90μm，这些细胞被纤维分隔成许多小群，核团不易辨认；②纤维来源和走向不一，纵横交错；③纤维联系广泛，平均每个神经元表面有 7000～8000 个突触。

（1）脑干网状结构的主要核团（图 6-18）　脑干网状结构下至脊髓上部，上延至间脑，在各脑部所占区域大小有异，有些核团界限不十分清晰，对于界限相对比较清楚的神经元根据其细胞所在位置、构筑特点、纤维联系和功能的不同分为以下主要核团：

1）中缝核群（raphe nuclei）　位于脑干中缝两侧，由锥体交叉平面至中脑嘴（颅或吻）侧，在哺乳类和人类均可分为 8 个核团，依次为中缝隐核、中缝苍白核、中缝大核、脑桥中缝核、中央上核、中缝背核、中间线形核和嘴侧线形核。中缝核群是中枢内 5- 羟色胺能神经元的主要聚集区，特别是中脑水平的中缝背核。中缝核群的联系广泛，上行到达大脑皮质、基底核、间脑及边缘系统，下行通过网状脊髓束到脊髓。其功能与睡眠、痛和镇痛、体温调节、神经内分泌等多方面生理活动有关。

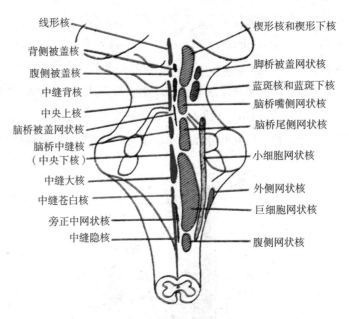

图 6-18 脑干网状结构示意图

2）内侧核群（medial gigantocellular nuclei） 靠近中线及附近。在延髓，有延髓中央核和巨细胞网状核；在脑桥，有脑桥尾侧网状核、脑桥嘴侧网状核、脑桥被盖网状核及蓝斑；在中脑，有楔形核和楔形下核。内侧核群发出大量长的上、下行传出投射，是脑干网状结构的"效应区"。其传入纤维来自外侧核群；还有的来自脊髓和所有脑神经感觉核；且中脑顶盖的视、听觉信息及嗅脑的嗅觉冲动亦传至此核群。

3）外侧核群（lateral parvicelluar nuclei） 在延髓和脑桥有小细胞网状核；在脑桥有臂旁内、外侧核；在中脑有脚桥被盖网状核。外侧核群接受大部分感觉通路的侧支，是脑干网状结构的"感受区"。传入感受区的信息经联络区中继，又传递给内侧核群。

此外，网状结构内还有 3 个与小脑联系的核团，它们是延髓外侧网状核、旁正中网状核和脑桥被盖网状核。脊髓、大脑皮质和前庭神经核的纤维经此核群中继后至小脑。

（2）脑干网状结构内所含的神经递质 中缝核群特别是中缝背核属于 5- 羟色胺能神经元，是中枢内 5- 羟色胺神经元胞体主要集中的部位，它们发出的上、下行纤维除参与对大脑边缘系统的调节外，还参与中枢镇痛和睡眠机制。去甲肾上腺素和肾上腺素能神经元可分布于延髓和脑桥的网状结构，如蓝斑为含去甲肾上腺素能神经元群，而肾上腺素能神经元多位于延髓网状结构。它们通过其上、下行投射，几乎终止于全脑和脊髓灰质各部，从而影响脑的整体活动。

（3）脑干网状结构的主要功能 网状结构在种系发生上被认为是古老的脑区。其在低等脊椎动物是中枢神经系统的核心部分；在哺乳动物，虽然进化了功能更为明确的神经核团、纤维束和皮质结构等，但网状结构在细胞数目、核团划分、细胞构筑及突触联系等方面也有了高度发展，仍为脑干的重要组成部分，为中枢神经系统的一个重要整合中枢。主要简述如下：

1）对大脑皮质的影响 人体的躯体或内脏感觉经脊髓网状束、脊髓丘脑束等传向脑干网状结构，自脑干网状结构向间脑广泛投射，其中丘脑板内核和下丘脑是间脑接受脑干网状结构投射的主要部位。而从间脑向大脑皮质的投射是弥散的，该系统具有"非特异性"的特点，其与各种特异性感觉通路不同，称之为**"网状上行激动系统"**，其功能是使大脑皮质保持适度的意识和清醒，对各种传入信息有良好的感知能力，对于维持睡眠 - 觉醒状态即入睡、唤醒、警觉和注意起决定性作用，此系统受损会导致不同程度的意识障碍，甚至深度昏迷，一些镇静药物就是通过阻滞该系统的传入通路而达到镇静目的。

2）对躯体运动的调节 大脑运动皮质发出的皮质网状束及锥体束的侧支至网状结构，其再发出网状脊髓束至同侧脊髓各节段中间带和前角的内侧部，控制随意运动，对骨骼肌的肌张力产生抑制和易化作用，以保持姿势和在平地行走等。

3）对内脏活动的影响 脑干的网状结构特别是在脑桥尾侧部和延髓的网状结构内，存在呼吸、血压调节、呕吐以及心血管活动等生命活动的基本中枢，故统称为"生命中枢"。

（三）脑干各部的典型横切面

1. 延髓的横切面

（1）锥体交叉横切面（图 6-8） 此平面位于延髓下端，其主要特点为：①中央管仍在中央，周围为中央灰质；②在腹侧部，左右锥体束纤维在中央管腹侧左右交叉，形成锥体交叉；③在前角的外侧部，有上延的副神经核；④在后正中沟两侧的薄束和楔束深面，分别出现薄束核和楔束核；⑤后角的灰质已被三叉神经脊束核所代替，其背侧为三叉神经脊束。脊髓丘脑束、脊髓小脑前、后束和红核脊髓束仍保持原在脊髓的位置。

（2）内侧丘系交叉横切面（图 6-9） 此平面经内侧丘系交叉平面处。其特点为：①前正中裂两侧的锥体束聚为锥体；②薄、楔束核明显增大，发出纤维呈弓状走向中央管腹侧，在中线交叉，形成内侧丘系交叉，交叉后的纤维在中线两侧上行，构成内侧丘系；③在中央灰质内，出现了脑神经核，自腹内侧向背外侧分别为舌下神经核、迷走神经背核和孤束核。

（3）橄榄中部横切面（图 6-10） 此平面经橄榄中部，最显著的结构特点为：①中央管敞开，成为第四脑室底；②室周灰质内的脑神经核从内侧向外侧依次为舌下神经核、迷走神经背核、孤束核以及前庭神经核，孤束核的腹侧为疑核，前庭神经核的腹外侧为三叉神经脊束和脊束核；③在中线旁，由腹侧向背侧，依次为锥体束、内侧丘系、顶盖脊髓束和内侧纵束；④锥体的背外侧出现下橄榄核。

迷走神经根丝在下橄榄核背方，在锥体束和下橄榄核之间可见舌下神经根丝。

（4）橄榄上部横切面（图 6-11） 此平面最显著的结构特点为：①通过第四脑室外侧隐窝，为第四脑室最宽处；②下橄榄核形体已变小；③小脑下脚位于背侧部的最外侧，在小脑下脚的背外侧和腹外侧缘，分别有蜗背侧核和蜗腹侧核接受前庭蜗神经蜗根的终止；④小脑下脚的腹侧有舌咽神经根丝；⑤室周灰质内，舌下神经核和迷走神经背核的位置已被舌下前置核代替；⑥孤束核及孤束移位至前庭神经核和三叉神经脊束核之间。

在中线旁及外侧部的纤维束与橄榄中部切面相似。

2. 脑桥的横切面

（1）脑桥下部横切面（图 6-12） 此平面经面神经丘，主要结构特点为：①脑桥以斜方体为界可以分为背、腹两部，腹侧为**脑桥基底部**（basilar part of pons），是脑桥结构的最大特征，背侧为**脑桥被盖部**（tegmentum of pons），是延髓被盖的直接延续；②脑桥基底部含纵、横交错的纤维及散在于纤维之间的脑桥核，横行纤维是脑桥核发出的脑桥小脑纤维，交叉后组成粗大的小脑中脚（脑桥臂）进入对侧小脑，纵行纤维包括锥体束和皮质脑桥束；③被盖部室周灰质的内侧部为面神经丘，内含面神经膝和展神经核，展神经核的腹外侧为面神经核，外侧部为前庭神经核；④面神经核的腹内侧是上橄榄核，背外侧可见三叉神经脊束和脊束核；⑤在三叉神经脊束与内侧丘系之间有红核脊髓束、脊髓丘脑束和脊髓小脑前束；⑥三叉丘系位于内侧丘系的背侧；⑦内侧纵束和顶盖脊髓束仍居中线原位。

（2）脑桥中部横切面（图6-13） 此切面经三叉神经和脑桥相连水平，主要结构特点为：①脑桥基底部更为膨大，而第四脑室已开始缩小，小脑上脚构成脑室的边界；②在被盖背外侧部有三叉神经脑桥核，其内侧是三叉神经运动核，两者之间有三叉神经根向腹侧出入；③此平面脊髓小脑前束已加入小脑上脚，脊髓丘脑束、外侧丘系在脑桥基底部与被盖之间；④内侧纵束和顶盖脊髓束仍居中线原位。

（3）脑桥上部横切面（图6-14） 此平面经过菱脑峡，是脑桥和中脑交界处，主要结构特点为：①第四脑室显著缩窄向中脑水管过渡；②在上髓帆内有滑车神经根交叉出脑；③在中央灰质外侧，除三叉神经中脑核外，出现了蓝斑核；④在中缝区可见脑桥被盖网状核、中央上核和中缝背核；⑤在外侧丘系的内侧是粗大的小脑上脚，其内外侧的细胞群为臂旁内、外侧核；⑥内侧丘系、脊髓丘脑束、外侧丘系等纤维束移向背外侧。

3. 中脑的横切面

（1）下丘横切面（图6-15） 此平面的主要特点为：①近背侧有中脑水管，其周围是中央灰质；②以中央灰质为界将中脑分为两部：背侧部为**顶盖**（tectum），主要由上丘和下丘组成，腹侧部为**大脑脚**；③大脑脚又以黑质为界分为腹侧的**大脑脚底**（crus cerebri）与背侧的**被盖**（tegmentum）；④在被盖部，中脑水管腹侧、中线两侧，滑车神经核嵌于内侧纵束背面所形成的凹槽内；⑤在被盖的腹内侧部可见小脑上脚交叉的主体，在被盖的腹外侧部边缘为内侧丘系，其背外侧邻脊髓丘脑束，背内侧邻三叉丘系；⑥大脑脚底内的纵行纤维束自内侧向外侧依次为额桥束、锥体束和顶枕颞桥束。

（2）上丘横切面（图6-16） 此切面平上丘颅侧，其主要特点为：①在被盖部，中脑水管腹侧、中线两侧有动眼神经核，其背内侧为动眼神经副核，动眼神经核和动眼神经副核向腹侧发出动眼神经纤维，经大脑脚底内侧出脑；②在被盖腹内侧部，出现大而圆的红核，其外侧为内侧丘系、三叉丘系和脊髓丘脑束；③红核的腹外侧有黑质；④大脑脚底内的纵行纤维束同下丘平面。

（四）脑干损伤

脑干损伤常为一侧损伤，损伤在锥体交叉以上，因伤及一侧未交叉的锥体束和某一脑神经核或脑神经根，出现**交叉性瘫痪**，即对侧身体偏瘫，患侧某一支或几支脑神经损伤引起的头面部骨骼肌瘫痪。

1. 延髓上段腹侧部一侧损伤 常见于椎动脉的延髓支栓塞，病变部位可涉及一侧的锥体束和部分内侧丘系及舌下神经根（图6-19）。其临床主要体征为：①同侧舌肌周围性瘫痪（舌下神经核下瘫）；②对侧肢体中枢性瘫痪（锥体束受损）；③对侧上、下肢及躯干意识性本体感觉和精细触觉障碍（内侧丘系受损）。

2. 延髓上段外侧部一侧损伤 最常见的原因为小脑下后动脉血栓形成，病变的范围主要在延髓上段的后外侧部（图6-19），也称 **Wallenberg 综合征**。其临床主要体征为：①同侧头面部痛觉、温度觉和触觉障碍（三叉神经脊束及三叉神经脊束核受损）；②对侧肢体及躯干痛觉和温度觉障碍（脊髓丘脑束受损）；③同侧软腭及咽喉肌麻痹，吞咽困难，声音嘶哑（疑核受损）；④同侧出现 **Horner 综合征**：同侧瞳孔缩小、上睑轻度下垂、面部皮肤干燥、潮红及汗腺分泌障碍（下丘脑至胸髓节段中间外侧核的交感下行通路受损）；⑤眼球震颤、剧烈眩晕、恶心和呕吐等前庭系统刺激症状（前庭神经核受损）；⑥同侧肢体共济失调（小脑下脚受损）。

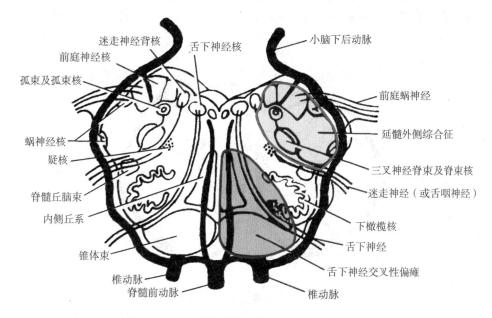

图 6-19　脑血管性疾病引起的延髓病变区示意图

3.脑桥下段基底部一侧损伤　常见于基底动脉脑桥支栓塞，病变区可涉及一侧锥体束、展神经根及面神经根（图 6-20）。其临床体征为：①同侧外直肌麻痹（展神经根受损）；②面神经核下瘫（面神经根受损）；③对侧肢体中枢性瘫痪（锥体束受损）。

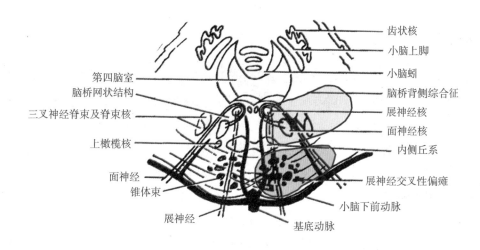

图 6-20　脑血管性疾病引起的脑桥病变区示意图

4.脑桥被盖部一侧损伤　常见于小脑下前动脉或小脑上动脉的背侧支阻塞，病变区涉及一侧脑桥尾侧或颅侧被盖（图 6-20）。其临床体征为：①同侧眼球外直肌麻痹，双眼患侧凝视麻痹（展神经核受损）；②同侧面肌麻痹（面神经核受损）；③眼球震颤、剧烈眩晕、恶心和呕吐等前庭系统刺激症状（前庭神经核受损）；④同侧头面部痛、温度觉障碍（三叉神经脊束受损）；⑤对侧肢体及躯干痛觉和温度觉障碍（脊髓丘系受损）；⑥对侧肢体及躯干意识性本体感觉和精细触觉障碍（内侧丘系受损）；⑦同侧出现 **Horner** 综合征（下丘脑至胸髓节段中间外侧核的交感下行通路受损）；⑧同侧肢体共济失调（脊髓小脑前束受损）。

5. 中脑一侧大脑脚损伤   如小脑幕切迹疝压迫大脑脚底或大脑后动脉的分支阻塞可使一侧锥体束及动眼神经根受损（图 6-21），出现 **Weber 综合征**。其临床表现为：①患侧除外直肌和上斜肌以外的眼球外肌麻痹，瞳孔散大（动眼神经根受损）；②对侧上、下肢中枢性瘫痪（锥体束中皮质脊髓束受损）；③面神经及舌下神经核上瘫（锥体束中皮质脑干束受损）。

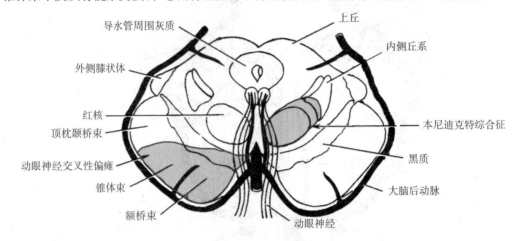

图 6-21   脑血管性疾病引起的中脑病变区示意图

6. 中脑一侧被盖内侧损伤   大脑后动脉的分支阻塞可累及中脑一侧的被盖腹内侧部（图 6-21），临床出现**本尼迪克特综合征**（Benedikt syndrome）。其临床表现为：①对侧肢体及躯干意识性本体感觉和精细触觉障碍（内侧丘系受损）；②患侧除外直肌和上斜肌以外的眼球外肌麻痹，瞳孔散大（动眼神经根受损）；③对侧上、下肢意向性震颤，共济失调（已交叉的小脑丘脑纤维和红核受损）。

二、小脑

小脑（cerebellum）   位于颅后窝，上方以小脑幕与端脑枕叶相隔，腹侧为脑桥和延髓（图 6-1），借上、中、下三对小脑脚与脑干相连。小脑是随着动物的运动方式及复杂程度而发展起来的，它通过不同途径接受经脊髓、前庭、大脑皮质等传入的身体各部的位置、运动状态等信息，并对之进行综合分析，再经往返纤维组成反馈环路，协调各部的功能，但不产生意识活动。所以，小脑是一个运动调节中枢，而不是一个直接的运动指挥中枢。

（一）小脑的外形

小脑形似蝴蝶，中间狭窄的部位称为**小脑蚓**（vermis）；两侧膨大的部分称为**小脑半球**（cerebellar hemisphere）（图 6-22）。小脑表面被很多平行的浅沟分成许多薄片，称为**小脑叶片**（cerebellar folia），小脑表面较深的沟称为裂（图 6-22、图 6-23），主要有：①**水平裂**（horizontal fissure）：位于小脑半球外侧和后缘，将小脑分为上、下两面；②**原裂**（primary fissure）：位于小脑上面前、中 1/3 交界处，将小脑半球分为**前叶**（anterior lobe）和**后叶**（posterior lobe），前叶和后叶合称**小脑体**（corpus of cerebellum）；③**后外侧裂**（posterolateral fissure）：位于小脑下面绒球和小结的后方，其将绒球小结叶与小脑体分开。

1. 小脑上面   平坦，其前、后缘中部的凹陷分别称**小脑前、后切迹**。中部小脑蚓与小脑半球相互移行，无明显的分界（图 6-22）。小脑蚓上面略高于小脑半球之上，自前向后包括小舌、中央小叶、山顶、山坡、蚓叶五部分（图 6-22、图 6-24）。除小舌外，小脑蚓向两侧都与相应的半球小叶相连，从前向后中央小叶连中央小叶翼；山顶和山坡连方形叶，方形叶之间有原裂将其分为前、后两部；蚓叶连上半月小叶，其以水平裂与下半月小叶相接（图 6-22、图 6-24）。

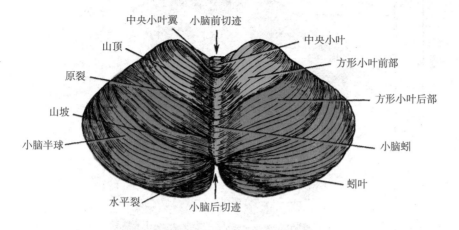

图 6-22　小脑上面

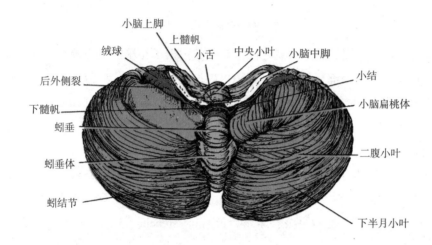

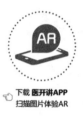

图 6-23　小脑下面

2. **小脑下面**　凸隆，蚓部凹陷，与半球之间有纵沟分隔（图 6-23）。小脑蚓自前向后包括小结、蚓垂、蚓锥体、蚓结节四部分。小结位于小脑的前部以绒球脚与绒球相连（图 6-23、图 6-24）。小脑半球下面自前向后分别为小脑扁桃体、二腹小叶及下半月小叶。**小脑扁桃体**（tonsil of cerebellum）位于蚓垂两旁，向下膨隆（图 6-23），靠近延髓背侧面，当颅脑外伤致颅内血肿等病变，引起颅内压过高时，该部会被挤入枕骨大孔，形成**小脑扁桃体疝**或称**枕骨大孔疝**，从而压迫延髓的心血管和呼吸中枢，危及生命。

3.小脑的分叶　一般根据小脑的进化、功能和纤维联系，把小脑分为三个叶。

（1）**绒球小结叶**（flocculonodular lobe）　位于小脑下面的最前部，包括属于两侧半球的**绒球**（flocculus）和蚓部的**小结**（nodulus），绒球和小结之间以绒球脚相连。绒球小结叶在进化上出现最早，故称**古小脑**（archicerebellum）或**原小脑**，因其纤维联系和功能与前庭密切相关又称**前庭小脑**（vestibulocerebellum），主要与维持身体平衡有关。

（2）**前叶**　由小脑上面前部原裂以前的部分及小脑下面的蚓垂和蚓锥体构成。在种系发生上属**旧小脑**（paleocerebellum），主要接受脊髓小脑前、后束纤维，故又称**脊髓小脑**（spinocerebellum），它与肌张力的调节和姿势的维持有关。

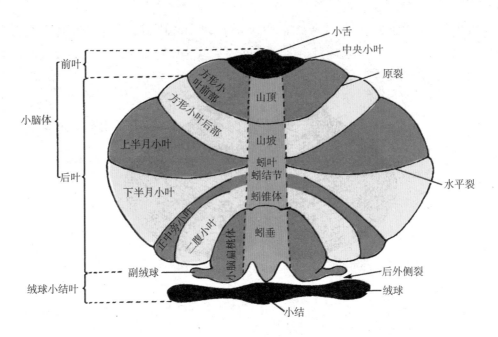

图 6-24 小脑分叶示意图

（3）后叶 位于原裂和后外侧裂之间，在人类占据了小脑的大部分，后叶下面的蚓垂、蚓锥体属于旧小脑，其余部分是进化过程中出现最晚的部分，故称**新小脑**（neocerebellum），其出现与大脑皮质的发展有关，也称**皮质小脑**或**大脑小脑**（cerebrocerebellum），其接受大脑皮质广泛区域传来的信息。

（二）内部结构

小脑灰质与白质的分布不同于脊髓，其表面为薄层灰质称**小脑皮质**（cerebellar cortex），小脑皮质的深方为白质，称**小脑髓质**（medulla of cerebellum），髓质内包埋的灰质核团称**小脑核**（cerebellar nuclei）或**小脑中央核**（central nuclei of cerebellum）（图 6-25）。

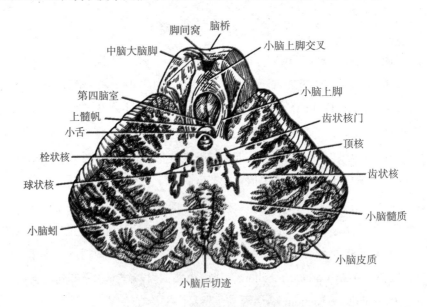

图 6-25 小脑水平切面示意图

1. 小脑皮质 小脑皮质的面积约为 1000cm²，只有 1/6 显露于表面。其细胞由浅向深分为分子层、梨状细胞层和颗粒层（图 6-26）。

（1）分子层（molecular layer）　最厚，纤维较多，神经细胞较少。

分子层的纤维主要有梨状细胞及高尔基细胞的树突、颗粒细胞的轴突和攀缘纤维等。颗粒细胞的轴突在此层呈"T"形分叉，沿小脑沟长轴方向走行，称**平行纤维**。

分子层的细胞主要是位于浅层的**星形细胞**（stellate cell）和深层的**篮细胞**（basket cell）。星形细胞胞体小，树突短，与颗粒细胞的轴突形成突触；其轴突平行走行，与梨状细胞的树突形成突触。篮细胞胞体呈星形或多角形，从胞体发出数个树突伸向浅层，轴突较长，在梨状细胞胞体上方沿叶片横轴走行，沿途以直角发出下降侧支，像篮子一样包裹梨状细胞的胞体，并与之形成突触。星形细胞和篮细胞均为抑制性神经元，对梨状细胞的传入冲动有抑制作用。

在分子层内还有一种较细的**攀缘纤维**（climbing fibers），其主要起于下橄榄核，从髓质穿过颗粒层，再攀缘梨状细胞的树突进入分子层，与梨状细胞的树突形成突触，此突触对梨状细胞有强大的兴奋作用。

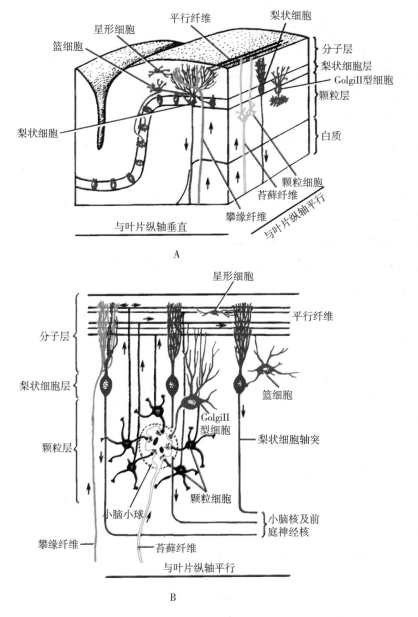

图 6-26　小脑皮质的细胞结构模式图（A 和 B）

（2）**梨状细胞层**（piriform cell layer）　又称**浦肯野细胞层**（Purkinje's cell layer），是由单层**梨状细胞**（piriform cell）即浦肯野细胞构成。胞体呈梨形，从胞体向上发出 2～3 个主树突，然后再反复分支，在分子层形成扇形树突丛，其方向与平行纤维垂直，并与之形成突触。梨状细胞树突表面有大量的树突棘，一个梨状细胞约有 20 万左右的树突棘，每个树突棘都可与平行纤维的分支形成突触。梨状细胞的轴突是小脑皮质的唯一传出纤维，大部分经白质终止于小脑中央核，少部分终止于前庭神经核，对它们起抑制作用。

（3）**颗粒层**（granular layer）　此层含大量密集的**颗粒细胞**（granule cell）和少量的 Golgi Ⅱ 型细胞。颗粒细胞是兴奋性中间神经元，其树突接受苔藓纤维传入的神经冲动，轴突进入分子层形成平行纤维。**苔藓纤维**（mossy fibers）较粗，主要来自于脊髓小脑束、橄榄小脑束和脑桥小脑束，此纤维入皮质前在白质内分为 20～30 个分支，进入颗粒层后失去髓鞘，分为许多小支，终末形成花结样膨大的终扣，称**玫瑰结**。以玫瑰结为中心，周围有颗粒细胞树突及 Golgi Ⅱ 型细胞的轴突终末等与之形成突触，表面包以胶质囊，构成**小脑小球**（cerebellar glomerulus）（图 6-26）。小脑小球内有两种突触前纤维成分（苔藓纤维终末和 Golgi Ⅱ 型细胞的轴突终末）和一种突触后纤维成分（颗粒细胞的树突）。生理学证明：苔藓纤维与颗粒细胞之间的轴树突触为兴奋性突触，而 Golgi Ⅱ 型细胞与颗粒细胞之间的轴树突触为抑制性突触，Golgi Ⅱ 型细胞的树突接受颗粒细胞轴突发出的平行纤维的兴奋性传入，因此 Golgi Ⅱ 型细胞对苔藓纤维与颗粒细胞起反馈抑制作用。

2. 小脑中央核　小脑内有 4 对中央核，从内侧向外侧依次为顶核、球状核、栓状核和齿状核（图 6-25）。

（1）**顶核**（fastigial nucleus）　位于第四脑室顶部，靠近正中。其主要接受来自蚓部皮质的纤维，其次接受前庭神经及前庭神经核的纤维。由顶核发出的纤维交叉或不交叉形成顶核延髓束，经小脑下脚，主要终止于前庭核和网状结构。

（2）**球状核**（globose nucleus）　位于顶核外侧，呈球形。此核主要接受旧小脑皮质来的纤维，它发出纤维经小脑上脚，大部分止于红核。

（3）**栓状核**（emboliform nucleus）　是楔形灰质块，位于齿状核门处。它主要接受新、旧小脑皮质的纤维，发出的纤维同球状核。

（4）**齿状核**（dentate nucleus）　仅见于哺乳类，人类最发达。位于最外侧，呈皱襞囊袋状，袋口（门）向内侧。此核分为后内侧部（旧部）和前外侧部（新部）。其接受来自小脑新皮质的纤维，发出纤维出齿状核门经小脑上脚至中脑，部分纤维止于红核小细胞部，还发出侧支止于网状结构及丘脑。

（三）小脑的纤维联系

小脑通过三对脚与其他脑部有着广泛的纤维联系，其传入纤维比传出纤维约多 3 倍以上。小脑上脚又称**结合臂**，是小脑的主要传出途径，将小脑与中脑相连；小脑中脚又称**脑桥臂**，起自脑桥核，将大脑传入信息经脑桥传入小脑；小脑下脚又称**绳状体**，主要由传入纤维组成，也含小脑与前庭之间的往返纤维。小脑三对脚的主要纤维组成见表 6-2。

来自大脑皮质运动中枢以及其他与运动有关的大量信息汇集至小脑皮质的梨状细胞，经其整合后，至小脑中央核，再经小脑中央核至脊髓、脑干等，实现其协调随意运动、调节肌紧张和维持身体平衡的功能（图 6-27～图 6-29）。

表 6-2　小脑脚的纤维组成

小脑脚名称	传入纤维	传出纤维
小脑下脚	前庭小脑束	小脑前庭纤维
	脊髓小脑后束	小脑橄榄纤维
	楔小脑束	小脑网状纤维
	网状小脑束	
	橄榄小脑束	
	三叉小脑束	
小脑中脚	脑桥小脑束	无
小脑上脚	脊髓小脑前束	小脑丘脑束
	红核小脑束	小脑红核束
	顶盖小脑束	

1. 小脑的主要传入纤维

（1）前庭小脑束（图 6-27）　一部分直接来自前庭神经节细胞（一级纤维），另一部分来自前庭神经核（二级纤维），通过小脑下脚进入小脑。来自前庭神经节细胞的前庭纤维投射到同侧绒球小结叶、蚓部、小脑扁桃体；来自前庭神经核的纤维投射到双侧绒球小结叶及蚓垂。小脑通过以上途径得到有关头部的变速运动和空间位置信息。

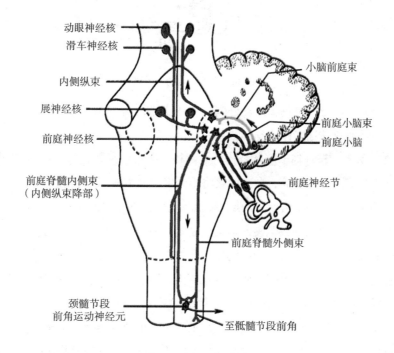

动眼神经核
滑车神经核
内侧纵束
展神经核
前庭神经核
前庭脊髓内侧束
（内侧纵束降部）

小脑前庭束
前庭小脑束
前庭小脑
前庭神经节
前庭脊髓外侧束

颈髓节段
前角运动神经元
至骶髓节段前角

图 6-27　前庭小脑的纤维联系

（2）脊髓小脑后束　起自脊髓后角胸核（背核），主要为不交叉纤维，经小脑下脚止于同侧前叶蚓部（小舌、中央小叶、山顶）、蚓垂、蚓锥体，传导来自胸以下部分躯干和下肢的非意识性本体感觉及触觉。

（3）脊髓小脑前束　主要起自腰骶膨大节段后角基底部和中间带的外侧部，大部分纤维交叉，小部分纤维不交叉，最后经小脑上脚止于小脑前叶蚓部。此束与下肢和躯干下部的非意识性本体感觉及触觉传导有关。

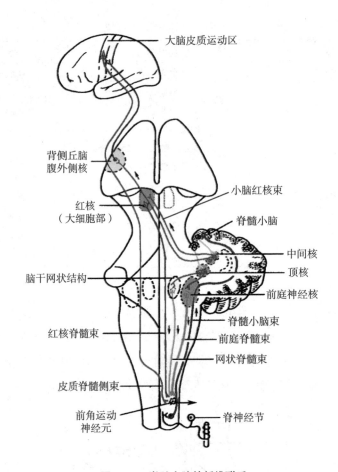

图 6-28 脊髓小脑的纤维联系

（4）楔小脑束 起自楔束副核（楔外侧核），经同侧小脑下脚止于前叶蚓部，传导来自颈、躯干上部和上肢的非意识性本体感觉及触觉。

（5）网状小脑束 起自脑干网状结构（外侧核、旁正中网状核等），经同侧小脑下脚，终止于小脑前叶、蚓锥体、蚓垂等，此束间接将不同来源的本体感觉、触觉传导至小脑。网状结构的这些核还接受小脑顶核、齿状核的反馈纤维，因此，网状小脑束对小脑有反馈作用。

（6）橄榄小脑束 起自下橄榄核，交叉经对侧小脑下脚终止于小脑皮质各部，侧支还止于小脑核，下橄榄核与小脑之间有明确的定位关系，橄榄小脑束是小脑的重要传入纤维。下橄榄核群接受大脑皮质、中脑水管周围灰质、网状结构、红核、脊髓等来源广泛的纤维联系，是大脑、脑干、脊髓与小脑之间的重要中继核，从而影响小脑的活动。

（7）脑桥小脑束 起自脑桥核，大部分纤维交叉，小部分纤维不交叉，经小脑中脚主要终止于小脑新皮质，也有旧皮质。此束是小脑最粗的传入纤维，脑桥核是大脑皮质与小脑之间最主要的中继站。

研究还发现舌下神经核、疑核、面神经核、三叉神经运动核、展神经核、滑车神经核、动眼神经核发出纤维投射至小脑，小脑从这些传入纤维中可获得头颈部的运动信息。

2. 小脑的主要传出纤维

（1）小脑前庭纤维 直接发自同侧和部分对侧古小脑和顶核，经小脑下脚，止于前庭神经核。

（2）小脑红核束 起自球状核、栓状核和齿状核。球状核、栓状核和齿状核的后内侧部

（旧部）接受旧小脑皮质纤维，齿状核的前外侧部（新部）接受新小脑皮质纤维，由这些核发出的纤维共同组成小脑上脚，在中脑下丘平面进行交叉，形成**小脑红核束**（cerebellorubral tract）至红核，再由红核发出红核脊髓束和红核网状束交叉至对侧，分别止于脊髓前角运动细胞和脑干运动神经核，控制骨骼肌的张力。

（3）小脑丘脑束　起自球状核、栓状核和齿状核的纤维经小脑上脚在中脑下丘平面交叉后，一部分纤维穿经红核形成**小脑丘脑束**（cerebellothalamic tract），与红核小细胞部发出的**红核丘脑束**共同向上终止于丘脑腹外侧核、腹前核和枕核。由丘脑再发出丘脑皮质束止于大脑皮质运动区和感觉区（图6-29）。

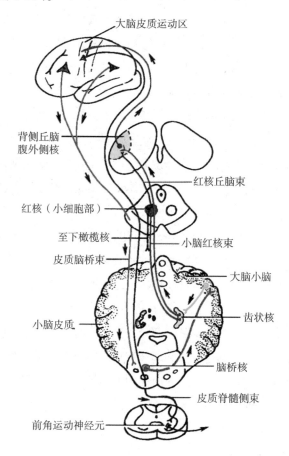

图6-29　大脑小脑的纤维联系

（四）小脑的功能

对于小脑的功能虽然做了大量的研究，但至今对其功能及与其他脑部的协同关系尚未完全了解，一般认为小脑的功能主要是维持身体平衡、调节肌肉张力、协调准确完成各种随意运动。

对小脑的功能可以从前庭小脑、脊髓小脑和大脑小脑三个方面加以叙述。

1. 前庭小脑　主要由皮质的绒球小结叶及中央核的顶核构成，即古小脑或原小脑。它是维持平衡的重要中枢，主要接受同侧前庭神经初级平衡觉纤维和前庭神经核发出的纤维，经小脑下脚进入同侧小脑。其传出纤维即小脑前庭纤维由绒球小结叶皮质和顶核发出，主要至同侧前庭神经核，再经前庭脊髓束和内侧纵束控制躯干肌及眼外肌运动神经元，维持身体平衡，协调眼球运动（图6-27）。

NOTE

此部损伤主要表现为平衡失常。如：站立不稳，走路时摇晃不定，易向病灶侧倾倒；偶尔可见水平方向缓慢而不规则的眼球震颤。此病以儿童多见，常因绒球小结叶肿瘤而致。

2.脊髓小脑　即旧小脑，由小脑皮质部的前叶、后叶的蚓锥体和蚓垂及相关的球状核、栓状核、齿状核的后内侧部构成。旧小脑主要接受脊髓小脑后束、脊髓小脑前束、楔小脑束传入的颈肌、躯干肌及四肢肌的本体感觉冲动，经过整合后，经传出纤维（小脑红核束），最后通过网状脊髓束、红核脊髓束至脊髓前角细胞、脑运动神经核，控制骨骼肌的张力，以维持身体的姿势和平衡（图6-28）。

当旧小脑损伤时，可出现病灶侧肢体肌张力降低，容易疲劳；平衡失调，步态蹒跚如醉汉；闭目难立正；构音障碍、语速减慢、呈吟诗样或爆破样发音。语言障碍对定位诊断有十分重要的意义，如平衡失调而无语言障碍，表明病变在脊髓，只损伤了脊髓小脑前、后束；如平衡失调同时伴有语言障碍，表明病变在旧小脑，病变不仅损伤了脊髓小脑前、后束以及楔小脑束的纤维，而且损伤了传导咽喉肌本体感觉的纤维。

3.大脑小脑　即新小脑，由小脑半球外侧部及齿状核构成。新小脑是进化最新的部分，与大脑皮质有着广泛的联系。大脑皮质与小脑皮质之间有一条重要的环路：大脑皮质→脑桥核→小脑皮质→齿状核→丘脑腹后外侧核→大脑皮质（图6-29）。小脑就是通过这条反馈环路实现对大脑皮质运动的影响，防止运动过度，校正肢体（特别是四肢远端）的精细动作，使其更准确和协调。

当新小脑发生病变时，除肌张力低下外，出现共济失调，主要表现为四肢精细运动的协调障碍。①意向性震颤或运动性震颤：做随意运动时肢体震颤，安静时震颤减轻或消失，如指鼻不准；②辨距过度：辨距不良，随意运动动作往往过度等；③书写障碍：字迹不规则，字体偏大；④轮替不能等现象。

4.小脑病变的主要特点　①当小脑某一部分发生病变时就可发生相应部位的功能障碍，但小脑的病变不易精确定位，因小脑不像大脑那样有直接的运动功能和有意识的感觉功能；②小脑位于颅后窝的小脑幕下，一旦发生病变，向周围空间扩张的范围很小，结果导致病变不仅压迫病灶区，而且常常影响其他部位以至整个小脑；③由于小脑发出的纤维经过几次中继和交叉后最终总是止于同侧前角细胞，因此一侧小脑病变，其症状一定表现在病灶同侧的肢体。

三、间脑

间脑（diencephalon）位于中脑与端脑之间，上端连接大脑半球，下端延续为中脑。由于大脑半球高度发展而掩盖了间脑的两侧和背面，仅有视交叉、灰结节、漏斗、垂体、乳头体等结构露于脑底面（图6-1）。间脑的前缘是以室间孔和视交叉上缘之间的连线与端脑为界，后缘是以后连合及乳头体后缘间的连线与中脑为界，外侧与尾状核和内囊毗邻，两侧间脑之间为第三脑室（图6-1、图6-30）。第三脑室向上以室间孔通侧脑室，向下以中脑水管通第四脑室。

虽然间脑在中枢神经系统的体积较小，但结构和功能却仅次于端脑，十分复杂，是皮质下的高级中枢。间脑可分为背侧丘脑、后丘脑、上丘脑、底丘脑和下丘脑五部（图6-1、图6-4、图6-31）。

（一）背侧丘脑

1.外形和位置　背侧丘脑（dorsal thalamus）又称丘脑（thalamus），是一对卵圆形灰质团块，位于间脑的背侧，在间脑中体积最大，约占整个间脑的 4/5。其前端突起称**丘脑前结节**（anterior thalamic tubercle），后端膨大称**丘脑枕**（pulvinar）；内侧面大部分游离，毗邻第三脑室，中间有**丘脑间黏合**（interthalamic adhesion）将两侧丘脑相连；其内侧面下部以**下丘脑沟**（hypothalamic sulcus）与下丘脑分界；背侧丘脑的背面隆起，被侧脑室脉络丛附着的浅沟**脉络沟**分成外侧部和内侧部，外侧部为侧脑室的底，外侧部的外侧缘与端脑的尾状核之间以**终沟**为界，此沟内有终纹及与之伴行的终静脉；内侧部的内侧缘为**丘脑带**，它是第三脑室脉络丛附着处，其深面有**丘脑髓纹**（thalamic medullary stria）（图 6-30、图 6-31）。

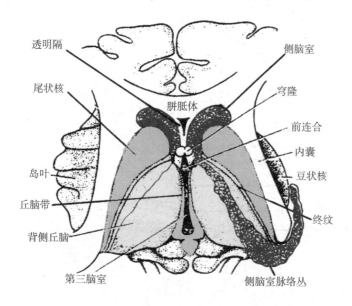

图 6-30　间脑的位置

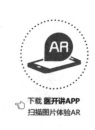

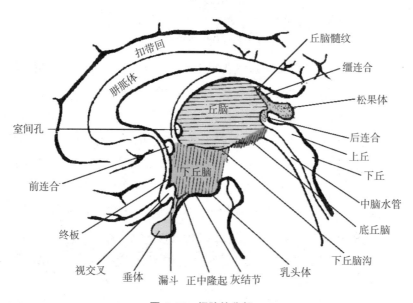

图 6-31　间脑的分部

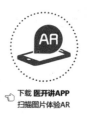

2. 内部结构　背侧丘脑灰质内部有一白质板，称为**内髓板**（internal medullary lamina），在水平面上此板呈"Y"字形，它将背侧丘脑分为三大核群：**前核群**（anterior nuclear group）、**内侧核群**（medial nuclear group）和**外侧核群**（lateral nuclear group）（图 6-32）。在背侧丘脑

NOTE

内侧面，第三脑室侧壁上的薄层灰质及丘脑间黏合内的核团合称为**中线核群**（midline nuclear group）；在外侧核群与内囊之间的薄层灰质称**丘脑网状核**（thalamic reticular nucleus），丘脑网状核与外侧核群之间为**外髓板**。内髓板内还有**板内核群**（intralaminar nuclear group）。背侧丘脑的上述每个核群又分成若干亚核，如：外侧核群可分为背侧组和腹侧组，背侧组从前向后又分为**背外侧核**、**后外侧核**及**枕**；腹侧组由前向后又分为**腹前核**（ventral anterior nucleus）、**腹外侧核**（ventral lateral nucleus）及**腹后核**（ventral posterior nucleus），而腹后核又分为**腹后内侧核**（ventral posteromedial nucleus）和**腹后外侧核**（ventral posterolateral nucleus）。

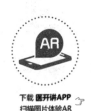

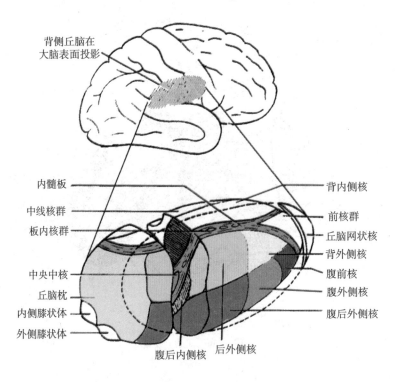

图 6-32　背侧丘脑的主要核团

3. 功能和纤维联系　背侧丘脑可按进化程序的先后分为古、旧、新三类核团，虽然在这三类核之间以及与其他脑部均有着广泛的联系，但在纤维联系及功能上仍有所不同。

（1）**非特异性投射核团（古丘脑）**　是丘脑进化比较古老的部分，包括中线核群、板内核群、网状核和部分腹前核。它们主要接受脑干网状结构的传入纤维，参与丘脑网状系统的构成。网状结构上行纤维经这些核团中继后，构成上行**网状激动系统**，通过多突触而弥散地投射到大脑皮质广泛区域，维持机体的清醒状态。板内核还与感觉、特别是痛觉传入有关，参与针刺镇痛的调节。所以此区发生病变会出现昏睡、昏迷等网状结构受损的症状。

（2）**特异性中继核团（旧丘脑）**　是丘脑进化过程中较新的核群，随着大脑皮质的进化而发展，其主要功能是将脊髓或脑干等的特异性感觉中继后，直接投射于大脑皮质特定区域，产生具有意识的感觉。此核群包括腹前核、腹外侧核及腹后核。腹前核和腹外侧核主要接受小脑齿状核、红核、苍白球、黑质的传入纤维，经它们中继后，发出纤维投射至躯体运动中枢，调节躯体运动。腹外侧核还与大脑皮质之间有往返的纤维联系，破坏此核对于控制 Parkinson 氏征患者的部分症状有一定的效果。腹后内侧核接受三叉丘系和来自孤束核的味觉纤维，腹后外侧核接受内侧丘系和脊髓丘系的纤维，腹后核发出纤维主要投射至大脑皮质中央后回的躯体感觉中枢。腹后核的传入和传出纤维均有严格的定位关系，即传导头面部感觉的纤维投射到腹后内侧核，而腹后内侧核发出的纤维投射到大脑皮质中央后回下部；传导上肢、躯干和下肢的感觉纤维由内向外依次投射到腹后外侧核，而该核发出的纤维投射到大脑皮质躯体感觉中枢中、上部。味觉则终止于腹后核的最内侧区，此区发出的纤维投射到大脑皮质的中央后回下部。

（3）联络性核团（新丘脑） 是丘脑进化过程中最新的部分，包括前核、内侧核和外侧核群的背侧组。虽然它们不直接接受感觉传导束，但接受特异性和非特异性中继核团的纤维，其再发出纤维到大脑皮质的联络区，在大脑皮质与丘脑之间联络和协调各种感觉。丘脑前核不仅接受下丘脑乳头体发出的**乳头丘脑束**，丘脑前核与扣带回也有往返纤维联系，因此丘脑前核是边缘系统的组成部分，参与近记忆回路和情景记忆，亦与内脏活动调节有关。内侧核在人类特别大，主要接受皮质的嗅觉传入，与额叶皮质也有往返纤维联系，可能与躯体和内脏冲动的整合有关。如额叶手术损害皮质与内侧核之间的联系纤维，则会造成联络功能缺失及行为改变，有时会出现不正常的情绪。

除嗅觉外，身体内、外一切感觉在到达大脑皮质之前都在丘脑中继，大脑皮质不发达的鸟类，丘脑是重要的高级感觉中枢，在人类其功能已降为皮质下感觉中枢，但仍能领略到粗略的感觉，同时伴有愉快与不愉快的情绪，具有情感意识的辨别分析能力，还参与学习记忆等高级神经活动。若一侧丘脑损伤，早期半身感觉可能完全丧失，一段时间过后，痛觉、温度觉及粗触觉可有一定的恢复，但精细触觉和深感觉则不易恢复。若损伤丘脑与大脑的联系纤维，还会产生感觉过敏；有时可出现比较严重的偏身自发性剧痛，并伴有感情色彩；有时出现浅、深感觉减退或消失。

（二）下丘脑

下丘脑（hypothalamus）重约 4g，仅占全脑的 1/300，但它却是神经内分泌中心，控制着机体的多种功能。

1. 下丘脑的位置与外形 下丘脑位于背侧丘脑的前下方，被第三脑室分隔为左右两半。内侧面构成第三脑室侧壁的下半和底壁，借下丘脑沟与背侧丘脑为界；前面和外侧被大脑基底部与底丘脑包围；后方连接中脑（图 6-31）。在脑的底面，下丘脑包括最前方的**视交叉**（optic chiasma）、视交叉后方的**灰结节**（tuber cinereum）及灰结节后方的一对圆形隆起即**乳头体**（mammillary body），灰结节向下移行为**漏斗**（infundibulum），漏斗下端与**垂体**（hypophysis）相连，漏斗基底部的灰结节隆起，称**正中隆起**（median eminence）（图 6-31）。

2. 下丘脑的分部 下丘脑在矢状面以视交叉、灰结节和乳头体为标志，从前向后可分为**视前区**、**视上区**、**结节区**和**乳头体区**四个部分（图 6-31）。视前区是视交叉前缘与前连合之间的部分；视上区、结节区和乳头体区分别位于视交叉、灰结节、乳头体背侧的深面。下丘脑在冠状面以穹隆柱为标志，由内向外可分为**室周带**、**内侧带**和**外侧带**。室周带是第三脑室侧壁的室管膜下灰质层，内侧带和外侧带分别位于穹隆柱的内侧和外侧。

3. 下丘脑的主要核团 下丘脑细胞核团边界不太明显，其内细胞大小不一，以肽能神经元为主，主要包括（图 6-33）①视前区：有**室周视前核**、**内侧视前核**和**外侧视前核**；②视上区：有**视交叉上核**、**视上核**（supraoptic nucleus）、**室旁核**（paraventricular nucleus）和**下丘脑前核**等；③结节区：有**弓状核**（**漏斗核**）、**腹内侧核**和**背内侧核**等；④乳头体区：有**乳头体核**和**下丘脑后核**等。

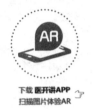

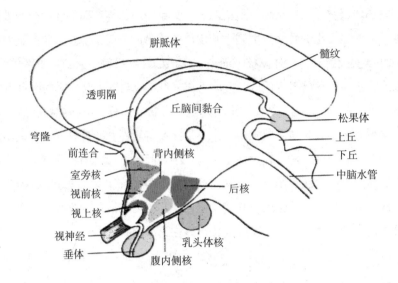

图 6-33 下丘脑的主要核团

4. 下丘脑的主要纤维联系 下丘脑和中枢许多部位存在着广泛的联系，其纤维联系极为复杂，有些纤维束比较弥散，有些较为明确，其中不少纤维束是双向联系（图 6-34、图 6-35）。

（1）通过前脑内侧束的联系 此束是下丘脑的重要纤维束，其纤维松散地贯穿于整个下丘脑外侧区，内含上、下行的纤维。下行纤维主要起自隔区和视前区，终于中脑被盖、网状结构、中央灰质等；上行纤维来自脑干的网状结构和中缝核群等，终止于所有的下丘脑核团。此束不仅是下丘脑的重要传入和传出纤维通路，也是端脑的重要出入通路之一。

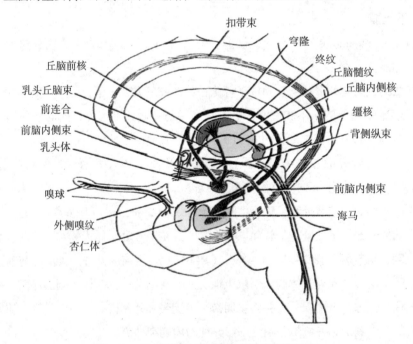

图 6-34 下丘脑与边缘系统和丘脑的纤维联系

（2）通过穹隆和乳头丘脑束的联系 **穹隆**（fornix）的纤维组成极为复杂，起止部位也比较分散，是联系海马和下丘脑特别是乳头体的主要纤维；主要起自**下托**（subiculum）、**海马**（hippocampus）及隔核，止于乳头体和丘脑前核。乳头体发出的**乳头丘脑束**（mamillothalamic tract）与丘脑前核群相联系。

（3）通过终纹的联系　**终纹**（stria terminalis）是杏仁体与下丘脑联系的纤维束，肉眼即可辨认，起自杏仁体，在前连合处分为两束，一束经终纹床核中继后止于下丘脑，另一束直达下丘脑。

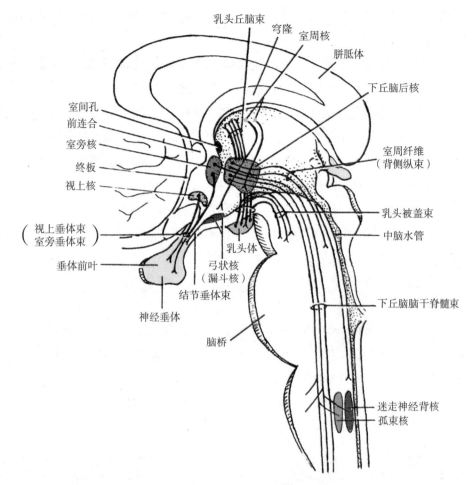

图 6-35　下丘脑与垂体和脊髓的纤维联系

（4）通过乳头脚和乳头被盖束的联系　**乳头脚**（mammillary peduncle）的纤维发自中脑被盖，在脚间核两侧上行止于乳头体和后核；乳头体发出乳头被盖束再返回至中脑被盖。

（5）通过背侧纵束及下丘脑脊髓束的联系　**背侧纵束**（dorsal longitudinal fasciculus）位于中脑水管腹外侧，是一个兼有上、下纤维的复合纤维束，联系下丘脑与脑干副交感节前神经元；下丘脑的下行纤维可投射至脑干的迷走神经背核、孤束核、疑核以及延髓的外侧区，也可借**下丘脑脊髓束**（hypothalamospinal tract）下行至脊髓，和中间外侧核及骶副交感核联系，调节内脏的活动。因此当下丘脑、脑干外侧或脊髓侧索损伤，可产生同侧交感神经损伤的症状（Horner 综合征）。

（6）通过下丘脑垂体束的联系　垂体除接受来自交感干颈上神经节发出的交感神经节后纤维和来自岩大神经分支发出的副交感神经支配外，还通过下丘脑垂体束接受下丘脑的神经支配。**下丘脑垂体束**有 3 条通路：①**视上垂体束**（supraopticohypophysial tract）起自视上核；②**室旁垂体束**（paraventriculohypophyseal tract）起自室旁核。上述两条通路均终止于垂体后叶，通过这两条通路将视上核和室旁核所分泌的加压素（抗利尿激素）和催产素输送至神经垂体或正中隆起，后者可经**垂体门脉系**（hypophyseal portal system）输送至腺垂体或直接进入血管扩散到全身；③**结节垂体束**（tuberohypophyseal tract）又称**结节漏斗束**（tuberoinfundibular tract），主要起自漏斗核，终止于正中隆起毛细血管，将神经内分泌物质（如促激素释放激素或抑制激素等）经垂体门脉系统运送至垂体前叶，控制垂体前叶的内分泌功能。此外，下丘脑神经元也可将神经内分泌物质释放入第三脑室的脑脊液，被特化的室管膜细胞吸收，再经此细胞的突起转送到漏斗柄的毛细血管。

5. 下丘脑的主要功能   下丘脑是皮质下内脏活动高级中枢，调节交感神经和副交感神经以维持机体适宜的内环境，故下丘脑有"**内脏脑**"之称。通常认为下丘脑的前部和内侧部控制副交感神经，后部和外侧部控制交感神经。下丘脑还是神经内分泌中心，它通过与垂体的密切联系，将神经调节和体液调节融为一体，调节机体的内分泌活动。它涉及的功能极为广泛，把内脏活动和其他生理活动联系起来，对机体体温、摄食、生殖、水盐平衡等进行广泛的调节。下丘脑与边缘系统也有密切联系，从而参与情绪行为的调节，所以下丘脑又有"**情绪脑**"之称。下丘脑的视交叉上核与人类昼夜节律有关，具有调节机体睡眠、觉醒等昼夜节律的功能。

下丘脑损伤可导致严重的内脏功能紊乱：如睡眠障碍（嗜睡或失眠）、进食障碍（贪食或厌食）、体温调节障碍（过高或过低）、胃和十二指肠溃疡或出血、内分泌失调、心血管异常症状及精神症状等。

（三）后丘脑

后丘脑（metathalamus）位于丘脑的后下方、中脑顶盖的上方，包括**内侧膝状体**（medial geniculate body）和**外侧膝状体**（lateral geniculate body）（图 6-3），属特异性中继核团。内侧膝状体通过下丘臂接受来自下丘的听觉纤维，发出纤维形成听辐射，经内囊后肢投射至颞叶的听觉中枢；外侧膝状体接受视束的传入纤维，发出视辐射纤维经内囊后肢投射至枕叶的视觉中枢。因此，内、外侧膝状体分别是听觉和视觉的皮质下中枢。

（四）上丘脑

上丘脑（epithalamus）位于背侧丘脑的后上方、胼胝体压部的下方，包括松果体、丘脑髓纹、缰三角、缰连合和后连合等（图 6-31）。

1. 松果体（pineal body）   位于中脑上丘之间的凹陷内，其前端分为上、下两脚，上脚连于缰连合，下脚连于后连合。在低等动物，松果体是光感受器，也称顶眼；哺乳动物的松果体是内分泌腺。人类的松果体能合成**褪黑激素**（melatonin），褪黑激素的合成有周期性变化，与松果体的生物钟现象有关，褪黑激素具有抑制性腺活动等功能。松果体在儿童时期较发达，至16、17 岁后钙化形成脑砂，可作为 X 线诊断颅内占位病变的定位标志。

2. 丘脑髓纹（thalamic medullary stria）   位于丘脑带的深面，其纤维组成很复杂，主要来自隔核、下丘脑视前区等，部分终止于同侧缰核，也有部分纤维经缰连合至对侧缰核。

3. 缰三角（trigonum habenulae）   位于第三脑室顶的后部，是丘脑髓纹向后扩大形成的三角形结构，内有缰核，接受经髓纹来自隔核等处的纤维，并发出纤维投射至中脑。**缰核**（habenular nucleus）位于缰三角深部，被认为是边缘系统与中脑之间的中继站，具有调节内脏活动和内分泌的功能，亦与睡眠、奖赏活动调节、认知功能调节有关。连接两侧缰核的纤维称**缰连合**。

4. 后连合（posterior commissure）   位于上丘上方与松果体下脚之间，为一粗的横行纤维束，是中脑和间脑的交界结构。后连合内含多种纤维成分，但其行程、功能等尚不十分清楚。

如被切断后会引起瞳孔间接对光反射减弱；若损伤其周围的后连合核，可造成眼睑回缩、眼球垂直运动障碍。

（五）底丘脑

底丘脑（subthalamus）是间脑与中脑被盖的过渡区，内含底丘脑核（图6-31、图6-36）。**底丘脑核**（subthalamic nucleus）又称 **Luys 体**，在额状面上呈双凸透镜状，居于内囊和大脑脚的背内侧。此核的传入纤维主要来自苍白球，传出纤维投射于黑质、红核、苍白球。底丘脑核与苍白球之间的往返纤维称为**底丘脑束**，与锥体外系的功能有关，主要是抑制和调节苍白球的功能。人类一侧底丘脑核受损，可产生对侧肢体尤其是上肢较为显著的、不自主的舞蹈样动作，称半身舞蹈病或半身颤搐。位于底丘脑核背内侧的灰质带为**未定带**，是中脑网状结构头端的延续，向外侧过渡到丘脑网状核。

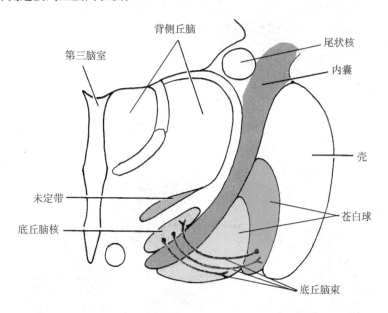

下载 医开讲APP
扫描图片体验AR

图6-36 底丘脑

四、大脑

大脑（cerebrum）又称**端脑**（telencephalon），是中枢神经的最高级部位，由左、右两个大脑半球构成。人类的大脑由于其高度发育，遮盖了间脑和中脑，并把小脑推向后下方。

（一）大脑的外形

在大脑半球的发育过程中，由于各部发育的速度不均，其表面凹凸不平，凹陷处称为沟或裂，沟与沟之间的隆起称为脑回。左、右大脑半球之间有纵行的**大脑纵裂**（cerebral longitudinal fissure），大脑纵裂的底部有连接左、右半球的**胼胝体**（corpus callosum）。大脑后部和小脑之间有**大脑横裂**（cerebral transverse fissure）。每侧半球分为上外侧面、内侧面和下面三个面。上外侧面隆凸，以脑膜与颅骨相邻；内侧面是左、右半球的对应面，较为平坦，内侧面和上外侧面以上缘为界；下面又称**底面**，位于颅底的内面，凹凸不平，与内侧面之间无明显分界，与上外侧面之间以下缘为界（图6-37～图6-39）。

1. 大脑半球的分叶 每侧半球有三条恒定的沟：中央沟、外侧沟及顶枕沟，它们将每个半球分为额叶、顶叶、枕叶、颞叶和岛叶五个叶（图6-37、图6-38、图6-40）。

NOTE

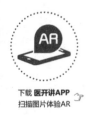

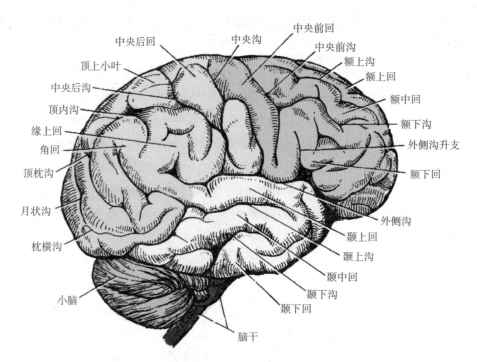

图 6-37　大脑半球的上外侧面

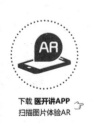

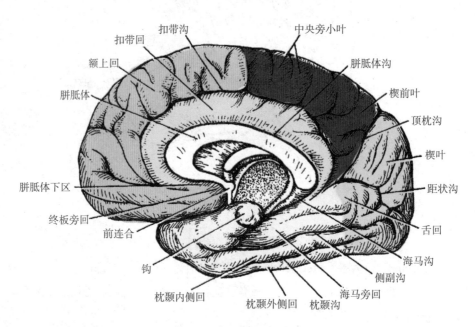

图 6-38　大脑半球的内侧面

　　中央沟（central sulcus）位于半球的上外侧面，起于半球上缘中点稍后方，斜向前下方，下端止于外侧沟的稍上方，上端延伸至半球内侧面；**外侧沟**（lateral sulcus）位于半球的上外侧面，起于半球下面，由前斜向后上方，至上外侧面；**顶枕沟**（parietooccipital sulcus）位于半球内侧面后部，自距状沟起，自下向上并转至上外侧面。

　　额叶（frontal lobe）是位于外侧沟上方和中央沟以前的部分；**顶叶**（parietal lobe）是位于中央沟后方、外侧沟上方、枕叶以前的部分；**枕叶**（occipital lobe）位于半球后部，其前界在内侧面为顶枕沟、在上外侧面是以顶枕沟至枕前切迹（在枕叶后端前方约4cm处）的连线为界；**颞叶**（temporal lobe）是位于外侧沟以下的部分；**岛叶**（insular lobe）又称**脑岛**（insula），呈三角形，位于外侧沟深面，被额、顶、颞叶所掩盖（图6-40）。

额叶和颞叶的最前端分别称为**额极**和**颞极**，枕叶的最后端称为**枕极**。

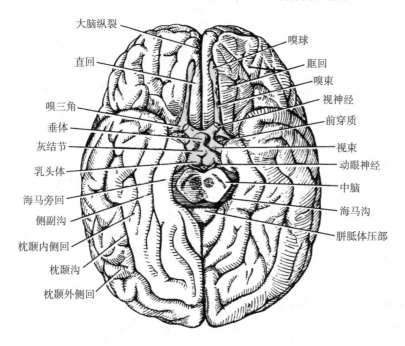

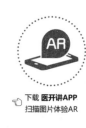

下载 **医开讲APP**
扫描图片体验AR

图6-39 大脑的底面

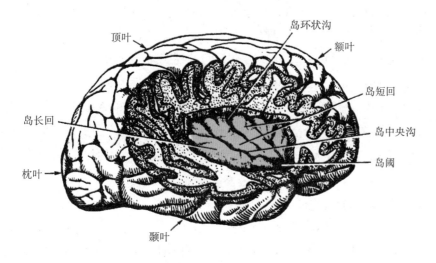

下载 **医开讲APP**
扫描图片体验AR

图6-40 岛叶

2. 大脑半球上外侧面的主要形态结构

（1）**额叶** 在中央沟前方有与之平行的**中央前沟**（precentral sulcus）。中央沟和中央前沟之间为**中央前回**（precentral gyrus）。中央前沟的前方有两条与大脑上缘近乎平行的**额上沟**（superior frontal sulcus）和**额下沟**（inferior frontal sulcus）。额上沟和额下沟将中央前回以前的额叶分成三个回：**额上回**（superior frontal gyrus ）位于额上沟上方；**额中回**（middle frontal gyrus）位于额上、下沟之间；**额下回**（inferior frontal gyrus）位于额下沟和外侧沟之间（图6-37）。

（2）**顶叶** 中央沟的后方有与之平行的**中央后沟**（postcentral sulcus），中央沟和中央后沟之间为**中央后回**（postcentral gyrus）。中央后回的后方有一条与上缘平行的**顶内沟**（intraparietal

NOTE

sulcus）。顶内沟的上方为**顶上小叶**（superior parietal lobule），下方为**顶下小叶**（inferior parietal lobule）。顶下小叶又分为包绕外侧沟后端的**缘上回**（supramarginal gyrus）和围绕颞上沟末端的**角回**（angular gyrus）（图 6-37）。

（3）**颞叶**　在外侧沟的下方，有与之平行的**颞上沟**（superior temporal sulcus）和**颞下沟**（inferior temporal sulcus），颞上沟和颞下沟将颞叶分为颞上回、颞中回和颞下回。颞上沟的上方为**颞上回**（superior temporal gyrus），颞上沟与颞下沟之间是**颞中回**（middle temporal gyrus），颞下沟的下方为**颞下回**（inferior temporal gyrus）。颞上回转入外侧沟深面，有几条短而横行的脑回，称**颞横回**（transverse temporal gyrus）（图 6-37）。

3. 大脑半球内侧面的主要形态结构　在半球内侧面的上部，中央前、后回向大脑内侧面延伸的部分称**中央旁小叶**（paracentral lobule）。在中部，可见前后方向呈弓形的**胼胝体**（图 6-38）。在胼胝体的上缘有**胼胝体沟**（callosal sulcus），其上有与胼胝体弯曲一致的**扣带沟**（cingulate sulcus），两者之间为**扣带回**（cingulated gyrus）。在胼胝体后方有弓形的**距状沟**（calcarine sulcus），向后至枕叶后端。距状沟与顶枕沟之间为**楔回**（cuneus），距状沟下方为**舌回**（lingual gyrus）（图 6-38）。

4. 大脑半球底面的主要形态结构　大脑半球的底面为额叶、颞叶和枕叶的下面。在额叶，可见膨大的**嗅球**（olfactory bulb）与嗅神经相连。嗅球向后延续为**嗅束**（olfactory tract），嗅束向后分成内侧嗅纹和外侧嗅纹，内、外侧嗅纹之间为**嗅三角**（olfactory trigone）。嗅三角与视束之间为**前穿质**（anterior perforated substance），内有许多小血管穿入脑实质内，以上结构统称为**嗅脑**，属于古皮质（图 6-39）。前穿质后部邻近视束处，外观光滑，呈斜带状，称**斜角带**，其内有**斜角带核**。颞叶下方有与半球下缘平行的**枕颞沟**（occipito-temporal sulcus），此沟内侧有与之平行的**侧副沟**（collateral sulcus），两沟之间为**枕颞内侧回**，枕颞沟的外侧为**枕颞外侧回**，侧副沟的内侧为**海马旁回**（parahippocampal gyrus），又称**海马回**，海马旁回的前端为**钩**（uncus），内侧为**海马沟**（hippocampal sulcus）（图 6-39）。此沟的上方有呈锯齿状的窄条皮质，称**齿状回**（dentate gyrus）。在齿状回的外侧，侧脑室下角底壁上有一弓形隆起，称**海马**（hippocampus）。

（二）大脑内部结构

大脑半球表面为灰质，称**大脑皮质**（cerebral cortex）。皮质的深方为白质，称**大脑髓质**。髓质内埋有灰质核团，称**基底核**（basal nuclei）。大脑半球内还有左右对称的腔隙，称**侧脑室**（lateral ventricles）。

1. 大脑皮质　位于大脑的表面，是神经系统发育最复杂和最完善的部位，厚度 1.5～4.5mm，重量约 600 克，占大脑重量的 60%，面积约 2200cm²，有 1/3 露于表面，2/3 深藏于沟裂的底或壁上。大脑皮质主要由神经元胞体、神经纤维和神经胶质构成，神经元的数量有 22 亿或 140 亿等不同说法。

（1）**大脑皮质的分层**　人类的大脑皮质按种系发生分为比较古老的**异生皮质**（allocortex）和较新的**同生皮质**（isocortex）。异生皮质为三层结构，包括古皮质（海马、齿状回）和旧皮质（嗅脑）。同生皮质占全部皮质的 96%，为六层结构。有的皮质区层数增加或减少则为**异型皮质**（heterotypical cortex）。用 Nissl 染色的切片可显示神经细胞的分层，用 Weigert 染色的切片可显示纤维分层，现按细胞分层和纤维分层对新皮质的构筑简述如下（图 6-41）。

Ⅰ层：即**分子层**或**丛层**（molecular layer or plexiform layer），约占皮质厚度的10%，此层细胞稀少，仅有散在的水平细胞和星状细胞，主要含有密集的神经纤维，这些神经纤维来自深层。其按纤维分层称**切线层**。

Ⅱ层：即**外颗粒层**（external granular layer），占皮质厚度的9%，主要含有密集的颗粒细胞和小锥体细胞。本层有髓纤维很少，又称**无纤维层**。

Ⅲ层：即**外锥体层**（external pyramidal layer），约占皮质厚度的1/3，此层主要含大量典型的锥体细胞。浅层为中型锥体细胞，深层为大型锥体细胞。锥体细胞的树突进入分子层，轴突进入髓质，形成联络纤维和连合纤维。其按纤维分层称**纹上层**。

Ⅳ层：即**内颗粒层**（internal granular layer），主要含有大量星状细胞（如 Golgi Ⅱ 型）和一些小锥体细胞，发自丘脑的特异性传入纤维多与星状细胞形成突触。此层在感觉区较厚，约占皮质厚度的10%。其按纤维分层称**外纹层**。

Ⅴ层：即**内锥体层**（internal pyramidal layer）或**节细胞层**（ganglionic layer），占皮质厚度的20%，含有典型的大、中型锥体细胞，在中央前回尚有特大型锥体细胞，称**贝茨（Betz）细胞**。锥体细胞的轴突多进入髓质，形成投射纤维，也有少数形成连合纤维。其按纤维分层称**内纹层**。

Ⅵ层：即**多形层**或**梭形层**（multiform layer or fusiform layer），占皮质厚度的20%，此层由形状不同的神经元组成，主要为梭形细胞、星状细胞和马提诺蒂（Martinotti）细胞等。此层逐渐与深面的白质混合，两者界限不清。其按纤维分层称**纹下层**。

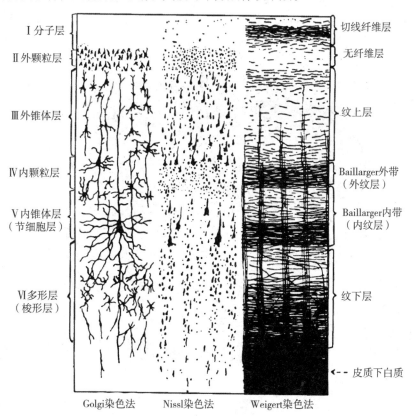

图 6-41　大脑皮质的分层

新皮质的6层结构又可区分为**粒上层**（Ⅰ～Ⅲ）、**内颗粒层**（Ⅳ）和**粒下层**（Ⅴ、Ⅵ）。皮质的传入纤维主要终止于内颗粒层（Ⅳ），包括来自丘脑的特异性传入投射纤维。粒上层

（Ⅰ～Ⅲ层）在人脑最为发达（古皮质和旧皮质无此层），接受传入信息，发出联络纤维和连合纤维，实现皮质内联系。粒下层则主要借传出的投射纤维联系皮质下结构，控制躯体和内脏运动。

（2）大脑皮质神经元间的相互联系　大脑皮质各层神经元之间相互作用的方式和途径是多种多样的，相互关系极为复杂，可概括为：①反馈：如第Ⅵ层的 Martinotti 细胞可从第Ⅱ层锥体细胞的轴突接受信息，再通过其本身的轴突上升至浅层，与锥体细胞的树突形成突触，实行反馈调节；②同步：如第Ⅰ层水平细胞的轴突可同时与多个锥体细胞的树突形成突触，产生同步效应；③汇聚：如第Ⅳ层的颗粒细胞可同时接受来源不同的传入和传出纤维的侧支，进行整合；④扩散：如来自背侧丘脑的同一根传入纤维可终止于Ⅱ、Ⅲ、Ⅳ层的不同神经细胞，导致信息的广泛扩散；⑤局部回路：在大脑皮质众多的各类神经元之间存在着大量的神经回路。例如，传入神经冲动作用于Ⅰ层的水平细胞，水平细胞通过其轴突将信息传给锥体细胞，锥体细胞通过其轴突发出冲动至皮质下结构，其轴突侧支可返回到Ⅲ、Ⅱ、Ⅰ层与皮质浅层发生联系，完成回路。大脑皮质内的局部回路是协调大脑神经活动的重要途径，也是分析、储存神经信息的形态基础。正是由于大脑皮质神经元之间这种广泛而复杂的神经环路，才使大脑皮质具有高度的分析和综合能力，从而完成复杂的思维和语言活动。

（3）大脑皮质的功能分区与定位　为了研究大脑皮质的结构与功能，学者们根据大脑皮质细胞和纤维的构筑对此进行了分区，各种分区的数目差异很大。如 Campbell 在 1905 年将皮质分为 20 个区；Economo 在 1929 年将其分为 109 区；Vogts 夫妇在 1919 年将其分为 200 多个区等。目前应用最广的是 Brodmann 分区法，其将大脑皮质分为 52 个区（图 6-42、图 6-43）。

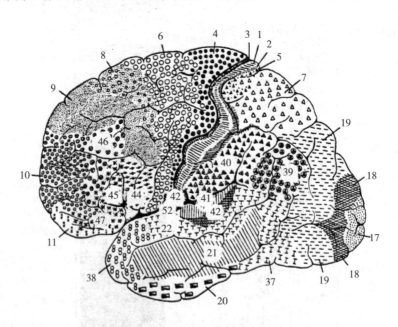

图 6-42　大脑皮质的分区（上外侧面）

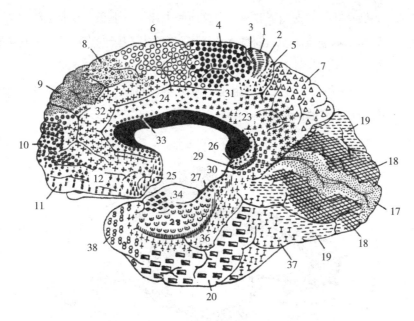

图 6-43　大脑皮质的分区（内侧面）

　　大脑皮质是脑进行高级神经活动的物质基础，通过大量的实验研究和临床观察发现：机体的各种功能活动在大脑皮质都具有定位关系，大脑皮质内执行特定功能的脑区又称之为**中枢**。这些脑区只是执行某种功能的核心部位，皮质的其他部位也有类似的功能。例如当某一脑区损伤，其他相关脑区可在一定程度上代偿其功能。因此，大脑皮质功能定位的概念是相对的。重要的中枢如下：

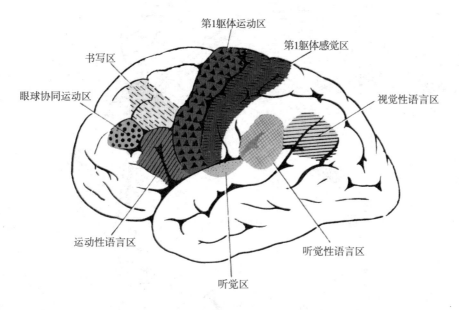

图 6-44　大脑皮质的中枢（上外侧面）

下载 **医开讲APP**
扫描图片体验AR

　　1）第 1 躯体运动区（first somatic motor area）　位于中央前回和中央旁小叶前部（4 区和 6 区）（图 6-44、图 6-45），是控制骨骼肌随意运动的最高级中枢。其管理骨骼肌随意运动，具有以下特点：①交叉性支配：即一侧躯体运动中枢支配对侧肢体的运动，但一些与联合运动有关的肌则受双侧躯体运动中枢的支配，如眼球外肌、咽喉肌、咀嚼肌等；②倒置性支配：人体各部代表区与各部的关系犹如头在下、脚在上的倒立人形，但头面部的投影仍为正的。即中央

NOTE

前回最上部和中央旁小叶前部支配下肢肌；中央前回中部与躯干和上肢的运动有关；中央前回下部支配面肌、舌肌、咽喉肌运动；③身体各部位在皮质代表区的大小取决于其功能的重要性和运动的复杂精细程度，而与各部形体大小无关（图6-46）。

该中枢还接受中央后回、背侧丘脑腹前核、腹外侧核和腹后核的纤维，发出纤维组成锥体束，至脑干运动神经核和脊髓前角。

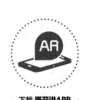

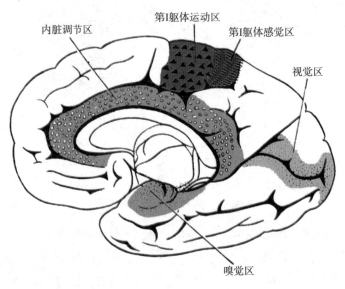

图 6-45　大脑皮质的中枢（内侧面）

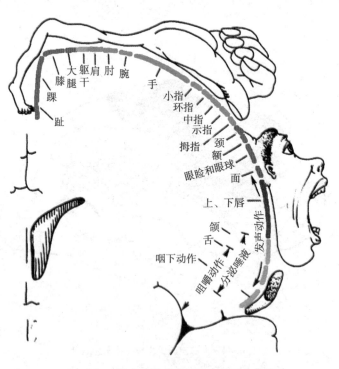

图 6-46　人体各部在第 1 躯体运动区的定位

2）第 1 躯体感觉区（first somatic sensory area）　位于中央后回和中央旁小叶后部（3、1、2 区）（图6-44、图6-45），接受背侧丘脑腹后核传来的对侧半身痛觉、温度觉、触压觉以及位置和运动觉冲动。身体各部在此部的投射特点是：①交叉性：此中枢一侧接受对侧半身的感觉；②倒置性：身体各部在此中枢的投影和第 1 躯体运动中枢相似，也是上下颠倒，但头部是正的；③身体各部在该区投射范围的大小取决于该部感觉敏感程度。例如手指和唇的感受器最密，在感觉中枢的投射范围也最大（图6-47）。

在人类还有第2躯体运动中枢和第2躯体感觉中枢，它们分别位于中央前回和中央后回深面的岛盖皮质，与对侧上、下肢运动和双侧躯体感觉（以对侧为主）有关。

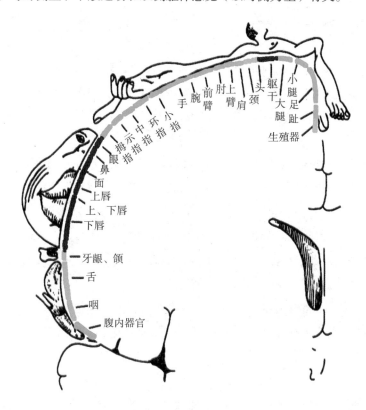

图6-47　人体各部在第1躯体感觉区的定位

3）视觉区（visual area）　位于距状沟上下的枕叶皮质，即上方的楔叶和下方的舌回（17区）（图6-45），接受来自外侧膝状体的视辐射纤维。此区为第一视觉中枢，亦称**纹区**。局部定位关系是：距状沟上方的视皮质接受从上部视网膜传来的冲动；下方的视皮质接受从下部视网膜传来的冲动；距状沟后1/3上、下方接受从黄斑区传来的冲动。一侧视觉中枢接受双眼同侧半视网膜传来的冲动，损伤一侧视觉中枢可引起双眼对侧视野同向性偏盲。

4）听觉区（auditory area）　位于颞横回（41、42区），接受内侧膝状体发出的听辐射纤维（图6-44）。每侧的听觉中枢都接受来自两耳的冲动，但以对侧为主，因此一侧听觉中枢受损，不会引起全聋。

5）语言区（speech area）　人类大脑皮质与动物的本质区别是能进行思维和意识等高级活动，并用语言进行表达，因此人类的大脑皮质还存在特有的语言中枢。语言是在劳动中形成的，一般认为善于用右手的人语言中枢在左侧大脑半球，善于用左手的人语言中枢在右侧大脑半球，一般称有语言中枢的大脑半球为"**优势半球**"，而另一侧为"**非优势半球**"。优势半球除语言功能占优势外，概念形成、逻辑思维、数学运算也有优势；"非优势半球"主要感知非语言信息，如音乐、图形、情绪和时空概念。左、右大脑半球各有优势，它们互相协调和配合得以完成各种高级神经及精神活动。在优势半球内有说话、听话、书写和阅读四种语言中枢（图6-44）。

　　运动性语言区（motor speech area）：位于额下回后部（44、45 区），又称 **Broca 区**或**说话中枢**。如果此中枢受损，患者失去说话能力，虽能发音，却不能说出具有意义的句子，称运动性失语症。

　　书写区（writing area）：位于额中回的后部（8 区），靠近中央前回的上肢代表区，特别是手的运动区。若此中枢受损，虽然手的运动功能仍然存在，但写字、绘图等精细动作发生障碍，称为失写症。

　　听觉性语言区（auditory speech area）：又称**感觉性语言中枢**，位于颞上回后部（22 区），能调整自己的语言和听取、理解别人的语言。此中枢受损后，患者听觉无障碍，虽能听到别人讲话，但不理解别人讲话的意思，同样也不能理解自己讲话的意思，故不能正确回答问题，称为感觉性失语症。

　　视觉性语言区（visual speech area）：又称**阅读中枢**，位于角回（39 区），靠近视觉中枢。此中枢受损时，视觉没有障碍，但不能理解文字符号的意义，称为失读症。

　　研究表明听觉性语言中枢和视觉性语言中枢之间没有明显界限，有学者将它们均称 **Wernicke 区**，该区包括颞上回和颞中回的后部、缘上回以及角回。Wernicke 区损伤，将产生严重的感觉性失语症。此外，各语言中枢不是彼此孤立存在的，它们之间有着密切的联系，语言能力需要大脑皮质有关区域的协调配合才能完成。

　　6）平衡觉区（vestibular area）　关于此区的位置存有争议，有的认为在颞上回听觉中枢前方的大脑皮质；也有认为在中央后回下端的头面感觉区附近。刺激此区可有眩晕和平衡失常的感觉。

　　7）嗅觉区（olfactory area）　位于海马旁回及钩的内侧部及其附近区（图 6-45）。

　　8）味觉区（gustatory area）　可能在中央后回下方及岛叶皮质。

　　9）内脏活动区　一般认为在边缘叶，在此叶的皮质区可找到呼吸、血压、瞳孔、胃肠和膀胱等各种内脏活动的代表区。因此有人认为，边缘叶是内脏神经功能调节的高级中枢（图 6-45）。

　　除上述特定功能脑区（中枢）外，大脑皮质的广泛脑区不局限于某种特定功能，而是对各种信息进行加工、整合，以完成更复杂和高级的神经及精神活动，这些脑区称为**联络区**。联络区在高等动物显著增加。在大脑皮质的联络区中，额叶的功能与躯体运动、发音、语言及高级思维活动有关；顶叶的功能与躯体感觉、味觉、语言等有关；枕叶与视觉信息的整合有关；颞叶与听觉、语言和记忆功能有关；边缘叶与内脏活动有关。

　　2. 基底核　为位于大脑白质内的灰质团块，因其位置靠近大脑底部，故称基底核（图 6-48、图 6-49），包括豆状核、尾状核、杏仁体和屏状核等。

　　（1）尾状核（caudate nucleus）　形似蝌蚪，分为头、体、尾三部分。头部突入侧脑室前角，体位于丘脑背外侧，尾伸入颞叶构成侧脑室下角的顶，并与杏仁体相连。

　　（2）豆状核（lentiform nucleus）　位于岛叶深部，借内囊与内侧的尾状核和丘脑分开。此核在水平切面上呈底向外、尖向内的楔形，被两个白质板分隔成三部：外侧部最大，称**壳**（putamen）；内侧两部分新鲜时呈白色，合称**苍白球**（globus pallidus）。

　　豆状核与尾状核合称**纹状体**（corpus striatum）。在种系发生上，苍白球在鱼类已出现，发生较早，为古老结构，称**旧纹状体**；尾状核及壳在爬行类动物才出现，发生较晚，在进化上较新，称**新纹状体**。纹状体是锥体外系的重要组成部分，是非哺乳类脊椎动物控制运动的最高级中枢。在人类，由于大脑皮质的高度发展，纹状体已退居为皮质下结构，是皮质下重要的运动整合中枢之一。

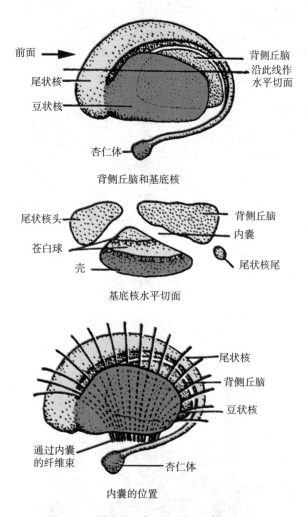

图 6-48　基底核、背侧丘脑及内囊示意图

当纹状体损伤后可产生肌张力增高、运动过少或肌张力降低、运动过多两种不同的症状。苍白球的传入纤维主要来自新纹状体和底丘脑核，传出纤维至丘脑、底丘脑、中脑被盖和黑质，当苍白球受损或黑质损伤累及苍白球时，常出现肌张力增高，典型病例为震颤麻痹，即**帕金森病**（Parkinson's disease，PD）；新纹状体的传入纤维主要来自大脑皮质、丘脑板内核和黑质致密部，传出纤维至苍白球和黑质网状部，当新纹状体受损时常出现肌张力降低、运动过多等，称**舞蹈病**。

（3）杏仁体（amygdaloid body）　位于侧脑室下角前端的上方、海马旁回和钩的深面，与尾状核的尾部相连，属边缘系统（图 6-48、图 6-50）。杏仁体与嗅脑、大脑新皮质、隔核、背侧丘脑、下丘脑和脑干的神经元等有丰富的往返纤维联系，主要参与内脏及内分泌活动的调节，与情绪活动和某些躯体运动亦有关。

（4）屏状核（claustrum）　是一薄层灰质，位于岛叶皮质与壳之间。屏状核与壳之间的白质称**外囊**，屏状核与岛叶皮质之间的白质称**最外囊**（图 6-49、图 6-50）。屏状核的功能尚不清楚。

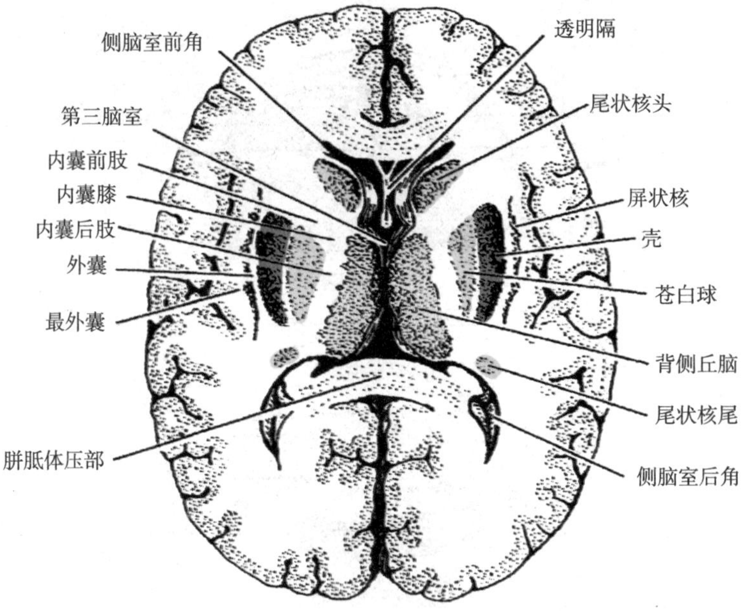

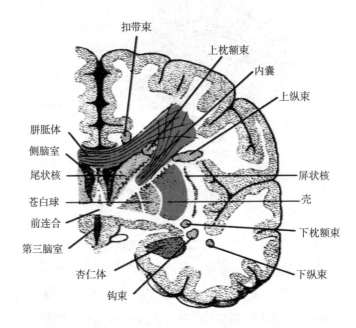

图 6-49　大脑半球的水平切面

图 6-50　大脑半球的冠状切面（经前连合）

3. 大脑髓质　大脑半球的髓质主要由大量的神经纤维组成，这些纤维长短、方向不一。根据纤维的传导路径和联系分为联络纤维、连合纤维和投射纤维三类。

（1）联络纤维（association fibers）　是联系同侧半球内各部分皮质的纤维，包括联络相邻脑回的短纤维和联络同侧半球各叶的长纤维（图 6-51、图 6-52）。短纤维又称**弓状纤维**，而长纤维主要有：①**钩束**：连接额、颞两叶的前部；②**上纵束**：在豆状核与岛叶的上方，连接额、顶、枕、颞叶；③**下纵束**：沿侧脑室下角和后角的外侧壁走行，连接枕叶和颞叶；④**扣带**：位于扣带回和海马旁回的深部，连接边缘叶的各部。

（2）连合纤维（commissural fibers）　是连接左、右半球皮质的横行纤维，包括胼胝体、前连合和穹隆连合（图 6-53）等。

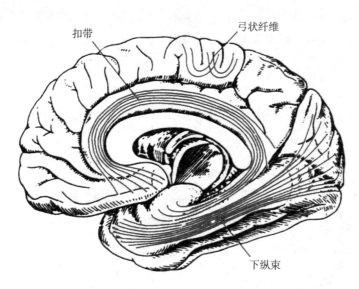

图 6-51 大脑半球的联络纤维（内侧面）

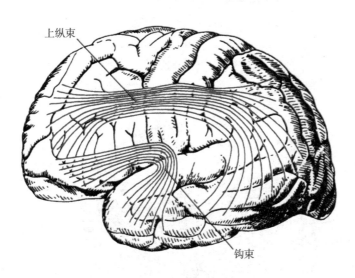

图 6-52 大脑半球的联络纤维（上外侧面）

1）胼胝体（corpus callosum） 是最大的连合纤维，位于大脑纵裂的底部，由连接左、右半球皮质的纤维组成。在正中矢状切面上呈钩形，自前向后可分为嘴、膝、干、压四部分，广泛联系两侧大脑半球的额、顶、颞、枕叶皮质。

2）前连合（anterior commissure） 在正中矢状切面上，位于穹隆的前方，主要连接两侧颞叶，有小部分联系两侧嗅球（图 6-53）。

3）穹隆连合（commissure of fornix） 也称**海马连合**（hippocampal commissure），是穹隆中的一部分纤维，连接两侧海马。

（3）投射纤维（projection fibers） 是大脑皮质与皮质下各部联系的上、下行纤维。它们大部分都要经过内囊（图 6-50、图 6-54、图 6-55）。

内囊（internal capsule）是位于背侧丘脑、尾状核与豆状核之间的白质区。在大脑半球的水平切面上，内囊呈"><"形，分为**内囊前肢、内囊膝**和**内囊后肢**三部分。内囊前肢伸向前外，位于豆状核与尾状核之间，经内囊前肢的投射纤维主要有额桥束和丘脑前辐射；内囊后肢

伸向后外，位于豆状核与背侧丘脑之间，经内囊后肢投射的纤维主要有皮质脊髓束、皮质红核束、丘脑中央辐射、顶枕颞桥束、视辐射和听辐射等；内囊膝是介于前、后肢之间的部分，经内囊膝部的投射纤维是皮质核束（图 6-55）。

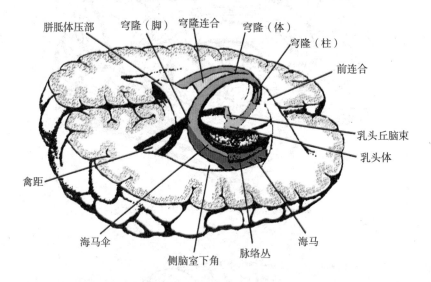

图 6-53　海马、前连合与穹隆

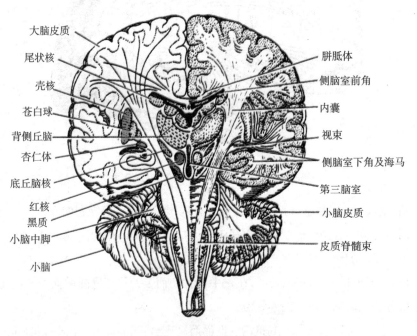

图 6-54　脑的冠状切面（经大脑脚）

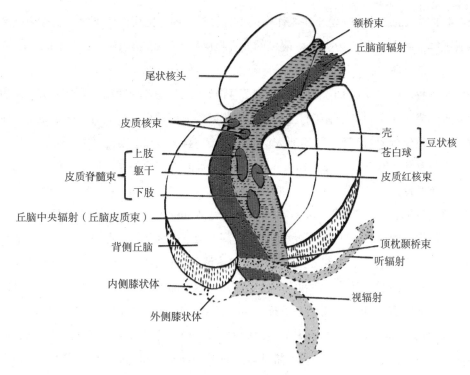

图 6-55 内囊模式图

大量的上、下行纤维通过内囊这一狭小区域。因此，当一侧内囊损伤时，患者会出现：①对侧半身的运动障碍（偏瘫），包括对侧下部面肌、舌肌的核上瘫（皮质核束受损）和对侧上、下肢中枢瘫（皮质脊髓束受损）；②对侧偏身感觉障碍（丘脑中央辐射受损）；③双眼对侧半视野同向性偏盲（视辐射受损）。即所谓的"三偏"症状及其他严重的神经功能障碍。

4. 边缘系统（limbic system） 是从法国解剖学家 Broca 提出的边缘叶的概念衍生出来的。现在一般认为边缘系统由大脑皮质的边缘叶及与其有密切联系的皮质下结构共同组成（图 6-56）。

边缘叶（limbic lobe）是指包绕在大脑与间脑交界处的边缘结构，一般认为包括隔区、扣带回、海马旁回、海马结构、岛叶前部及颞极等。

皮质下结构包括杏仁体、伏隔核、下丘脑、背侧丘脑的前核和中脑被盖等。

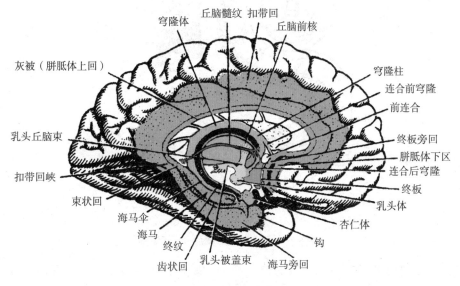

图 6-56 边缘系统模式图

NOTE

（1）隔区（septal area） 位于胼胝体嘴的下方，包括前方的胼胝体下区（也称旁嗅区）和后方的胼胝体下回（也称终板旁回）。隔区的深方是皮质下核团 – 隔核（septal nuclei），它接受穹窿、终纹、前穿质、扣带回以及经前脑内侧束的中脑网状结构发出的上行纤维，发出纤维投射到边缘系统各部皮质及脑干网状结构。因此，隔核被认为是各种冲动的整合中枢，是边缘系统的重要核团之一，主要参与情绪行为反应。当刺激或损坏动物的隔核时，可见愤怒反应及进食、性行为、生殖行为的改变。也有研究认为内侧隔核与学习、空间记忆关系密切。

（2）海马结构（hippocampal formation） 位于半球的内侧面，属古皮质。包括海马、齿状回、下托和胼胝体上回。

1）海马各部的位置 海马（hippocampus）又称 **Ammon 角**，也称**海马本部**，是一条镰状隆嵴，因形似海马而得名，其位于侧脑室下角底部，内下方为下托和海马旁回，海马前端较膨大称**海马足**，它被 2～3 个浅沟分开，沟间隆起称**海马趾**；齿状回（dentate gyrus）为一细长的皮质，位于海马内侧、海马旁回和钩的内上方，除内侧面外，均被海马所包绕。因其内侧的游离面上有许多锯齿状小沟而得名；**下托**（subiculum）是海马和海马旁回之间的过渡区，相当于海马旁回的上部，大部分海马旁回的皮质为六层结构，海马和齿状回为三层结构，下托是居于两者的移行区，为四至五层结构；**胼胝体上回**（supracallosal gyrus ）因位于胼胝体上方而得名，此回两侧向外移行于扣带回，向前绕过胼胝体膝，移行于两侧胼胝体下回，向后绕过胼胝体压部移行于两侧**束状回**，而束状回向前移行为齿状回。

2）海马皮质的结构 海马表面覆盖有一层室管膜，海马皮质由浅入深（由内向外）可分为三个基本层，分别为多形细胞层、锥体层和分子层（图 6-57）。锥体层由锥体细胞组成。根据海马各部之间存在的细胞形态、皮质发育的差异，又可将海马分为 CA_1、CA_2、CA_3 和 CA_4 四个区。CA_1 与下托相连，CA_4 区邻接齿状回。CA_4 区的锥体细胞最大，其次为 CA_3 区，CA_1 区的锥体细胞最小，CA_2 区为移行区。

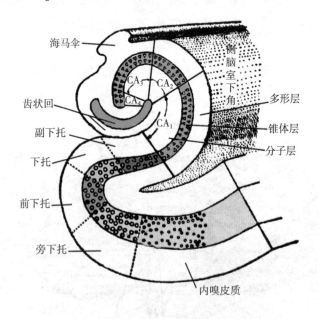

图 6-57　海马结构和皮质分层示意图

3）海马的纤维联系 海马结构的传入纤维主要来自于内嗅区（海马旁回前部，相当于 Brodmamn 28 区）、隔核、扣带回及对侧海马等，其海马结构的传出纤维主要是穹窿（图

6-53）。人类的穹隆特别发达，纤维组成比较复杂，主要起自海马、下托和隔核，在海马内侧形成**海马伞**（fimbria of hippocampus），海马伞作为穹隆的起点弯向后上方，在胼胝体压部下方形成**穹隆脚**（crus of fornix），穹隆脚绕过丘脑后端，左右会合为**穹隆体**（body of fornix）。在会合处有纤维越至对侧，称**穹隆连合**（commissure of fornix）或称**海马连合**（hippocampal commissure）。穹隆体继续向前，进入下丘脑，然后再次分开，称**穹隆柱**（column of fornix），在前连合前又分为**连合前穹隆**（precommissural fornix）和**连合后穹隆**（postcommissural fornix），连合后穹隆较粗大，主要止于乳头体、丘脑前核；连合前穹隆较弥散，分别止于隔区、丘脑前核、下丘脑前核及乳头体等。

如上所述，乳头体是海马发出的穹窿纤维的主要终止区，乳头体发出的乳头丘脑束止于丘脑前核，丘脑前核发出纤维投射到扣带回，扣带回又有返回到海马的纤维，从而构成了海马→乳头体→丘脑前核→扣带回→海马的**海马环路**，也称 **Papez 环路**。该环路是情绪反射的结构基础，也参与脑的记忆和感觉功能。

4）功能　实验研究发现海马结构在学习与记忆中起重要作用，还具有控制感情行为与神经内分泌的功能。

（3）杏仁体　详见本节基底核。

（4）伏隔核（nucleus accumbens septi）　也称**伏核**（accumbens nucleus），位于基底核与边缘系统的临界处、隔区的外下方、尾壳核的内下方，是基底前脑一个较大的核团，其纤维联系与边缘系统较为密切，细胞构筑接近新纹状体，因此归属难定，主要参与躯体运动、内脏活动的整合，并与镇痛有关。

（5）边缘系统的功能　边缘系统是在发生上比较古老的脑部，结构和功能十分复杂，不仅与嗅觉有关，更与内脏活动、情绪行为和记忆等密切相关，在维持个体生存和种族生存（延续后代）方面亦发挥着重要作用。由于边缘系统通过下丘脑影响内脏活动，故有人也将其称为"内脏脑"。

附：基底前脑

基底前脑（basal forebrain）　目前并没有统一明确的定义和范围。一般指大脑半球内侧面和下面的前部及间脑前部靠近脑表面的灰质核团，它们均位于大脑前连合的下方，主要包括下丘脑视前区、隔核、斜角带核、Meynert 基底核、伏隔核、嗅结节和杏仁核等。Meynert 基底核位于豆状核下方，是前穿质与脚间窝之间的大细胞群。Meynert 基底核、隔核及斜角带核内含有大量的胆碱能神经元，这些核团和大脑新皮质、海马联系广泛，与脑学习记忆功能密切相关。

研究表明基底前脑除参与记忆功能外，还与情绪反应、高级认知活动以及神经退行性疾病 Parkinson 病和 Alzheimer 病等发病机制有关。

5. 侧脑室　侧脑室左右各一，位于大脑半球内。

（三）大脑损伤后临床表现

1. 额叶损伤　中央前回和中央旁小叶前部病变：可产生对侧运动障碍，因中央前回和中央旁小叶前部面积较广，一般病变常局限于某一部位，出现对侧单个肢体瘫痪，如臂或腿的瘫痪，临床上称单瘫。额极（额叶前端）损伤以精神障碍为主，出现记忆力减退、表情淡漠、反应迟钝等。额中回后部的眼球运动区损伤则出现双眼向病灶侧凝视，若优势半球侧的病变，还可出现失写症。优势半球额下回后部的病变可出现运动性失语，并伴有病灶对侧颜面与上肢的不全性瘫痪。

2. 顶叶损伤　中央后回和中央旁小叶后部病变产生对侧半身的两点辨别觉和形体觉障碍，一般感觉障碍不明显。优势半球的缘上回病变患者虽无瘫痪，但不能完成有目的性的工作，丧失使用工具的能力，临床称为失用症，如自己不能穿衣服、扣纽扣，动作的顺序发生混乱。优势半球的角回病变患者可出现失读症。若缘上回和角回等部位同时出现损伤，则出现**古茨曼**（Gerstmann）**综合征**，表现为"四失"，即手指失认症、左右失定向症、失写症、失算症。

3. 颞叶损伤　颞叶对人类的情绪控制与心理活动起重要的作用，还具有听觉、语言感觉、记忆等主要功能。颞叶病变常表现颞叶癫痫的症状，如：神志恍惚、言语错乱、精神运动性兴奋、情绪和定向力障碍、幻觉、错觉、记忆缺损等。颞叶癫痫的基本症状为发作性记忆力障碍；双侧海马病变时近记忆力障碍明显。优势半球的颞上回后部受累时，表现为感觉性失语；颞中回及颞下回后部损害时，引起命名性失语症。

4. 枕叶损伤　枕叶内侧病变时出现两眼病灶对侧视野缺损，多数病例出现黄斑回避现象。

5. 胼胝体损伤　胼胝体病变时多发生记忆障碍或癫痫，可有精神异常、肢体失用症。实验证明：胼胝体膝部损伤引起左上肢失用；胼胝体前半部损伤则产生臂与大腿失用；其后部损伤则仅有下肢失用。

6. 内囊损伤　急性内囊病变常见于脑血管病，如内囊出血表现意识障碍或昏迷、偏瘫，发病的初期常因锥体系休克，呈弛缓性偏瘫，待休克解除后出现痉挛性偏瘫，由于患者昏迷，偏身感觉障碍和偏盲不容易查到，患病早期双眼向病灶侧同向凝视。**慢性内囊病变**患者如果意识障碍不严重可出现"三偏"征，即病灶对侧偏瘫、偏身感觉障碍和双眼对侧视野同向偏盲，并在偏瘫侧出现凝视麻痹。

7. 基底核损伤　基底核病变主要有两种表现：一类主要表现为震颤、运动减少、肌张力增高，如帕金森病；另一类表现为运动过多（上肢和头面部有不自主和无目的动作）、肌张力低下，如舞蹈病。

8. 边缘系统损伤　边缘系统的病变主要造成颞叶癫痫、记忆障碍、睡眠及饮食习惯异常和痴呆等。其中记忆障碍一般为双侧颞叶病损的结果，多见于代谢性或感染性疾病。

附：痴呆

痴呆是一种老年神经系统退行性疾病，以阿尔茨海默型痴呆（dementia of the Alzheimer type，DAT）最常见，其起病缓慢，病程较长。患者早期表现多为近记忆丧失，随着病情发展出现认知、语言、理解、判断、计算、视空间功能、人格及情感、智能等严重衰退的表现，致使患者学习、工作以及社交非常困难，甚至生活不能自理，衣着不整，言语不清，行为异常，性情急躁或欣快，时间和地点定向障碍。其病灶部位一般认为是大脑实质的弥散性病变，而属于边缘系统扣带回或额叶眶面的病变，则症状特别突出。目前认为 β **淀粉样蛋白**（β amyloid，Aβ）的生成和蓄积是阿尔茨海默病发病机制的主要原因，其结果可导致脑内**神经原纤维缠结**（neurofibrillary tangles，NFTs）形成、氧化和脂质过氧化、谷氨酸能兴奋性毒性反应、炎症、凋亡细胞死亡级联反应等的激活。

第二节　脑神经

　　脑神经（cranial nerves）共 12 对，按其与脑相连部位的先后顺序，用罗马数字表示其名称。依次为：Ⅰ嗅神经、Ⅱ视神经、Ⅲ动眼神经、Ⅳ滑车神经、Ⅴ三叉神经、Ⅵ展神经、Ⅶ面神经、Ⅷ前庭蜗神经、Ⅸ舌咽神经、Ⅹ迷走神经、Ⅺ副神经、Ⅻ舌下神经（图 6-58、表 6-3）。

　　脑神经纤维成分较脊神经复杂，根据胚胎发生来源和功能特点划分为 7 种纤维成分。

　　一般躯体感觉纤维（general somatic afferent）分布于头面部皮肤、肌、肌腱、关节和口、鼻腔大部分黏膜、眼球和脑膜等，传导痛觉、温度觉、触觉和本体感觉。

　　特殊躯体感觉纤维（special somatic afferent）分布于由外胚层衍化来的视器和前庭蜗器，传导视觉、听觉和平衡觉。

　　一般内脏感觉纤维（general visceral afferent）分布于头、颈、胸、腹部的内脏器官，传导头、颈、胸、腹部的内脏感觉。

　　特殊内脏感觉纤维（special visceral afferent）分布于味蕾和嗅器，传导味觉和嗅觉；因味觉和嗅觉与消化道的功能相关，将其归类为特殊内脏感觉纤维。

　　一般躯体运动纤维（general somatic efferent）由脑干内一般躯体运动核的轴突组成，分布于眼球外肌、舌肌等非鳃弓衍化而来的骨骼肌，支配它们的运动。

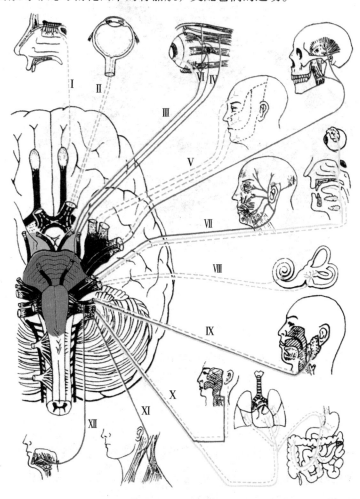

图 6-58　脑神经概观

一般内脏运动纤维（general visceral efferent）分布于心肌、平滑肌和腺体，为副交感神经纤维。由脑干内一般内脏运动核（副交感核）发出，经过器官旁节或器官内节交换神经元后，其节后纤维支配平滑肌、心肌的运动和司腺体的分泌。

特殊内脏运动纤维（special visceral efferent）由脑干内特殊内脏运动核发出的轴突组成，分布于鳃弓衍化而来的骨骼肌，包括咀嚼肌、面肌和咽喉肌等，支配它们的运动。

虽然12对脑神经包括7种纤维成分，但有些脑神经仅含有上述7种纤维中的一种，有的含两种以上。根据各脑神经所含的纤维成分和功能不同，可将其分为三类：感觉性脑神经（嗅神经、视神经和前庭蜗神经）、运动性脑神经（动眼神经、滑车神经、展神经、副神经和舌下神经）和混合性脑神经（三叉神经、面神经、舌咽神经和迷走神经）。

一、嗅神经

嗅神经（olfactory nerve）为感觉性脑神经，传导嗅觉，属特殊内脏感觉纤维（图6-59）。

嗅神经由鼻腔嗅黏膜内嗅细胞的中枢突组成。嗅细胞为双极神经元。嗅细胞的周围突伸向嗅黏膜表面，分布于鼻黏膜嗅区，中枢突无髓鞘，在黏膜下层形成丛，然后集成约20条小束，称为嗅丝。嗅丝穿过颅前窝筛板上的筛孔入颅，构成嗅神经，终止于端脑嗅球。

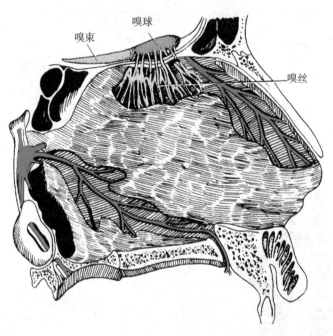

图6-59 嗅神经

当颅前窝骨折伤及筛板时，可造成嗅神经及脑膜的损伤，导致嗅觉丧失，脑脊液可外漏入鼻腔。

二、视神经

视神经（optic nerve）为感觉性脑神经，传导视觉，属特殊躯体感觉纤维。

视网膜节细胞的轴突在视神经盘处聚集成束，穿过脉络膜、巩膜后构成视神经。视神经经过视神经管入颅中窝，在垂体前方与对侧视神经交叉形成视交叉（optic chiasma）（图6-60、图6-61）。此交叉为不完全交叉，即来自视网膜鼻侧的纤维交叉，而来自视网膜颞侧的纤维不交叉，视交叉以后的纤维形成视束，后者连于间脑。

视器在胚胎时期是间脑向外突出形成的，故三层脑膜及其腔隙皆随视神经至颅外，形成**视神经鞘**。因此，当颅内压增高时，可压迫视神经，出现视神经盘水肿、视神经萎缩等病变，影响视觉。

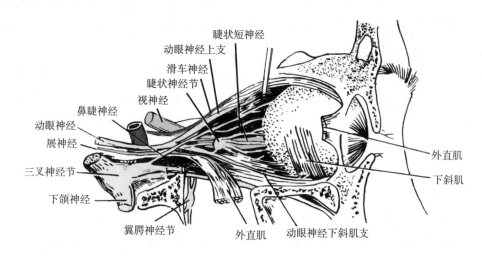

图 6-60　眶内容物外侧面观

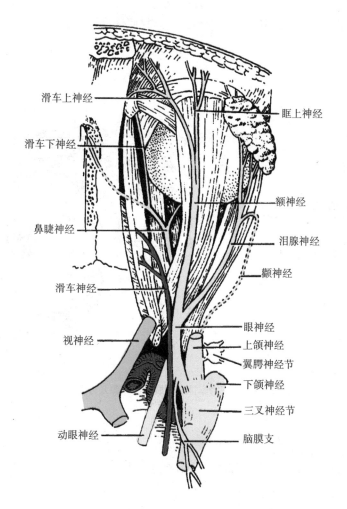

图 6-61　眶内容物上面观

三、动眼神经

动眼神经（oculomotor nerve）为运动性脑神经，含有一般躯体运动纤维和一般内脏运动纤维（副交感纤维）（图 6-60、图 6-62）。

一般躯体运动纤维起自中脑的动眼神经核，一般内脏运动纤维起自中脑的动眼神经副核。动眼神经的纤维分别由上述二核发出后，于中脑的脚间窝处出脑，向前穿眶上裂入眶，立即分成较细小的上支和较粗大的下支。上支支配上直肌和上睑提肌，下支在眼眶内沿视神经的下方向前，分支支配内直肌、下直肌和下斜肌。动眼神经的副交感纤维在下支内，由下斜肌支分出进入**睫状神经节**，换元后分布于睫状肌和瞳孔括约肌，参与瞳孔对光反射和调节反射。

睫状神经节（ciliary ganglion）为扁平椭圆形的副交感神经节，位于眼眶后部视神经与外直肌之间，大小约 2mm×2mm，有副交感、交感和感觉三种神经根进入。①**副交感根**（parasympathetic root）：即**睫状神经节短根**，来自动眼神经的副交感节前纤维，在睫状神经节内交换神经元后，节后纤维发出 6 ～ 10 条**睫状短神经**，进入眼球，支配瞳孔括约肌和睫状体肌；②**交感根**（sympathetic root）：来自颈内动脉交感丛，由交感干颈上神经节发出的节后纤维组成，穿过该神经节，加入睫状短神经，支配瞳孔开大肌和眼球血管；③**感觉根**（sensory root）：来自三叉神经的眼神经发出的**鼻睫神经**，穿过睫状神经节，加入睫状短神经，进入眼球，传导眼球的一般感觉。

动眼神经损伤后，出现动眼神经麻痹症状：上睑提肌瘫痪导致上眼睑下垂；上直肌、内直肌、下直肌、下斜肌瘫痪产生外斜视；瞳孔括约肌及睫状肌瘫痪，出现瞳孔散大、瞳孔对光反射消失。

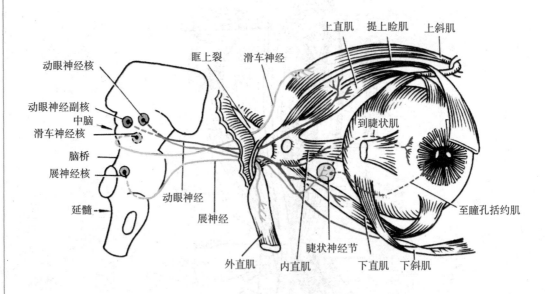

图 6-62　动眼神经、滑车神经和展神经来源及分布示意图

四、滑车神经

滑车神经（trochlear nerve）是最细的一对脑神经，为运动性脑神经，含有一般躯体运动纤维（图 6-61、图 6-62）。

滑车神经起自中脑的滑车神经核，其核发出的神经纤维向背外侧进入上髓帆，在中线上左右交叉，于中脑下丘下方出脑，绕大脑脚外侧前行，穿过海绵窦外侧壁向前，经眶上裂入眶，支配上斜肌。

滑车神经损伤时，由于上斜肌瘫痪，导致眼球不能向外下方运动，俯视时出现轻度内斜视和复视。因患者无法向下方侧视，故下坡或下楼时感到困难，可代偿性出现头歪向健侧肩部的现象。

五、三叉神经

三叉神经（trigeminal nerve）是最粗大的混合性脑神经，含有一般躯体感觉纤维和特殊内脏运动纤维。

三叉神经一般躯体感觉纤维的胞体位于**三叉神经节**（trigeminal ganglion）内。此节位于颅中窝颞骨岩部尖端前面的三叉神经压迹处。三叉神经节由假单极神经元胞体组成，其中枢突组成粗大的**三叉神经感觉根**，自脑桥基底部与小脑中脚交界处入脑，止于相应的三叉神经感觉核。其中，传导痛温觉的纤维主要终止于三叉神经脊束核；传导触觉的纤维主要终止于三叉神经脑桥核。三叉神经节细胞的周围突组成三叉神经三大分支，即**眼神经**、**上颌神经**和**下颌神经**，分布于面部皮肤、眼及眶内、口腔、鼻腔、鼻旁窦的黏膜、牙齿、脑膜等，传导痛温觉和触觉等浅感觉（图 6-63）。

三叉神经的特殊内脏运动纤维起自脑桥三叉神经运动核，组成**三叉神经运动根**，于脑桥基底部与小脑中脚交界处出脑，在三叉神经感觉根的下内侧，紧贴三叉神经节下方进入下颌神经内，经卵圆孔出颅，随下颌神经分支分布于咀嚼肌。

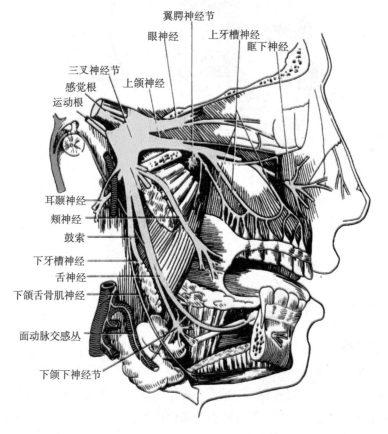

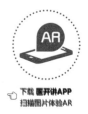

图 6-63　三叉神经的分支及其分布

（一）眼神经

眼神经（ophthalmic nerve）仅含一般躯体感觉纤维，自三叉神经节发出后，穿经海绵窦外侧壁，在伴行的动眼神经、滑车神经的下方，经眶上裂入眶，分支分布于眶内、眼球、泪腺、结膜、硬脑膜、部分鼻黏膜、额顶部和上睑及鼻背部的皮肤等（图6-63、图6-64）。眼神经分支如下（图6-61）：

1. 额神经（frontal nerve） 较粗大，是眼神经分支中最上面的一支，在上睑提肌上方前行，分2～3支，其中最大的一支为**眶上神经**（supraorbital nerve），它经眶上切迹（或孔）伴眶上血管至额顶部及上睑皮肤；另一支为**滑车上神经**（supratrochlear nerve），它行向前内，经滑车上方出眶，分布于鼻背及内眦附近皮肤。

2. 泪腺神经（lacrimal nerve） 较细小，发出后沿眶外侧壁、外直肌上缘前行，分布于泪腺和外眦附近皮肤。

3. 鼻睫神经（nasociliary nerve） 在视神经和上直肌之间前行至眶内侧壁，其分支有：①**滑车下神经**（infratrochlear nerve）：在上斜肌下方，于滑车下出眶，分布于鼻背、眼睑皮肤及泪囊；②**筛前神经**（anterior ethmoidal nerve）和**筛后神经**（posterior ethmoidal nerve）：分布至筛窦、蝶窦、鼻腔黏膜及硬脑膜；③**睫状长神经**（long ciliary nerve）：在眼球后方穿巩膜入眼球，分布于睫状体、虹膜和角膜。另外有分支至睫状神经节，构成其感觉根。

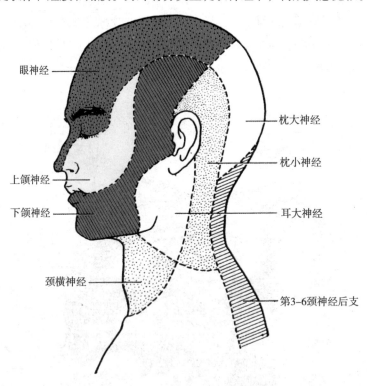

图6-64 头颈部皮神经分布示意图

（二）上颌神经

上颌神经（maxillary nerve）含一般躯体感觉纤维，自三叉神经节发出后，向前经海绵窦外侧壁，穿圆孔出颅，进入翼腭窝，向前再经眶下裂入眶，延续为眶下神经。上颌神经主要分布于硬脑膜、上颌牙齿、牙龈、口腔和鼻腔黏膜以及睑裂与口裂之间的皮肤（图6-63、图6-64）。其主要分支如下：

1. 眶下神经（infraorbital nerve）　为上颌神经主干的终末支，经眶下裂入眶后，经眶下沟、眶下管出眶下孔分成数支，分布于下睑、鼻翼、上唇与颊部的皮肤和黏膜。眶下神经于眶下管内分出**上牙槽前神经**（anterior superior alveolar nerve）和**上牙槽中神经**（middle superior alveolar nerve），它们的分支和上牙槽后神经的分支一起形成上牙丛，分布到上颌的牙齿、牙龈和上颌窦黏膜。

2. 颧神经（zygomatic nerve）　较细小，由上颌神经在翼腭窝处发出，经眶下裂入眶，沿眶外侧壁前行，发出两个分支：①**颧面支**（zygomaticofacial branch）或称**颧面神经**，分布于颊部皮肤；②**颧颞支**（zygomaticotemporal branch）或称**颧颞神经**，分布于颞区前部皮肤；另分出一交通支与来自面神经的副交感节后纤维分布至泪腺。

3. 翼腭神经（pterygopalatine nerves）　也称为**神经节支**，为2～3条细小的神经，始于上颌神经，行至翼腭窝处向下连于**翼腭神经节**（pterygopalatine ganglion）。其中小部分纤维穿过神经节，大部分纤维贴神经节内面通过，分布于腭、鼻、咽腔的黏膜及腭扁桃体，传导这些区域的感觉冲动。

4. 上牙槽后神经（posterior superior alveolar nerve）　由上颌神经本干在进入眶下沟之前发出，一般为2～3支：一支在上颌骨体的后面下降，分布于上颌磨牙的牙龈和颊部黏膜；其他分支参与形成上牙丛，分支至上颌牙齿、牙龈及上颌窦黏膜。

（三）下颌神经

下颌神经（mandibular nerve）是三叉神经的三个分支中最大的一支，属于混合性神经，含有一般躯体感觉纤维和特殊内脏运动纤维，感觉根粗大，运动根细小。它经卵圆孔出颅，出颅后两根合并成一短干，之后再分为前、后两干。前干细小，除分支支配咀嚼肌、鼓膜张肌外，还发出颊神经；后干粗大，发出分支支配硬脑膜、下颌牙齿及牙龈、舌前2/3及口腔底黏膜、耳颞区和口裂以下皮肤，此外另有支配下颌舌骨肌和二腹肌运动的分支（图6-63～图6-65）。下颌神经分支如下：

1. 耳颞神经（auriculotemporal nerve）　起于下颌神经后干，常以两根夹持脑膜中动脉，向后合成一干，然后经下颌颈内侧与颞浅血管伴行，穿腮腺，分支分布于颞下颌关节、外耳道及耳郭皮肤和腮腺；其终末支为**颞浅神经**，经耳前向上分布于颞区皮肤。来自舌咽神经的副交感纤维，经耳神经节交换神经元后，与耳颞神经的腮腺支一起进入腮腺，控制腮腺的分泌。

2. 颊神经（buccal nerve）　是下颌神经前干的分支，为感觉性神经，沿颊肌外面行向前下，分布于颊部皮肤和黏膜。颊神经在颊肌表面的分支与面神经的颊支交织，而面神经颊支支配颊肌运动。

3. 舌神经（lingual nerve）　自下颌神经后干发出，在下颌骨的下颌支内侧呈弓状下降，越过下颌下腺上方，至口腔底黏膜深面，分布于口腔底及舌前2/3黏膜，传导一般感觉。此外，在舌神经的行程中有来自面神经的分支**鼓索**（含有味觉纤维和副交感纤维）的加入，其味觉纤维随舌神经分布于舌前2/3黏膜，管理舌前2/3黏膜的味觉；副交感纤维在舌神经途经下颌下腺时，经下颌下神经节换神经元后，其节后纤维支配下颌下腺和舌下腺的分泌。

4. 下牙槽神经（inferior alveolar nerve）　为混合性神经，自下颌神经后干发出后，在舌神经后方走向前下，沿翼内肌外侧下行，穿下颌孔入下颌管，在下颌管内分支组成下牙丛，分布于下颌牙齿及牙龈，其终支自颏孔穿出，称**颏神经**（mental nerve），分布于颏部及下唇的皮肤和黏膜。下牙槽神经在进入下颌管之前，还发出**下颌舌骨肌神经**，该神经含运动纤维，支配下颌舌骨肌及二腹肌前腹。

5. 咀嚼肌神经　属运动性神经，分支有**咬肌神经**（masseteric nerve）、**颞深神经**（deep temporalnerve）、**翼内肌神经**（medial pterygoid nerve）、**翼外肌神经**（lateral pterygoid nerve），分别支配咬肌、颞肌、翼内肌和翼外肌。翼内肌神经还发出运动支穿过耳神经节，分布于鼓膜张肌和腭帆张肌。

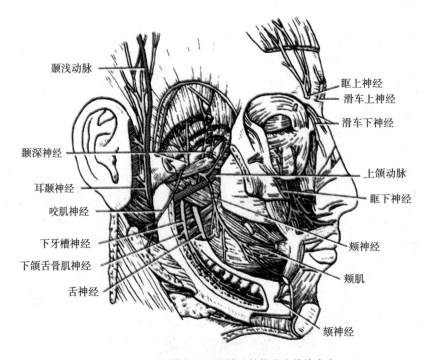

图 6-65　下颌神经及三叉神经其他分支的终末支

一侧三叉神经完全损伤，出现同侧面部皮肤及口、鼻腔黏膜感觉障碍，角膜反射消失；同侧咀嚼肌瘫痪、萎缩，张口时下颌偏向患侧。临床上三叉神经痛可涉及三叉神经某一分支或全部分支，压迫眶上孔、眶下孔或颏孔可诱发患支分布区域的疼痛。

六、展神经

展神经（abducent nerve）为运动性脑神经，含有一般躯体运动纤维，起自脑桥的展神经核，于脑桥延髓沟中线两侧出脑，前行至颞骨岩部尖端进入海绵窦，再经眶上裂入眶，在外直肌内侧面前行进入该肌，支配眼外直肌（图 6-60、图 6-62）。展神经受损可导致外直肌瘫痪，产生眼向内斜视。

七、面神经

（一）纤维成分

面神经（facial nerve）为混合性脑神经，含有特殊内脏运动纤维、一般内脏运动纤维、特殊内脏感觉纤维和一般躯体感觉纤维四种纤维成分：

1. 特殊内脏运动纤维　起自面神经核，主要支配面部表情肌。

2. 一般内脏运动纤维　起自上泌涎核，其发出的副交感节前纤维至**翼腭神经节**和**下颌下神**

经节交换神经元，节后纤维分布于泪腺、下颌下腺、舌下腺及鼻、腭黏膜的腺体，管理腺体分泌。

3. 特殊内脏感觉纤维　神经元胞体位于**膝神经节**，为假单极神经元，周围突分布于舌前2/3黏膜的味蕾，中枢突止于孤束核上部，管理味觉。

4. 一般躯体感觉纤维　神经元胞体也位于**膝神经节**，也为假单极神经元，其周围突分布于外耳道、耳后皮肤及面肌，中枢突入脑止于三叉神经脊束核，管理外耳道和耳后皮肤的一般躯体感觉及面肌的本体感觉。

（二）走行

面神经由两个根组成：**运动根**较大，另一根为较小的**中间神经**（由感觉纤维和副交感纤维组成）。面神经自脑桥延髓沟外侧出脑，与前庭蜗神经同行，进入内耳门后，两根合为一个干，穿过内耳道底进入颞骨岩部的面神经管，经鼓室内侧壁后上方转向下，穿茎乳孔出颅，向前穿过腮腺，分数支经腮腺前缘穿出到达面部，管理面肌。此外，在面神经管起始处，有膨大的**膝神经节**（geniculate ganglion）。

（三）分支

1. 面神经管内的分支　面神经在面神经管内的分支包括鼓索、岩大神经和镫骨肌神经。

（1）**鼓索**（chorda tympani）　在面神经出茎乳孔前由面神经干发出。行向前上，从后方进入鼓室，越过鼓膜上部和锤骨柄，从鼓室前部的岩鼓裂穿出，至颞下窝，行向前下加入下颌神经的分支舌神经，伴随其走行分布。鼓索含味觉纤维和副交感纤维：味觉纤维随舌神经分布于舌前2/3黏膜的味蕾，传导味觉冲动；副交感节前纤维进入舌神经下方的下颌下神经节交换神经元，节后纤维分布于下颌下腺和舌下腺，管理腺体分泌（图6-66）。

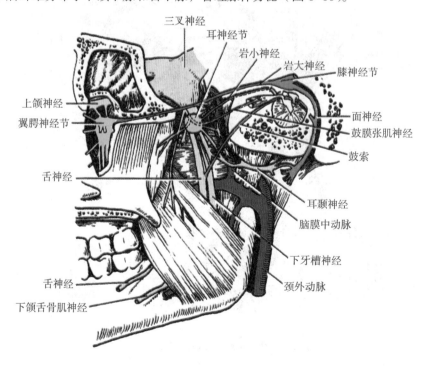

图6-66　翼腭神经节、耳神经节及其神经

（2）**岩大神经**（greater petrosal nerve）　也称**岩浅大神经**，含有特殊内脏感觉纤维和副交感纤维，特殊内脏感觉纤维由膝神经节细胞的周围突组成，分布于腭和鼻腔后部黏膜，管理味觉；副交感节前纤维起自上泌涎核，至翼腭窝内的**翼腭神经节**（pterygopalatine ganglion）交换神经元，节后纤维分布于泪腺以及腭和鼻腔黏膜腺，管理其分泌（图6-66）。

岩大神经自膝神经节发出，于颞骨岩部前面经三叉神经节深面，穿出颞骨至颅中窝底；在此，与来自颈内动脉交感丛的**岩深神经**（deep petrosal nerve）合成**翼管神经**（nerve of pterygoid canal），经破裂孔穿翼管，前行至翼腭窝，进入翼腭神经节，副交感纤维在此换元，节后纤维随神经节的一些分支及三叉神经的分支到达泪腺、腭及鼻黏膜腺体；特殊内脏感觉纤维穿神经节时不换元，到达腭和鼻腔后部黏膜，管理味觉。

（3）**镫骨肌神经**（stapedial nerve） 在面神经管内发出，沿鼓室后壁下降至镫骨肌，支配镫骨肌运动。

2. 面神经管外的分支 面神经出茎乳孔后即发出**耳后神经**（posterior auricular nerve）支配耳周围肌、枕肌；发出**二腹肌支**（digastric branch）支配二腹肌后腹；发出**茎突舌骨肌支**（stylohyoid branch）支配茎突舌骨肌。面神经主干前行进入腮腺，并在腮腺内分支形成**腮腺丛**（parotid plexus），由此丛发出以下分支自腮腺前缘呈放射状分布于面部表情肌，支配表情肌运动（图6-67）。

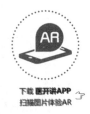

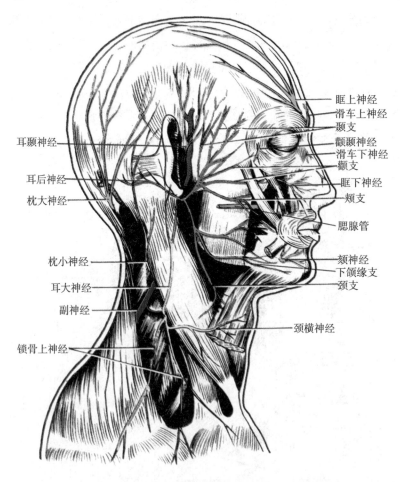

图6-67 面神经在面部的分支

（1）**颞支**（temporal branches） 向上越颧弓至颞区，支配额肌和眼轮匝肌等。

（2）**颧支**（zygomatic branches） 由腮腺前缘浅出后前行，越颧弓至外眦，支配颧肌和眼轮匝肌。

（3）颊支（buccal branches） 出腮腺前缘后，水平前行，支配颊肌、口轮匝肌和其他口周围肌。

（4）下颌缘支（marginal madnibular branch） 出腮腺前缘后，行向前下方，沿下颌骨下缘前行，支配下唇诸肌和颏肌。

（5）颈支（cervical branch） 自腮腺下部发出，在下颌角附近下行，支配颈阔肌。

（四）副交感神经节

面神经的副交感神经节有翼腭神经节和下颌下神经节（图 6-68）。

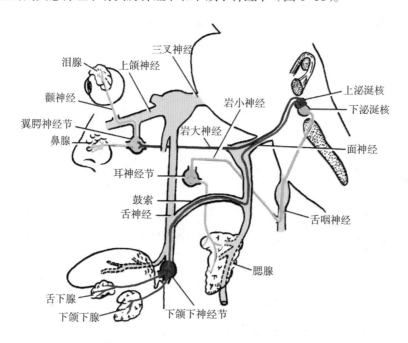

图 6-68 头部腺体的副交感神经来源模式图

1. 翼腭神经节（pterygopalatine ganglion） 也称蝶腭神经节（pterygopalatine ganglion），位于翼腭窝内，连于上颌神经下方，为一不规则的扁平小结，有副交感根、交感根和感觉根。

（1）副交感根 来自上泌涎核，经面神经的岩大神经与岩深神经结合为翼管神经至翼腭神经节换元，其节后纤维随上颌神经的分支分布于泪腺及腭、鼻黏膜腺体，管理腺体分泌。

（2）交感根 来自颈内动脉交感丛的**岩深神经**为交感干**颈上神经节**发出的节后纤维，与岩大神经结合为**翼管神经**，穿过翼腭神经节，分布于泪腺和腭、鼻腔等黏膜的腺体及血管。

（3）感觉根 来自上颌神经的翼腭神经，经翼腭神经节，分布于泪腺及腭、鼻腔黏膜，管理黏膜的一般感觉。

2. 下颌下神经节（submandibular ganglion） 位于下颌下腺与舌神经之间，同样也有副交感根、交感根和感觉根。

（1）副交感根 来自上泌涎核，经面神经的鼓索，加入舌神经至下颌下神经节，交换神经元后，节后纤维支配下颌下腺与舌下腺分泌。

（2）交感根 来自面动脉的交感丛，为交感干颈上神经节发出的节后纤维，穿过下颌下神经节，分布于舌下腺和下颌下腺。

（3）感觉根 来自下颌神经的舌神经，穿过下颌下神经节，分布于下颌下腺、舌下腺和舌，管理其感觉。

（五）损伤后的主要症状

因面神经的分支有管内和管外之分，故面神经损伤的部位不同，所引起的症状也有所差异。

面神经在出茎乳孔后（管外）损伤，为周围性瘫痪，主要表现为面肌瘫痪，如患侧额纹消失，不能皱眉；闭眼困难，角膜反射消失，鼻唇沟变浅或消失，口角下垂，发笑时口角歪向健侧，不能吹口哨和鼓腮。

面神经在面神经管内损伤，除有面神经周围性瘫的症状外，还伴有其他不同症状：如中间神经损伤，有舌前 2/3 味觉障碍，唾液腺和泪腺分泌障碍；如镫骨肌神经损伤，还可出现听觉过敏。

附：角膜反射

以棉絮轻触一侧角膜时，引起两眼同时闭合，此现象称为**角膜反射**。其反射通路如下：角膜→三叉神经的眼神经→三叉神经脑桥核和脊束核→两侧的面神经核→面神经→两侧的眼轮匝肌。

八、前庭蜗神经

前庭蜗神经（vestibulocochlear nerve）又称位听神经，由**前庭神经**和**蜗神经**两部分组成，为感觉性脑神经，含有特殊躯体感觉纤维，传导平衡觉和听觉。

（一）前庭神经

前庭神经（vestibular nerve）传导平衡觉。其胞体位于内耳道底的**前庭神经节**（vestibular ganglion）。它由双极神经元组成，其周围突穿内耳道底，分布于内耳的椭圆囊斑、球囊斑和壶腹嵴的毛细胞，中枢突组成前庭神经，与蜗神经一起，经内耳门入颅，在脑桥小脑三角处，经脑桥延髓沟外侧入脑，终于前庭神经核群和小脑（图 6-69）。

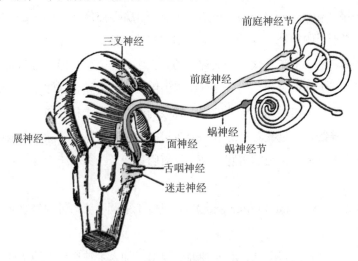

图 6-69　前庭蜗神经的分布

（二）蜗神经

蜗神经（cochlear nerve）传导听觉。胞体位于蜗轴内的**蜗神经节**（cochlear ganglion），又称**螺旋神经节**（spiral ganglion of cochlea），也由双极神经元组成，其周围突分布于内耳蜗管基底膜上**螺旋器**（Corti 器）的毛细胞，中枢突形成蜗神经，经内耳门，与前庭神经合并，形成前庭蜗神经，在脑桥延髓沟外侧部入脑，终于蜗神经诸核。

前庭蜗神经损伤后表现为患侧耳聋和前庭的平衡功能障碍；部分损伤时，由于前庭刺激可出现眩晕和眼球震颤。另外，前庭与网状结构、内脏神经中枢也有联系，所以多会同时伴有呕吐等症状。

九、舌咽神经

（一）纤维成分

舌咽神经（glossopharyngeal nerve）为混合性脑神经，含有五种纤维成分：

1. 特殊内脏运动纤维 起自疑核上部，其纤维支配茎突咽肌。

2. 一般内脏运动纤维 起自下泌涎核，在舌咽神经的耳神经节内交换神经元，节后纤维加入耳颞神经，支配腮腺分泌。

3. 一般内脏感觉纤维 其神经元胞体位于颈静脉孔下方的舌咽神经**下神经节**（inferior ganglion）内，为假单极神经元。其周围突分布于咽、舌后 1/3、咽鼓管和鼓室等处黏膜，以及颈动脉窦和颈动脉小球；中枢突终于孤束核的下部，传导一般内脏感觉。

4. 特殊内脏感觉纤维 其神经元胞体也位于舌咽神经的下神经节，周围突分布于舌后 1/3 黏膜的味蕾，中枢突终止于孤束核上部，司味觉。

5. 一般躯体感觉纤维 数量很少，其神经元胞体位于颈静脉孔内的舌咽神经**上神经节**（superior ganglion）内，周围突分布于耳后皮肤，中枢突入脑后止于三叉神经脊束核。

（二）走行与分支

舌咽神经在延髓橄榄后部出脑，与迷走神经、副神经同穿颈静脉孔出颅。在颈静脉孔内神经干上有膨大的上神经节，孔外有稍大的下神经节，其出颅后先行于颈内动、静脉之间，然后弓形向前，经舌骨舌肌内侧达舌根。其主要分支如下（图 6-70、图 6-71）：

1. 鼓室神经（tympanic nerve） 发自下神经节，经鼓室小管下口进入鼓室，在鼓室内侧壁的黏膜内与交感神经纤维共同形成**鼓室丛**，发数小支分布于鼓室、乳突小房和咽鼓管黏膜，传导感觉。鼓室神经的终支是**岩小神经**（lesser petrosal nerve），含来自下泌涎

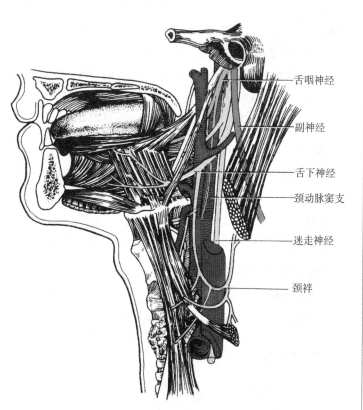

图 6-70 舌咽神经、迷走神经、副神经和舌下神经

舌咽神经
副神经
舌下神经
颈动脉窦支
迷走神经
颈袢

NOTE

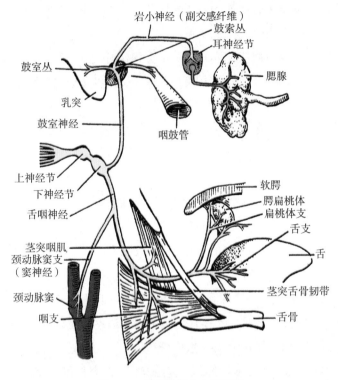

图 6-71 舌咽神经分布示意图

核的副交感纤维，它穿过颞骨岩部进入颅中窝，然后前行穿卵圆孔至**耳神经节**，在此交换神经元，其节后纤维经三叉神经的分支耳颞神经分布于腮腺，管理其分泌。

2. 颈动脉窦支（carotid sinus branch） 在颈静脉孔下方发出，含有一般内脏感觉纤维，沿颈内动脉下行分布于颈动脉窦和颈动脉小球，颈动脉窦为压力感受器，颈动脉小球为化学感受器，此神经可将血压和二氧化碳浓度的变化信息传入中枢，反射性地调节机体的血压和呼吸。

3. 咽 支（pharyngeal branches） 为 3 ～ 4 条细神经支，与迷走神经和交感神经的咽支在咽后壁交织成丛，由丛发分支分布于咽肌及咽黏膜，它是咽部疼痛和咽部反射的传入神经。

4. 舌支（lingual branches） 为舌咽神经终支，经舌骨舌肌深面分布于舌后 1/3 黏膜和味蕾，传导一般感觉和味觉。

此外，舌咽神经还发出**扁桃体支**和**茎突咽肌支**，分别管理扁桃体的感觉和支配茎突咽肌运动。

（三）副交感神经节

与舌咽神经有关的副交感神经节为**耳神经节**（otoganglion），此节位于卵圆孔下方、下颌神经内侧，含有四个根：

1. 副交感根 起自下泌涎核，经岩小神经到达耳神经节，在节内交换神经元，其节后纤维随耳颞神经分布于腮腺，管理腮腺的分泌。

2. 交感根 来自脑膜中动脉交感丛，为来自颈上交感神经节的节后纤维，穿过耳神经节，与副交感纤维一起随耳颞神经分布于腮腺。

3. 运动根 来自下颌神经的翼内肌神经运动支，穿过耳神经节，分布于鼓膜张肌和腭帆张肌。

4. 感觉根 来自耳颞神经，分布于腮腺，传导腮腺一般感觉。

（四）损伤后的主要症状

一侧舌咽神经损伤可出现同侧舌后 1/3 感觉和味觉消失，咽反射、呕吐反射消失、吞咽困难以及腮腺分泌障碍，但由于舌下腺和下颌下腺分泌正常，故不会引起口干。

十、迷走神经

（一）纤维成分

迷走神经（vagus nerve）为混合性脑神经，是行程最长、分布最广的脑神经，含有四种纤维成分：

1. 一般内脏运动纤维　起自迷走神经背核，在器官旁或器官内的副交感神经节交换神经元，其节后纤维支配颈、胸、腹部器官的平滑肌、心肌和腺体的活动。

2. 特殊内脏运动纤维　起自疑核，分布于咽肌、喉肌、腭肌和食管上段的横纹肌。

3. 一般内脏感觉纤维　其神经元胞体位于颈静脉孔下方的迷走神经**下神经节**（inferior ganglion）（又称结状神经节），为假单极神经元，其周围突组成迷走神经分支，分布于颈、胸、腹部的多种脏器以及喉腔的黏膜，中枢突与面神经和舌咽神经的一般内脏感觉纤维及特殊内脏感觉纤维共同组成**孤束**，终止于孤束核，传导一般内脏感觉冲动。

4. 一般躯体感觉纤维　其神经元胞体位于颈静脉孔内的迷走神经**上神经节**（superior ganglion），也为假单极神经元，周围突组成迷走神经分支，分布于硬脑膜、耳郭及外耳道皮肤，中枢突入脑止于三叉神经脊束核，传导一般感觉（图 6-72）。

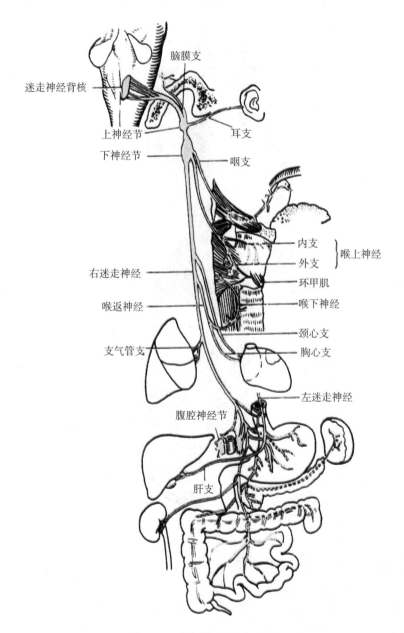

图 6-72　迷走神经分布示意图

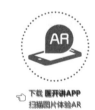

（二）走行

迷走神经在延髓橄榄后沟、舌咽神经的下方出脑，与舌咽神经和副神经一起穿颈静脉孔出颅。在颈静脉孔内有膨大的上神经节，出孔后有长而膨大的下神经节。

在颈部，迷走神经干位于颈动脉鞘内，行于颈内静脉与颈内动脉或颈总动脉之间的后方，经胸廓上口入胸腔。在胸部，左、右迷走神经分别位于气管的左、右两侧，经左、右肺根的后方，沿食管下降。左迷走神经在食管前面下行并分成许多细支，与交感神经的分支一起构成**左肺丛**和**食管前丛**，在食管下段左迷走神经又延续为**迷走神经前干**（anterior vagal trunk）。右迷走神经在食管后面下行并分支，与交感神经的分支一起构成**右肺丛**和**食管后丛**，继续下行集中，右迷走神经构成**迷走神经后干**（posterior vagal trunk）。迷走神经前、后干与食管一起穿膈肌食管裂孔进入腹腔，在腹腔分成许多小支，分布于胃前、后壁；其终支为**腹腔支**，与交感神经构成**腹腔丛**，分布于其他大部分腹腔脏器（图 6-73）。

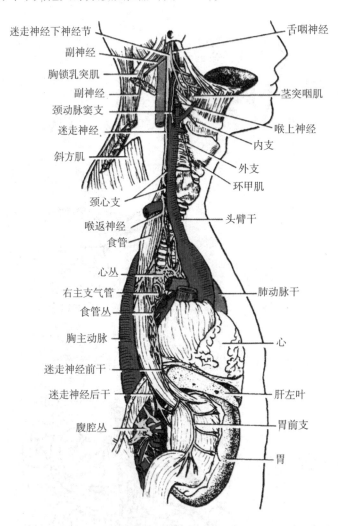

迷走神经下神经节	舌咽神经
副神经	
胸锁乳突肌	
副神经	茎突咽肌
颈动脉窦支	喉上神经
迷走神经	内支
斜方肌	外支
	环甲肌
颈心支	
喉返神经	头臂干
食管	
心丛	
右主支气管	肺动脉干
食管丛	
胸主动脉	心
迷走神经前干	
迷走神经后干	肝左叶
腹腔丛	胃前支
	胃

图 6-73　迷走神经的走行和分布

（三）主要分支

迷走神经沿途发出许多分支，主要分支如下：

1. 头、颈部的分支

（1）脑膜支（meningeal branch）　起自迷走神经上神经节，从颈静脉孔入颅腔，分布于颅后窝的硬脑膜和硬脑膜窦，传导一般感觉。

（2）耳支（auricular branch）　亦起自迷走神经上神经节，与舌咽神经上神经节所发出的耳支一起分布于耳郭和外耳道皮肤。因此，刺激外耳道皮肤可引起咳嗽、呕吐等神经反射现象。

（3）咽支（pharyngeal branch）　起自迷走神经下神经节，主要含有特殊内脏运动纤维和部分一般内脏感觉纤维，与舌咽神经和交感神经分支共同在咽后壁形成咽丛，分支分布于部分咽肌及咽、腭部黏膜。

（4）喉上神经（superior laryngeal nerve）　是迷走神经在颈部的最大分支，起自迷走神经下神经节，于颈内动脉内侧下行，在舌骨大角处分为内、外两支。内支与喉上动脉一起穿甲状舌骨膜入喉，分布于声门裂以上的喉黏膜以及会厌、舌根等处，传导一般内脏感觉；外支与甲状腺上动脉伴行，支配环甲肌。

（5）颈心支　也称**心支**（cardiac branches），有上、下两支，与交感神经的心支一起构成心丛，调节心脏活动。上支还发出一分支，称**主动脉神经**或**减压神经**，分布于主动脉弓壁内，能感受血压变化和化学刺激，反射性调节心脏活动。

2. 胸部分支

（1）喉返神经（recurrent laryngeal nerve）　右迷走神经在经过右锁骨下动脉前方处发出右喉返神经，它绕过锁骨下动脉下方弯行至后方上行，返回颈部。左迷走神经在经过主动脉弓前方处发出左喉返神经，它绕主动脉弓下后方上行，返回颈部。在颈部，左、右喉返神经分别行于气管与食管之间两侧的沟内，与甲状腺下动脉伴行，分别在甲状腺左、右侧叶后方入喉，称为**喉下神经**（inferior laryngeal nerve），其发出分支分布于喉（图6-73），其中特殊内脏运动纤维支配除环甲肌以外的全部喉肌，一般内脏感觉纤维分布于声门裂以下喉黏膜。此外，喉返神经在行程中还发出**胸心支**，加入心丛。

在甲状腺手术中，分离或结扎甲状腺下动脉时，注意避免损伤喉返神经，以免造成声音嘶哑。如两侧喉返神经同时受损，可引起失音、呼吸困难甚至窒息。

（2）支气管支（tracheal branches）和食管支（esophageal branches）　是左、右迷走神经在胸部发出的一些细小分支，与交感神经的分支共同构成肺丛和食管丛，然后，自这两丛再发出分支分布于气管、支气管、肺及食管，除支配这些器官的平滑肌和腺体外，同时还传导这些脏器和胸膜的感觉。

3. 腹部分支

迷走神经入腹腔后，其前干行至胃前面，后干在胃后面，然后分支至各器官，其主要分支如下：

（1）胃前支（anterior gastric branches）　发自迷走神经前干，沿胃小弯分布于胃前壁，胃前支末梢形似"鸦爪"，称**鸦爪支**，分布于幽门部前壁。

（2）胃后支（posterior gastric branches）　发自迷走神经后干，于胃后面沿途分支并分布于胃后壁。

（3）肝支（hepatic branches）　发自迷走神经前干，行于小网膜内，参与构成肝丛，随肝固有动脉分支，分布于肝、胆囊等结构。

（4）腹腔支（celiac branches）　为迷走神经后干的终支，在腹腔干附近与交感神经节后纤维一起构成腹腔丛，伴腹腔干、肠系膜上动脉及肾动脉等血管分支分布于肝、胆、胰、脾、肾及结肠左曲以上的消化管。

（四）损伤后的主要症状

迷走神经主干损伤，可出现心动过速、恶心、呕吐、呼吸困难、甚至窒息等；由于咽喉感觉障碍和咽喉肌瘫痪，还可出现发音困难、声音嘶哑、吞咽困难、软腭下垂且腭垂偏向健侧等症状。

十一、副神经

副神经（accessory nerve）为运动性脑神经，含特殊内脏运动纤维，由颅根和脊髓根组成（图6-74）。

颅根起自疑核，自迷走神经根下方出脑，与脊髓根同行，经颈静脉孔出颅后加入迷走神经，支配咽喉肌。

脊髓根起自脊髓颈部的**副神经核**（accessory nucleus），于脊神经前、后根之间出脊髓，在椎管内上行，经枕骨大孔入颅腔，与颅根合成一短干，经颈静脉孔出颅，脊髓根的纤维出颅后又与颅根分离，在颈内静脉的前外侧下行，分布于胸锁乳突肌和斜方肌，支配其运动。

副神经脊髓根损伤时，一侧胸锁乳突肌瘫痪，肌肉萎缩，患者可出现斜颈，两侧瘫痪则不能仰头；斜方肌瘫痪，导致患侧肩部下垂，耸肩困难。副神经颅根损伤时，还会出现发音困难、声音嘶哑和吞咽障碍。

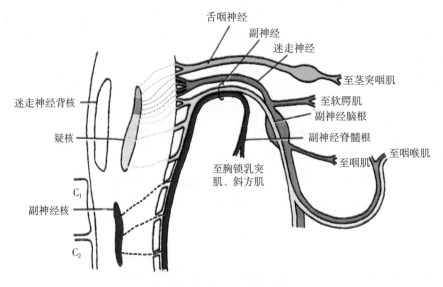

图6-74　副神经两根示意图

十二、舌下神经

舌下神经（hypoglossal nerve）为运动性脑神经，含一般躯体运动纤维，起自延髓**舌下神经核**（hypoglossal nucleus），在锥体和橄榄之间出脑，经舌下神经管出颅。出颅后行于颈内动、静脉之间（图6-70），在下颌角平面，其呈弓形向前内行至舌，支配全部舌内肌和大部分舌外肌（颏舌肌、舌骨舌肌等）。

一侧舌下神经损伤，同侧半舌肌瘫痪，伸舌时，舌偏向患侧，缩舌时，舌偏向健侧；若舌肌瘫痪时间过长，可造成舌肌萎缩。

附：十二对脑神经总结简表（表6-3）。

表6-3　12对脑神经总结简表

名称	和脑相连部位	进出颅腔部位	成分	纤维来源（胞体）	终止核	分布	损伤后主要症状
I 嗅神经	大脑	筛孔	特殊内脏感觉	嗅细胞	嗅球	鼻腔嗅黏膜	嗅觉障碍
II 视神经	间脑（外侧膝状体）	视神经管	特殊躯体感觉	视网膜节细胞	外侧膝状体	眼球视网膜	视觉障碍
III 动眼神经	脚间窝（中脑）	眶上裂	一般躯体运动	动眼神经核		上、下、内直肌和下斜肌，上睑提肌	眼外斜视，上睑下垂
			一般内脏运动	动眼神经副核		瞳孔括约肌、睫状肌	对光及调节反射消失
IV 滑车神经	下丘下方（中脑）	眶上裂	一般躯体运动	滑车神经核		上斜肌	眼不能向外下斜视
V 三叉神经	基底部外侧（脑桥）	眶上裂（眼神经）圆孔（上颌神经）卵圆孔（下颌神经）	一般躯体感觉	三叉神经节	三叉神经脑桥核、三叉神经脊束核	头面部皮肤，口腔、鼻腔黏膜，牙及牙龈，眼球，硬脑膜	头面部皮肤和口鼻腔黏膜感觉障碍，角膜反射消失
			特殊内脏运动	三叉神经运动核		咀嚼肌、下颌舌骨肌、二腹肌前腹、腭帆张肌和鼓膜张肌	咀嚼肌和相应肌肉瘫痪、萎缩，张口时下颌偏向瘫痪侧
VI 展神经	延髓脑桥沟内侧	眶上裂	一般躯体运动	展神经核		外直肌	眼向内斜视
VII 面神经	延髓脑桥沟外侧	内耳门→茎乳孔	特殊内脏运动	面神经核		面表情肌、颈阔肌、茎突舌骨肌、二腹肌后腹、镫骨肌	额纹消失、眼不能闭合、口角歪向健侧，鼻唇沟变浅，不能吹哨和鼓腮，听觉过敏
			一般内脏运动	上泌涎核		泪腺、下颌下腺、舌下腺及鼻腔和腭的腺体	腺体分泌障碍
			特殊内脏感觉	膝神经节	孤束核	舌前2/3、腭及鼻腔后部味蕾	舌前2/3、腭及鼻腔后部味觉障碍
			一般躯体感觉	膝神经节	三叉神经脊束核	耳郭皮肤和表情肌	相应部位感觉障碍

NOTE

续表

名称	和脑相连部位	进出颅腔部位	成分	纤维来源（胞体）	终止核	分布	损伤后主要症状
Ⅷ 前庭蜗神经	延髓脑桥沟外侧	内耳门	特殊躯体感觉	前庭神经节	前庭神经核群	壶腹嵴、球囊斑和椭圆囊斑	眩晕、眼球震颤等
			特殊躯体感觉	蜗神经节	蜗神经核	蜗管螺旋器	听力障碍
Ⅸ 舌咽神经	橄榄背侧上部	颈静脉孔	特殊内脏运动	疑核		茎突咽肌	
			一般内脏运动	下泌涎核		腮腺	腮腺分泌障碍
			一般内脏感觉	下神经节	孤束核	咽、鼓室、咽鼓管、软腭、舌后1/3的黏膜、颈动脉窦、颈动脉小球	咽后与舌后1/3感觉障碍、咽反射消失
			特殊内脏感觉	下神经节	孤束核	舌后1/3味蕾	舌后1/3味觉丧失
			一般躯体感觉	上神经节	三叉神经脊束核	耳后皮肤	
Ⅹ 迷走神经	橄榄背侧舌咽神经根下方	颈静脉孔	一般内脏运动	迷走神经背核		颈、胸、腹腔内脏平滑肌、心肌、腺体	心动过速、其他内脏活动障碍：恶心、呕吐、呼吸节律深而慢
			特殊内脏运动	疑核		腭肌（除腭帆张肌外）、咽喉肌	发音困难、声音嘶哑、发呛、吞咽障碍
			一般内脏感觉	下神经节	孤束核	颈、胸、腹腔脏器、咽喉黏膜	分布区感觉障碍
			一般躯体感觉	上神经节	三叉神经脊束核	硬脑膜，耳郭及外耳道皮肤	分布区感觉障碍
Ⅺ 副神经	橄榄背侧迷走神经根下方	颈静脉孔	特殊内脏运动	疑核		咽喉肌	咽喉肌功能障碍
			特殊内脏运动	副神经核		胸锁乳突肌、斜方肌	一侧胸锁乳突肌瘫痪则头无力转向对侧；斜方肌瘫痪则肩下垂、抬肩无力
Ⅻ 舌下神经	锥体外侧（延髓）	舌下神经管	一般躯体运动	舌下神经核		舌内肌和部分舌外肌	舌肌瘫痪、萎缩，伸舌时舌尖偏向患侧

第七章　内脏神经系统

内脏神经系统（visceral nervous system）是神经系统的一部分，分为中枢部和周围部。中枢部位于脑和脊髓内，周围部主要分布于内脏、心血管和腺体，称为**内脏神经**（visceral nerve）。内脏神经包括内脏运动神经和内脏感觉神经。

内脏运动神经调节内脏、心血管的运动和腺体的分泌，通常不直接受人的意志控制，故又称**自主神经系统**（autonomic nervous system）；又因它主要控制和调节动、植物共有的物质代谢活动，所以也称之为**植物神经系统**（vegetative nervous system）。

内脏感觉神经如同躯体感觉神经，其初级感觉神经元的胞体位于脑神经节和脊神经节内，周围突分布于内脏和心血管等处的内感受器。内脏感觉神经将来自内脏、心血管等处的感觉冲动传递至各级中枢，也可到达大脑皮质。内脏感觉神经传来的信息经中枢整合后，通过内脏运动神经调节这些器官的活动，从而在维持机体内、外环境的动态平衡和机体正常生命活动中发挥重要作用。内脏神经系统的组成如下。

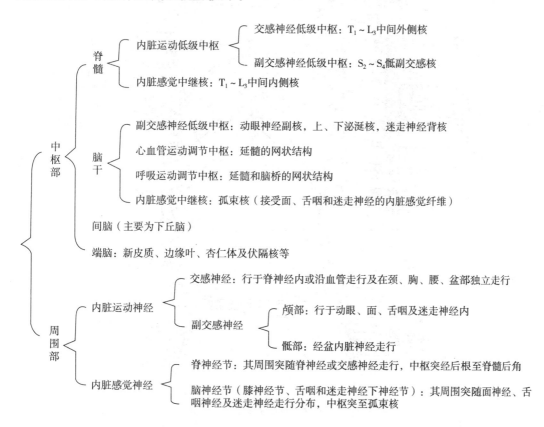

第一节　内脏运动神经系统

　　内脏运动神经（visceral motor nerve）（图 7-1）与躯体运动神经一样，都受大脑皮质和皮质下各级中枢的控制和调节；而且两者在功能上互相依存、协调和制约，以维持机体内、外环境的相对平衡。但是两者在形态结构、分布范围和功能等方面存在着以下不同：

　　支配的器官不同：躯体运动神经支配骨骼肌，一般都受意志的支配；内脏运动神经支配平滑肌、心肌和腺体，在一定程度上不直接受意志的支配。

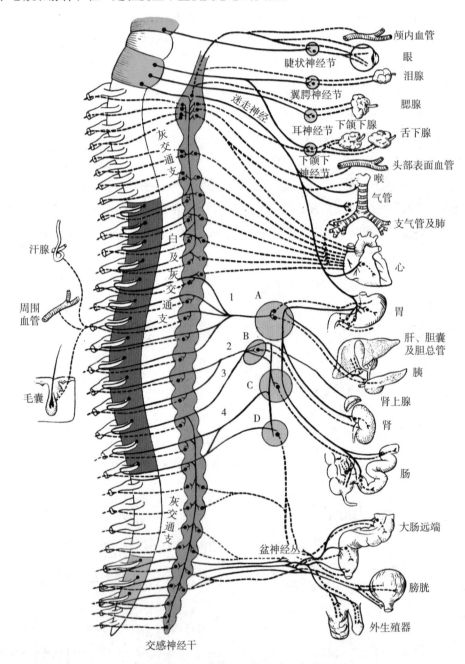

图 7-1　内脏运动神经系统概观示意图

绿色：副交感神经低级中枢；红色：交感神经低级中枢；淡绿：副交感神经；紫色：交感干；A. 腹腔神经节；B. 主动脉肾神经节；C. 肠系膜上神经节；D. 肠系膜下神经节；1. 内脏大神经；2. 内脏小神经；3. 内脏最下神经；4. 腰内脏神经；实线：节前纤维；虚线：节后纤维

　　含有的纤维成分不同：躯体运动神经只有一种纤维成分，即躯体运动纤维；而内脏运动神经则有交感和副交感两种纤维成分，分别构成交感神经和副交感神经，且多数内脏器官同时接受交感和副交感神经的双重支配（详见后述）。

　　需要的神经元数目不同：躯体运动神经自脑干或脊髓的低级中枢发出后直达骨骼肌，只需一级神经元；而内脏运动神经自脑干或脊髓的低级中枢发出后，都要在周围部的内脏神经节换神经元，再由节内的神经元发出纤维到达效应器，因此，内脏运动神经从低级中枢到达所支配的器官需经过两级神经元（肾上腺髓质除外，只需一级神经元）。第一级神经元称**节前神经元**（preganglionic neuron），其胞体位于脑干和脊髓低级中枢内，其轴突称**节前纤维**（preganglionic fiber）；第二级神经元称**节后神经元**（postganglionic neuron），其胞体位于内脏神经节内，其轴突称**节后纤维**（postganglionic fiber）。节后神经元的数目较多，一个节前神经元可以和多个节后神经元构成突触，这有利于较多的效应器同时活动。

　　神经纤维的粗细不同：躯体运动神经纤维一般是比较粗的有髓纤维，而内脏运动神经纤维则是薄髓（节前纤维）和无髓（节后纤维）的细纤维。

　　神经分布的形式不同：躯体运动神经以神经干的形式分布；而内脏运动神经的节后纤维则常攀附于脏器或血管的表面形成神经丛，由丛再发出分支至效应器。

一、交感神经

（一）中枢部

　　交感神经（sympathetic nerve）的低级中枢位于脊髓第1胸～第3腰节段（$T_1 \sim L_3$）的灰质侧柱中间外侧核内。其节前纤维是由此核内的细胞发出的轴突，它经脊神经前根和白交通支到达交感神经节。

（二）周围部

　　主要包括交感神经节以及由节发出的分支、交感神经丛等。

　　1. 交感神经节　为交感神经节后神经元胞体所在处。按其所在位置不同，分为椎旁神经节和椎前神经节（图7-2）。

　　（1）**椎旁神经节**（paravertebral ganglia）　位于脊柱两旁，借**节间支**分别连成左、右两条**交感干**（sympathetic trunk），故椎旁神经节又称**交感干神经节**（ganglia of sympathetic trunk）。交感干上起自颅底，下至尾骨前方，于尾骨前面两干下端合并连于一个单节即奇神经节（图7-2）。

　　交感干神经节分为颈、胸、腰、骶和尾5部分，一般由19～23对和1个单节组成。颈部一般有3对，分别称为**颈上神经节**（superior cervical ganglion）、**颈中神经节**（middle cervicalganglion）和**颈下神经节**（inferior cervical ganglion）；胸部有10～12对，第1胸交感干神经节常与颈下神经节结合，称**颈胸神经节**（cervicothoracic ganglion），又称**星状神经节**（stellate ganglion）；腰部有4～5对；骶部有2～3对；尾部为1个单节，又称**奇神经节**（ganglion impar）。

　　（2）**椎前神经节**（prevertebral ganglia）　呈不规则团块，位于脊柱前方、腹主动脉脏支根部周围，包括腹腔神经节、主动脉肾神经节、肠系膜上神经节和肠系膜下神经节等（图7-2）。

　　腹腔神经节（celiac ganglia）：1对，位于腹腔干根部两旁。

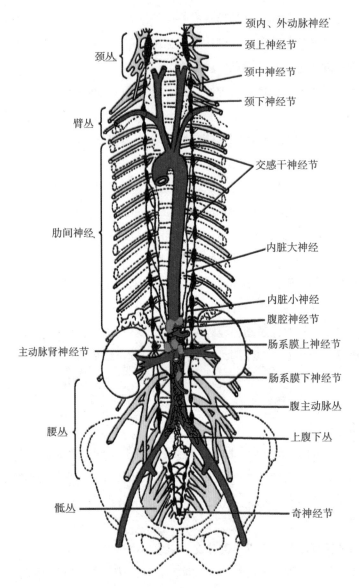

颈内、外动脉神经
颈上神经节
颈中神经节
颈下神经节
交感干神经节
内脏大神经
内脏小神经
腹腔神经节
肠系膜上神经节
肠系膜下神经节
腹主动脉丛
上腹下丛
奇神经节
颈丛
臂丛
肋间神经
主动脉肾神经节
腰丛
骶丛

图 7-2　交感干和椎前神经节

主动脉肾神经节（aorticorenal ganglia）：1 对，位于肾动脉根部。

肠系膜上神经节（superior mesenteric ganglion）：1 个，位于肠系膜上动脉的根部。

肠系膜下神经节（inferior mesenteric ganglion）：1 个，位于肠系膜下动脉的根部。

2. 交通支　交感干神经节借交通支与相应的脊神经相连。交通支分为白交通支和灰交通支两种（图 7-3）。**白交通支**（white communicating branch）是脊髓侧角中间外侧核细胞发出的节前纤维离开脊神经进入交感干神经节的通路，只见于全部胸神经和上三对腰神经与交感干神经节之间；因纤维有髓鞘，呈白色，故称白交通支。**灰交通支**（gray communicating branch）是交感干神经节发出的节后纤维返回脊神经的通路，存在于全部交感干神经节与全部脊神经之间；因纤维无髓鞘，呈灰色，故称灰交通支。

3. 交感神经节前纤维去向　交感神经节前纤维自脊髓中间外侧核发出，经相应的脊神经前根、脊神经、白交通支进入交感干后有三种去向（图 7-3）：

（1）终止于相应的交感干神经节　一部分交感神经节前纤维进入相应交感干后，就在此换神经元。

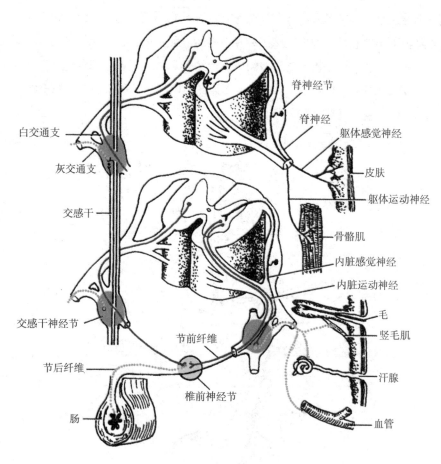

白交通支
灰交通支
交感干
交感干神经节
节前纤维
节后纤维
肠
椎前神经节

脊神经节
脊神经
躯体感觉神经
皮肤
躯体运动神经
骨骼肌
内脏感觉神经
内脏运动神经
毛
竖毛肌
汗腺
血管

图 7-3 交感神经纤维走行模式图

（2）在交感干内上升或下降　一部分节前纤维进入到相应交感干神经节后，继续上升或下降，终止在上方或下方交感干神经节，并换神经元。

一般认为来自脊髓上胸段中间外侧核的节前纤维，在交感干内上升至颈部，在颈部交感干神经节换元；中胸段者在交感干内上升或下降，至其他胸部交感干神经节换元；下胸段和腰段者在交感干内下降，在腰骶部交感干神经节换元。

（3）穿过相应的交感干神经节　节前纤维不在交感干神经节内换神经元，而是穿交感干神经节到达椎前神经节换元。

4. 交感神经节后纤维去向　由交感神经节发出的节后纤维也有三种去向：

（1）经灰交通支返回脊神经　由交感干神经节发出的节后纤维经相应灰交通支返回脊神经，随脊神经分布至头颈、躯干和四肢的血管、汗腺和竖毛肌等。31 对脊神经与交感干神经节之间都有灰交通支联系，故脊神经分支内一般都含有交感神经的节后纤维。

（2）攀附于动脉形成神经丛　节后纤维攀附于动脉形成神经丛（如颈内动脉丛、颈外动脉丛、腹腔丛、肠系膜上丛等），并随动脉及其分支走行到达所支配的器官（图 7-4）。

（3）直接发支分布到所支配的器官　由交感神经节发出的节后纤维可以直接到达所支配的器官。

5. 交感神经的分布（图 7-1、图 7-4）

（1）至全身血管、汗腺和竖毛肌　自脊髓第 1 胸～第 3 腰（$T_1 \sim L_3$）节段中间外侧核的一部分细胞发出节前纤维，经相应的脊神经前根、脊神经和白交通支进入交感干，部分终止于相应的交感干神经节并换神经元；部分在交感干内上升到颈部交感干神经节换神经元；部分在交感干内下降至下腰部和骶尾部的交感干神经节换神经元。因此，交感神经的节前纤维虽发自脊髓 $T_1 \sim L_3$ 节段，但可至交感干全部神经节换神经元。由交感干全部神经节发出的节后纤维分别经灰交通支又返回到 31 对脊神经，成为脊神经的内脏运动纤维成分，随脊神经分布到头颈、躯干和四肢的血管、汗腺和竖毛肌。

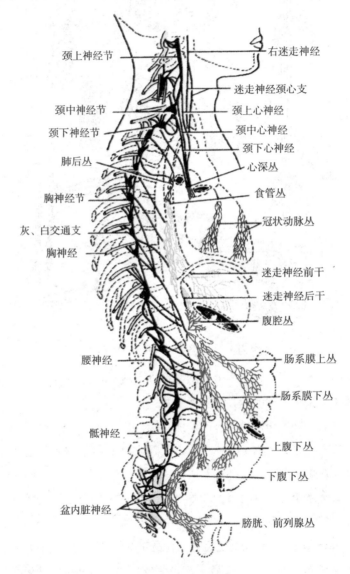

图 7-4　交感干和内脏神经丛

（2）至头颈部血管、平滑肌、腺体　自脊髓第 1 ～ 2 胸节段（ $T_{1\sim2}$ ）中间外侧核的一部分细胞发出节前纤维，经相应的脊神经前根、脊神经和白交通支到达相应胸交感干神经节，不在此换神经元，而在交感干内上升到**颈上神经节**换神经元，由颈上神经节发出节后纤维攀附在颈内、外动脉周围形成**颈内动脉丛**和**颈外动脉丛**，并伴动脉的分支走行，分布到头面部的平滑肌和腺体，如瞳孔开大肌、泪腺、唾液腺以及血管等。

因此，颈交感干受损可出现交感神经损伤的症状即 **Horner** 综合征，表现为患侧瞳孔缩小（瞳孔开大肌瘫痪）、睑裂变小（眼睑内 Müller 肌瘫痪）、面部潮红（面部血管扩张）和无汗（面部汗腺分泌障碍）等。

（3）至胸腔器官　分布至心的交感神经自脊髓第 1～4 或 5 胸节段（$T_{1～5}$）中间外侧核的一部分细胞发出节前纤维，经相应的脊神经前根、脊神经和白交通支到达相应的上位胸交感干神经节，一部分纤维在此换神经元，发出节后纤维组成胸心神经（thoracic cardiac nerves），加入心丛分布到心脏；另一部分纤维在交感干内上升到颈上、中、下神经节换神经元，由这三个节发出的节后纤维分别组成颈上心神经（superior cervical cardiac nerve）、颈中心神经（middle cervical cardiac nerve）和颈下心神经（inferior cervical cardiac nerve），下行进入心丛，分布到心肌和心血管。

分布至肺的交感神经自脊髓第 2～6 胸节段（$T_{2～6}$）中间外侧核的一部分细胞发出节前纤维，经相应的脊神经前根、脊神经和白交通支到达交感干，在颈胸神经节及上位胸神经节换神经元，这些节发出的节后纤维至肺门加入肺丛，由丛分支入肺内分布到支气管树（平滑肌和腺体）以及肺内血管（平滑肌）等。

（4）至腹腔和盆腔脏器　分布至腹腔实质性脏器、胆囊和横结肠以上消化管的交感神经自脊髓第 5～12 胸节段（$T_{5～12}$）中间外侧核的一部分细胞发出节前纤维，经相应的脊神经前根、脊神经和白交通支到达相应的胸交感干神经节，在此不换神经元而是穿越交感干神经节后组成内脏大神经（greater splanchnic nerve）和内脏小神经（lesser splanchnic nerve）。内脏大神经由穿过第 5 或第 6～9 胸交感干神经节的节前纤维组成，沿椎体表面下行，穿膈脚至腹腔，主要到腹腔神经节换神经元；内脏小神经由穿过第 10～12 胸交感干神经节的节前纤维组成，沿椎体表面下行，穿膈脚至腹腔，主要到主动脉肾神经节换神经元，也有纤维终止于肠系膜上神经节。由腹腔神经节、主动脉肾神经节等发出的节后纤维加入腹腔丛（celiac plexus），并延续于腹主动脉丛，其缠绕腹腔干、肠系膜上动脉和肾动脉的分支分布到肝、胆囊、胰、脾、肾、肾上腺以及横结肠左曲以上的消化管。

分布至降结肠以下的消化管和盆腔其他脏器的交感神经自脊髓第 1～3 腰（$L_{1～3}$）或第 11 胸～第 3 腰节段（$T_{11}～L_3$）中间外侧核的一部分细胞发出节前纤维，经相应的脊神经前根、脊神经和白交通支到腰交感干神经节，穿越此节组成腰内脏神经（lumbar splanchnic nerves）并加入腹主动脉丛，由此丛分出肠系膜下丛，后者一部分纤维在肠系膜下神经节换神经元，节后纤维随肠系膜下动脉的分支分布至降结肠、乙状结肠和直肠上部；另一部分纤维下延参与组成腹下丛，分布到盆腔的脏器。

综上所述，交感神经的分布大致如下：自脊髓第 1～5 胸节段中间外侧核细胞发出的节前纤维换神经元后，其节后纤维支配头、颈、胸腔脏器和上肢的血管、汗腺及竖毛肌；自脊髓第 5～12 胸节段中间外侧核细胞发出的节前纤维换神经元后，其节后纤维支配肝、胆、胰、脾、肾等实质性器官和腹腔内结肠左曲以上的消化管及躯干的血管、汗腺及竖毛肌；自脊髓上腰节段中间带外侧核细胞发出的节前纤维换神经元后，其节后纤维支配结肠左曲以下的消化管、盆腔脏器和下肢的血管、汗腺及竖毛肌。

二、副交感神经

（一）中枢部

副交感神经（parasympathetic nerve）的低级中枢位于脑干内的一般内脏运动核和脊髓第 2～4 骶节段（$S_{2～4}$）的骶副交感核（图 7-1），由这些核发出副交感神经的节前纤维。

NOTE

（二）周围部

包括**副交感神经节**（parasympathetic ganglion）及进出于节的**节前纤维**和**节后纤维**。根据位置不同，副交感神经节可分为**器官旁节**和**器官内节**：前者位于器官近旁，后者位于器官壁内；此两节内的神经元即为副交感神经节后神经元。位于颅部的副交感神经节较大，肉眼可见，有睫状神经节、下颌下神经节、翼腭神经节和耳神经节等；位于身体其他部位的副交感神经节均很小，只有在显微镜下才能看到（图 7-1）。

1. 颅部副交感神经　其节前纤维行于动眼神经、面神经、舌咽神经和迷走神经内（图 7-5），随其走行分布（详见第六章第二节）。

（1）随动眼神经走行、分支及分布　中脑内的动眼神经副核发出副交感神经节前纤维，随动眼神经进入眶腔后，至睫状神经节内换神经元，其节后纤维穿入眼球壁，分布于瞳孔括约肌和睫状肌。

（2）随面神经走行、分支及分布　脑桥内的上泌涎核发出副交感神经节前纤维，随面神经走行进入面神经管，其中一部分经岩大神经至翼腭窝内的翼腭神经节换神经元，其节后纤维分布于泪腺以及鼻腔、口腔黏膜腺；另一部分纤维经鼓索加入舌神经，再到下颌下神经节换神经元，其节后纤维分布于下颌下腺和舌下腺。

（3）随舌咽神经走行、分支及分布　延髓内的下泌涎核发出副交感神经节前纤维，随舌咽神经走行，至卵圆孔下方的耳神经节换神经元，其节后纤维经耳颞神经分布于腮腺。

（4）随迷走神经走行、分支及分布　延髓内的迷走神经背核发出副交感神经节前纤维，随迷走神经分支到颈、胸、腹腔器官旁节或器官内节换神经元，其节后纤维随即分布于颈、胸、腹腔脏器（结肠左曲以下的消化管除外）。

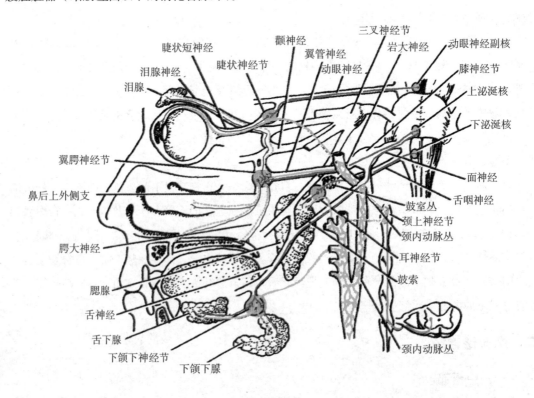

图 7-5　头部的内脏神经分布模式图

实线：节前纤维；绿色虚线：交感神经节后纤维；红色线：副交感神经节后纤维

2. 骶部副交感神经 其节前纤维由骶副交感核发出，随骶神经前根、前支出骶前孔至盆腔，然后离开骶神经前支，组成**盆内脏神经**（pelvic splanchnic nerves）加入盆丛，随盆丛分支到结肠左曲以下的消化管和盆腔脏器，在器官旁节或器官内节换神经元，其节后纤维支配这些器官（图 7-6）。

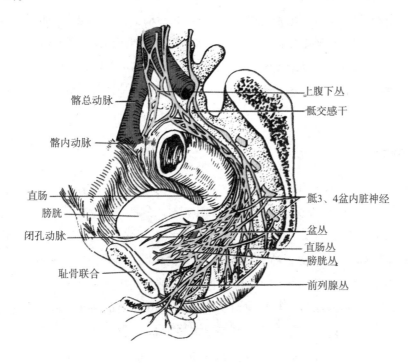

髂总动脉　　　　　　　　　　　　　　　上腹下丛
　　　　　　　　　　　　　　　　　　　骶交感干
髂内动脉

直肠　　　　　　　　　　　　　　　　　骶3、4盆内脏神经
膀胱　　　　　　　　　　　　　　　　　盆丛
闭孔动脉　　　　　　　　　　　　　　　直肠丛
　　　　　　　　　　　　　　　　　　　膀胱丛
耻骨联合　　　　　　　　　　　　　　　前列腺丛

图 7-6　盆部的内脏神经丛

三、交感神经与副交感神经的主要区别

交感神经和副交感神经都是内脏运动神经，常共同支配一个器官，形成对内脏器官的双重神经支配。但两者在神经来源、形态结构、分布范围和功能上又有明显的区别。

1. 低级中枢的部位不同 交感神经低级中枢位于脊髓第 1 胸～第 3 腰节段中间外侧核；副交感神经低级中枢则位于脑干内的一般内脏运动核和脊髓第 2～4 骶节段的骶副交感核。但其节前纤维的神经末梢均释放乙酰胆碱，其作用的受体多为烟碱受体（N 受体）。

2. 周围神经节的位置不同 交感神经节位于脊柱的两旁（椎旁神经节）和脊柱的前方（椎前神经节）；副交感神经节位于所支配的器官近旁（器官旁节）和器官壁内（器官内节）。因此，副交感神经节前纤维比交感神经节前纤维长，而节后纤维则较短。

3. 节前神经元与节后神经元的比例不同 一个交感节前神经元的轴突可与许多节后神经元形成突触；而一个副交感节前神经元的轴突则与较少的节后神经元形成突触。所以，交感神经的作用较广泛，而副交感神经的作用较局限。

4. 分布范围不同 交感神经在周围的分布范围较广，除至头颈部、胸腹腔脏器外，还遍及全身的血管、汗腺和竖毛肌等；副交感神经的分布不如交感神经广泛，一般认为大部分血管、汗腺、竖毛肌和肾上腺髓质均无副交感神经支配。

交感神经节后纤维末梢大都释放去甲肾上腺素和肾上腺素，作用受体为 α 或 β 受体，而支配汗腺的交感神经节后纤维释放乙酰胆碱，作用受体为毒蕈碱受体；副交感神经节后纤维也释放乙酰胆碱，作用受体也为毒蕈碱受体。

5. 对同一器官所起的作用不同   交感神经与副交感神经对同一器官的作用既互相拮抗又互相统一。交感神经多与应激作用有关，而副交感神经多与机体保存能量有关。例如：当机体运动时，为适应机体代谢的需要，交感神经兴奋增强，而副交感神经兴奋减弱、相对抑制，出现心跳加快、血压升高、支气管扩张、瞳孔开大、消化活动受抑制等现象；而当机体处于安静或睡眠状态时，副交感神经兴奋加强，交感神经相对抑制，因而出现心跳减慢、血压下降、支气管收缩、瞳孔缩小、消化活动增强等现象，以利于体力的恢复和能量的储存。可见，机体在交感和副交感神经既互相拮抗又相互统一的协调下，得以更好地适应环境变化，以便在复杂多变的环境中生存。

四、内脏神经丛

交感神经、副交感神经和内脏感觉神经在到达所支配脏器的行程中，常互相交织共同构成**内脏神经丛**（自主神经丛或植物神经丛）（图 7-4）。这些神经丛主要攀附于头、颈部和胸、腹、盆腔内的动脉周围，或分布于脏器附近和器官之内。除颈内动脉丛、颈外动脉丛、锁骨下动脉丛和椎动脉丛等没有副交感神经参加外，其余的内脏神经丛均由交感和副交感神经组成，另外，这些丛也有内脏感觉纤维。现将几个主要的内脏神经丛介绍如下：

1. 心丛（cardiac plexus）   由两侧颈交感干神经节发出的颈上、中、下心神经以及胸交感干神经节发出的胸心神经和迷走神经的心支共同组成，分为**心浅丛**（plexus cardiacus superficialis）和**心深丛**（plexus cardiacus profundus）。心浅丛位于主动脉弓下方、右肺动脉前方，心深丛位于主动脉弓和气管权之间，两丛互相交织。心丛内有**心神经节**（cardiac ganglia），为副交感神经节，来自迷走神经的副交感节前纤维在此换神经元。心丛的分支又组成**心房丛**和**左、右冠状动脉丛**，随动脉分支分布于心肌。

2. 肺丛（pulmonary plexus）   位于肺根的前、后方，与心丛互相连续，丛内有小的神经节（迷走神经节后神经元）。肺丛由迷走神经的支气管支和第 2 ～ 5 胸交感干神经节的分支组成，也有心丛的分支加入，其分支随支气管和肺血管的分支入肺。

3. 腹腔丛（celiac plexus）   位于腹腔干和肠系膜上动脉根部周围，是最大的内脏神经丛，丛内主要含有腹腔神经节、肠系膜上神经节和主动脉肾神经节等。此丛由来自两侧胸交感干的内脏大、小神经和迷走神经后干的腹腔支以及腰上部交感干神经节的分支共同组成。来自内脏大、小神经的交感节前纤维在丛内神经节换神经元，来自迷走神经的副交感节前纤维则到所分布的器官附近或肠管壁内换神经元。腹腔丛及丛内神经节发出的分支又可分为许多副丛，如肝丛、胃丛、脾丛、肾丛以及肠系膜上丛等，分别沿同名血管分支到达各器官。

4. 腹主动脉丛（abdominal aortic plexus）   位于腹主动脉前面及两侧，是腹腔丛在腹主动脉表面向下的延续部分，并接受第 1、2 腰交感干神经节的分支。此丛分出肠系膜下丛，沿同名动脉分支分布于结肠左曲以下至直肠上段的消化管。此外，腹主动脉丛还发出纤维下行入盆腔，参加腹下丛的组成。

5. 腹下丛（hypogastric plexus）   可分为上腹下丛和下腹下丛。

上腹下丛（superior hypogastric plexus）位于第 5 腰椎前面、腹主动脉末端及两侧髂总动脉之间，是腹主动脉丛向下的延续部分，丛两侧接受下位 2 个腰交感干神经节发出的腰内脏神经，在肠系膜下神经节换神经元。

下腹下丛（inferior hypogastric plexus）即**盆丛**（pelvic plexus），为上腹下丛延续到盆腔的部分，位于直肠两侧，并接受骶交感干的节后纤维和第 2～4 骶神经的副交感节前纤维。此丛伴随髂内动脉的分支组成直肠丛、精索丛、输尿管丛、膀胱丛、前列腺丛、子宫阴道丛等，并随动脉分支分布于盆腔各脏器。

第二节　内脏感觉神经系统

人体各内脏器官除有运动性神经（交感和副交感神经）支配外，还有感觉神经分布。**内脏感觉神经**（visceral sensory nerve）将内感受器接受的内脏刺激转变为神经冲动，传至中枢（详见第八章第一节）。

同躯体感觉神经一样，内脏感觉神经元的胞体亦位于脊神经节和脑神经节（膝神经节、舌咽神经下神经节、迷走神经下神经节）内，而且也是假单极神经元。其周围突随交感神经和副交感神经分布于内脏器官；中枢突进入脊髓和脑干，分别止于脊髓灰质后角以及脑干内的孤束核。

在中枢内，内脏感觉纤维一方面借中间神经元与内脏运动神经元联系，形成内脏－内脏反射，或与躯体运动神经元联系，形成内脏－躯体反射；另一方面经过较复杂的传导途径，将冲动传至大脑皮质，产生多种内脏感觉。

内脏感觉包括特殊内脏感觉和一般内脏感觉。特殊内脏感觉是指嗅觉和味觉，而一般内脏感觉是指嗅觉和味觉以外的全部心、血管、腺体及内脏的感觉。

内脏感觉神经在形态结构上虽与躯体感觉神经大致相同，但仍有以下不同之处。

1. 痛阈较高　内脏感觉纤维数目较少，且多为细纤维，痛阈较高，一般强度的刺激不引起主观感觉。例如，在外科手术切割或烧灼内脏时，患者并不感觉疼痛；但脏器活动较强烈时，可产生内脏感觉，如外科手术时牵拉脏器、胃的饥饿收缩、直肠和膀胱的充盈等均可引起感觉。一般认为，这些感觉的传入纤维多与副交感神经伴行进入脑干或脊髓。此外，在病理条件下或极强烈刺激下，则可产生痛觉。例如，内脏器官过度膨胀受到牵张，平滑肌痉挛以及缺血和代谢产物集聚等，皆可刺激神经末梢产生内脏痛。一般认为，内脏痛觉纤维多与交感神经伴行进入脊髓。

2. 疼痛弥散、定位不准　内脏感觉的传入途径比较分散，即一个脏器的感觉纤维经过多个节段的脊神经进入中枢，而一条脊神经又包含来自几个脏器的感觉纤维。因此，内脏痛往往是弥散的，定位不准确，比较模糊。例如，心脏的痛觉纤维伴随交感神经，经第 1～5 胸神经后根进入脊髓。内脏痛觉纤维除和交感神经伴行外，尚有盆腔部分脏器的痛觉冲动通过盆内脏神经（副交感神经）到达脊髓。气管和食管的痛觉纤维可能经迷走神经传入脑干，也可能伴交感神经走行经脊神经进入脊髓。

内脏感觉神经的中枢传入路径详见第八章第一节。

当某些内脏器官发生病变时，常在体表的一定区域产生感觉过敏或痛觉，这种现象称**牵涉性痛**（referred pain）。例如，心绞痛时，常在胸前区及左臂内侧皮肤感到疼痛（图 7-7、图

7-8）；肝胆疾患时，常在右肩部感到疼痛等。临床上将内脏患病时体表发生感觉过敏以及骨骼肌反射、血管舒缩、汗腺分泌异常等障碍的部位称为**海德带**（Head Zones）。了解海德带有助于内脏疾病的定位诊断。

　　牵涉性痛的发生机制目前尚未完全清楚。一般认为，发生牵涉性痛的体表部位与病变器官往往受同一节段脊神经的支配，体表部位和病变器官的感觉神经进入同一脊髓节段，并在脊髓后角内密切联系，因此，从患病内脏传来的冲动可以扩散或影响到邻近的躯体感觉神经元，从而产生牵涉性痛。近年来神经解剖学研究表明：一个脊神经节内的神经元周围突可分叉分别到躯体和内脏器官，并认为这是牵涉性痛的形态学基础。

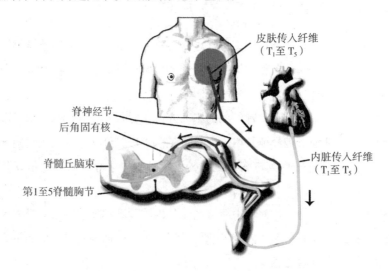

图 7-7　心传入神经与皮肤传入神经的相互关系

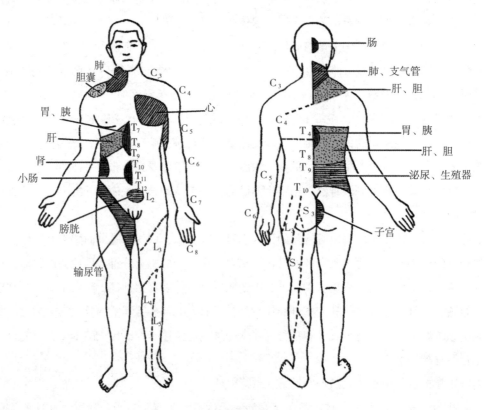

图 7-8　内脏器官疾病时的牵涉性痛区

附：机体重要器官的神经支配简表

在系统学习内脏神经的基础上，对人体一些重要器官的神经支配和分布进行总结概括，不仅有利于对其生理功能的理解，对临床诊断和治疗也有一定意义（表 7-1～表 7-4）。

表 7-1　全身皮肤血管、汗腺及竖毛肌的交感神经支配

部位	交感神经	起源	路径	功能
头颈	节前纤维	T_1～T_2脊髓侧角	经相应前根、白交通支→交感干上升	血管收缩、汗腺分泌、竖毛
	节后纤维	颈上神经节	经颈内、外动脉丛→分布	
上肢	节前纤维	T_2～T_6脊髓侧角	经相应前根、白交通支→交感干	血管收缩、汗腺分泌、竖毛
	节后纤维	颈下、颈胸神经节	经灰交通支→脊神经→锁骨下丛→随臂丛的神经分布	
躯干	节前纤维	T_1～T_{12}脊髓侧角	经相应前根、白交通支→交感干	血管收缩、汗腺分泌、竖毛
	节后纤维	胸交感神经节	经灰交通支→随胸神经分布	
下肢	节前纤维	T_{10}～L_3脊髓侧角	经相应前根、白交通支→交感干	血管收缩、汗腺分泌、竖毛
	节后纤维	腰交感神经节和骶交感神经节	经灰交通支→随脊神经分布	

注：分布至皮肤汗腺的交感神经节后纤维为胆碱能纤维，可使汗腺分泌；分布在皮肤的血管平滑肌的为肾上腺素能纤维，可使血管收缩。

表 7-2　头颈部主要器官的内脏运动神经支配

器官	内脏运动神经		起源	路径	功能
眼球	交感神经	节前纤维	T_1～T_2脊髓侧角	经前根、脊神经、白交通支→交感干→干内上升	瞳孔开大肌，眼睑平滑肌（Müller肌）收缩
		节后纤维	颈上神经节	经颈内动脉丛→睫状神经节（穿过）→眼球的血管和瞳孔开大肌	
	副交感神经	节前纤维	动眼神经副核	动眼神经→睫状神经节的短根	瞳孔缩小、睫状肌收缩
		节后纤维	睫状神经节	睫状短神经→瞳孔括约肌、睫状肌	
泪腺	交感神经	节前纤维	T_1～T_2脊髓侧角	经前根、脊神经、白交通支→交感干→干内上升	血管收缩
		节后纤维	颈上神经节	经颈内动脉丛→岩深神经、翼管神经→穿翼腭神经节→随上颌神经至泪腺	
	副交感神经	节前纤维	上泌涎核	经面神经→岩大神经→翼管神经→翼腭神经节（换元）	增加分泌
		节后纤维	翼腭神经节	随上颌神经至泪腺	
下颌下腺和舌下腺	交感神经	节前纤维	T_1～T_2脊髓侧角	经前根、脊神经、白交通支→交感干→干内上升	血管收缩，分泌黏稠唾液
		节后纤维	颈上神经节	经颈外动脉丛、面动脉丛→穿下颌下神经节→分布	
	副交感神经	节前纤维	上泌涎核	经面神经→鼓索→舌神经→下颌下神经节（换元）	血管扩张，分泌稀薄唾液
		节后纤维	下颌下神经节	随舌神经分布	
腮腺	交感神经	节前纤维	T_1～T_2脊髓侧角	经前根、脊神经、白交通支→交感干→干内上升	血管收缩，分泌黏稠唾液

器官	内脏运动神经		起源	路径	功能
腮腺	交感神经	节后纤维	颈上神经节	经颈外动脉丛、脑膜中动脉丛→穿耳神经节→分布腺体血管平滑肌	血管收缩，分泌黏稠唾液
	副交感神经	节前纤维	下泌涎核	经舌咽神经→鼓室神经→岩小神经→耳神经节（换元）	血管扩张，分泌稀薄唾液
		节后纤维	耳神经节	随耳颞神经分布	

表 7-3　胸部主要器官的内脏运动神经支配

器官	内脏运动神经类型		起源	路径	功能
心	交感神经	节前纤维	$T_1 \sim T_{5(6)}$ 脊髓侧角	经相应前根→白交通支→交感干→干内上升或不上升	心跳加快，心室收缩力加强，冠状动脉扩张
		节后纤维	颈上、中、下神经节和 $T_1 \sim T_5$ 胸神经节	颈上、中、下神经和胸心神经→心丛→心房丛和左、右冠状动脉丛→心房和心室	
	副交感神经	节前纤维	迷走神经背核	迷走神经→颈心支和胸心支→心丛	心跳减慢，心室收缩力减弱，冠状动脉收缩
		节后纤维	心神经节、心房壁内的神经节	到心房、心室	
支气管和肺	交感神经	节前纤维	$T_2 \sim T_6$ 脊髓侧角	经相应前根→白交通支→交感干→干内上升或不上升	支气管扩张，抑制腺体分泌，血管收缩
		节后纤维	颈胸神经节和第 1～5 胸交感神经节	肺支→肺丛→肺（支气管平滑肌、腺体、肺内血管平滑肌）	
	副交感神经	节前纤维	迷走神经背核	迷走神经→支气管支→肺丛→肺	支气管收缩，促进腺体分泌
		节后纤维	肺丛内的神经节和支气管壁内的神经节	到支气管平滑肌和腺体	

表 7-4　腹盆部主要器官的内脏运动神经支配

器官	内脏运动神经类型		起源	路径	功能
胃、小肠、升结肠和横结肠	交感神经	节前纤维	$T_6 \sim T_{12}$ 脊髓侧角	经相应前根、白交通支→交感干→内脏大、小神经	减少蠕动，减少张力，减少腺体分泌，增加括约肌张力
		节后纤维	腹腔神经节、主动脉肾神经节、肠系膜上神经节	沿各部分血管周围的神经丛分布	
	副交感神经	节前纤维	迷走神经背核	迷走神经→胃前支、胃后支、肝丛、腹腔丛等胃肠壁	促进肠蠕动，增加肠壁张力，增加腺体分泌，减少括约肌张力
		节后纤维	肠肌间丛和黏膜下丛内的神经节	到平滑肌和腺体	
降结肠至直肠	交感神经	节前纤维	$T_{12} \sim L_3$ 脊髓侧角	经白交通支→交感干→腰内脏神经→腹主动脉丛→肠系膜下丛、腹下丛	抑制肠蠕动，肛门内括约肌收缩，抑制腺体分泌
		节后纤维	肠系膜下丛和腹下丛内神经节，少量在腰交感神经节	随各部分血管周围的神经丛分布	
	副交感神经	节前纤维	$S_2 \sim S_4$ 脊髓骶副交感核	经第 2～4 骶神经→盆内脏神经→盆丛→降结肠、直肠	促进肠蠕动，肛门内括约肌松弛，促进腺体分泌

续表

器官	内脏运动神经类型		起源	路径	功能
降结肠至直肠	副交感神经	节后纤维	肠肌间丛和黏膜下丛内的神经节	到平滑肌和腺体	促进肠蠕动，肛门内括约肌松弛，促腺体分泌
肝、胆囊、胰腺	交感神经	节前纤维	$T_4 \sim T_{10}$ 脊髓侧角	经内脏大、小神经→腹腔丛	抑制腺体分泌、糖原分解、抑制胆囊收缩
		节后纤维	腹腔神经节、主动脉肾神经节	沿肝、胆囊和胰腺血管周围神经丛分布	
	副交感神经	节前纤维	迷走神经背核	迷走神经→腹腔丛	增强腺体分泌，肝血管舒张，促进胆囊收缩
		节后纤维	器官内神经节	直接到支配器官	
肾	交感神经	节前纤维	$T_6 \sim T_{12}$ 脊髓侧角	经内脏大、小神经→腹腔丛、主动脉肾丛	血管收缩，释放肾素
		节后纤维		沿肾血管周围神经丛分布	
	副交感神经	节前纤维	迷走神经背核	迷走神经→腹腔丛、肾丛	血管舒张、肾盂收缩
		节后纤维	器官旁节		
输尿管	交感神经	节前纤维	$T_{11} \sim L_2$ 脊髓侧角	经内脏小神经、腰内脏神经→腹腔丛、肾丛等	抑制输尿管蠕动
		节后纤维	主动脉肾神经节、肠系膜下神经节	输尿管丛	
	副交感神经	节前纤维	$S_2 \sim S_4$ 脊髓骶副交感核	经盆内脏神经→输尿管丛	加强输尿管蠕动
		节后纤维	输尿管壁内的神经节		
膀胱	交感神经	节前纤维	$L_1 \sim L_2$ 脊髓侧角	经前根、脊神经、白交通支→交感干→腰内脏神经、腹主动脉丛、肠系膜下丛、腹下丛、盆丛	血管收缩，膀胱内括约肌收缩，膀胱逼尿肌松弛，尿潴留。
		节后纤维	肠系膜下丛和腹下丛的神经节，少量在腰交感神经节	经膀胱丛到膀胱	
	副交感神经	节前纤维	$S_2 \sim S_4$ 脊髓骶副交感核	经第2～4骶神经→盆内脏神经→盆丛→膀胱丛	逼尿肌收缩，内括约肌松弛，排尿
		节后纤维	膀胱丛和膀胱壁内的神经节	膀胱平滑肌	
肾上腺	交感神经	节前纤维	$T_{10} \sim L_{1(2)}$ 脊髓侧角	经相应前根、白交通支→交感干→内脏小神经、内脏最小神经→腹腔丛、肾上腺丛→肾上腺髓质	分泌肾上腺素和皮质激素
		节后纤维	腹腔神经节下部、主动脉肾节及膈神经节	肾上腺丛→皮质	
	副交感神经	无			
男性生殖器	交感神经	节前纤维	$T_{11} \sim L_3$ 脊髓侧角	经白交通支→交感干→腰内脏神经、腹下丛→盆丛，或在交感干下行至交感干骶部	盆部生殖器平滑肌收缩配合射精；膀胱内括约肌收缩，关闭尿道内口，防止精液反流，血管收缩
		节后纤维	腰、骶交感神经节和肠系膜下神经节	经盆丛→前列腺丛→盆部生殖器，或从腰交感神经节发支沿精索内动脉→睾丸	

续表

器官	内脏运动神经类型		起源	路径	功能
男性生殖器	副交感神经	节前纤维	$S_2 \sim S_4$脊髓骶副交感核	经骶神经→盆内脏神经→盆丛、前列腺丛	促进海绵体血管舒张，与会阴神经配合使阴茎勃起
		节后纤维	盆丛和前列腺丛内的神经节	前列腺和海绵体的血管	
子宫	交感神经	节前纤维	$T_{12} \sim L_2$脊髓侧角	经白交通支→交感干→内脏最小神经和腰内脏神经→腹下丛→盆丛→子宫阴道丛或在交感干下行至交感干骶部	血管收缩，妊娠子宫平滑肌收缩，非妊娠子宫平滑肌舒张
		节后纤维	腹下丛内的神经节，骶交感神经节	随子宫阴道丛至子宫壁	
	副交感神经	节前纤维	$S_2 \sim S_4$脊髓骶副交感核	经骶神经→盆内脏神经→腹下丛→盆丛→子宫阴道丛	舒张血管，子宫平滑肌扩张
		节后纤维	子宫阴道丛内的神经节及沿子宫血管的神经节	子宫壁内	

第八章　神经传导通路

机体通过感受器不断接受内外环境的各种刺激，并将其转变为神经冲动，沿传入神经传至脊髓或脑干，最后至大脑皮质产生感觉。大脑皮质将感觉信息整合后发出指令，下传至脑干或脊髓的运动神经元到达躯体和内脏效应器，引起相应的反应。将各种刺激经传入神经传至脑的神经通路，称为**感觉传导通路**（sensory pathway）或**上行传导通路**（ascending pathway）；将脑发出指令经传出神经传至效应器的神经通路，称为**运动传导通路**（motor pathway）或**下行传导通路**（descending pathway）。脑和脊髓内的传导通路实际就是经过脑的长距离反射弧中传入或传出链条中的一部分。

第一节　感觉传导通路

一、本体感觉传导通路

本体感觉（proprioception）是指肌、腱、关节等处的位置觉、运动觉和震动觉，又称**深感觉**（deep sensation）。包括意识性本体感觉和非意识性本体感觉。此处主要叙述躯干和四肢的本体感觉传导通路（因头面部的尚不明了）。

（一）躯干和四肢意识性本体感觉传导通路

意识性本体感觉传导通路是指将本体感觉经中继后传到大脑皮质，产生意识性感觉的传导通路。此传导通路还传导皮肤的精细触觉（如辨别两点距离、物体的纹理粗细等）（图 8-1）。该通路由 3 级神经元组成。

第 1 级神经元胞体位于**脊神经节**，为假单极神经元，周围突分布于肌、腱、骨膜及关节等处的本体觉感受器和皮肤的精细触觉感受器，中枢突经脊神经后根的内侧部进入脊髓后索。来自第 5 胸节以下的纤维组成内侧的**薄束**，传导躯干下部（约第 4 肋间平面以下）、下肢的本体感觉和皮肤的精细触觉；来自第 4 胸节以上的纤维位于薄束外侧，组成**楔束**，传导躯干上部、上肢的本体感觉和皮肤的精细触觉。两束在脊髓后索上行，分别止于延髓的薄束核和楔束核。

第 2 级神经元胞体位于**薄束核和楔束核**，由薄束核和楔束核发出的纤维向前内侧走行形成**内弓状纤维**（internal arcuate fiber），随后绕过中央管的腹侧，在中线上与对侧纤维交叉，形成**内侧丘系交叉**（decussation of medial lemniscus），交叉后的纤维在延髓中线两侧上行，称**内侧丘系**（medial lemniscus）。内侧丘系经脑桥、中脑最后止于背侧丘脑的腹后外侧核。

第 3 级神经元胞体位于背侧丘脑的**腹后外侧核**，由该核发出的纤维组成**丘脑皮质束**（thalamocortical fasciculus），也称**丘脑顶叶束**（fibrae thalamoparietales），加入丘脑中央辐射

（central thalamic radiations），经内囊后肢，主要投射到大脑皮质**中央后回中、上部和中央旁小叶后部**，部分纤维投射至**中央前回**。

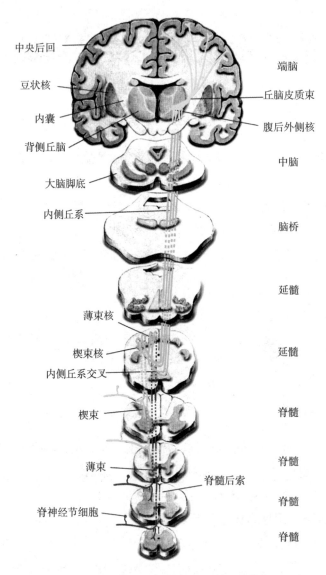

图 8-1　躯干和四肢意识性本体感觉和精细触觉传导通路

此通路若在内侧丘系交叉以下损伤，表现为损伤平面以下同侧的意识性本体感觉障碍及皮肤精细触觉障碍；若在内侧丘系交叉以上一侧损伤，则表现为对侧半身意识性本体感觉障碍及皮肤精细触觉障碍。

（二）躯干和四肢非意识性本体感觉传导通路

非意识性本体感觉传导路是指躯干、四肢本体觉感受器接受的信息经中继后传至小脑，不产生意识性感觉，而是形成调节骨骼肌运动平衡和肌张力反射，进而维持身体平衡和姿势的传导通路。由 2 级神经元组成（图 8-2），主要经脊髓小脑后束、脊髓小脑前束和楔小脑束传导。

1. 躯干下部和下肢的非意识性本体感觉传导通路

（1）脊髓小脑后束　第 1 级神经元胞体位于**脊神经节**，为假单极神经元，其周围突分布于躯干下部和下肢的肌、腱及关节等处的本体觉感受器，中枢突经脊神经后根的内侧部进入脊髓，止于脊髓 $C_8 \sim L_3$ 的胸核。第 2 级神经元胞体位于**胸核**，由胸核发出的第 2 级纤维在同侧外侧索的后外侧缘内上升，组成**脊髓小脑后束**，向上经**小脑下脚**进入旧小脑皮质。

（2）脊髓小脑前束 第 1 级神经元胞体也位于**脊神经节**，为假单极神经元，其周围突分布于躯干下部和下肢的肌、腱及关节等处的本体觉感受器，中枢突经脊神经后根的内侧部进入脊髓后，则止于腰骶膨大第 V ～ VII 层外侧部。第 2 级神经元胞体主要位于脊髓腰、骶段灰质的第 V ～ VII 层中，由腰骶段第 V ～ VII 层外侧发出的大部分第 2 级纤维，经白质前连合交叉到对侧，行于脊髓外侧索的前外侧缘，组成**脊髓小脑前束**；小部分则不交叉，在同侧的外侧索内上升，与来自对侧的脊髓小脑前束纤维同行，经**小脑上脚**止于旧小脑皮质。

脊髓小脑后束和脊髓小脑前束主要传导躯干下部和下肢的本体感觉。两侧脊髓小脑束损伤可引起肌张力减退、运动失调。

2. 躯干上部、上肢和颈部的非意识性本体感觉传导通路

第 1 级神经元胞体位于**脊神经节**，其周围突分布于躯干上部、上肢和颈部，中枢突经颈神经后根进入脊髓后在楔束内上行，至延髓后外侧部，止于**楔外侧核**（cuneatelateral nucleus），此核发出的第 2 级纤维组成同侧的**楔小脑束**（cuneocerebellar tract），经**小脑下脚**进入旧小脑皮质。

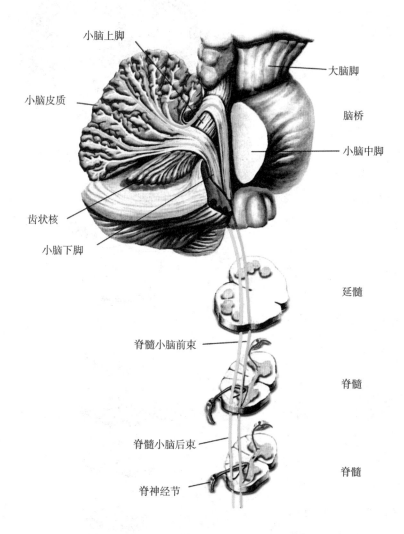

小脑上脚
大脑脚
小脑皮质
脑桥
小脑中脚
齿状核
小脑下脚
延髓
脊髓小脑前束
脊髓
脊髓小脑后束
脊髓
脊神经节

图 8-2 躯干和四肢非意识性本体感觉传导通路

二、痛觉、温度觉、粗触觉和压觉传导通路

该通路又称**浅感觉传导通路**，由 3 级神经元组成。分为躯干和四肢浅感觉传导通路及头面部浅感觉传导通路。

（一）躯干和四肢浅感觉传导通路

第 1 级神经元胞体位于**脊神经节**，其周围突分布于躯干、四肢皮肤内的感受器；中枢突经后根进入脊髓。一般认为，传导痛温觉的纤维在后根的外侧部进入**脊髓背外侧束**，再终止于第 2 级神经元；传导粗触觉和压觉的纤维经后根内侧部进入脊髓后索，再终止于第 2 级神经元。

第 2 级神经元胞体位于**后角**（第 I、IV、V 和 VII 层），它们发出纤维在脊髓内上升 1～2 个节段后经**白质前连合**到对侧，组成**脊髓丘脑侧束和脊髓丘脑前束**，分别在外侧索和前索上行，经延髓、脑桥、中脑止于背侧丘脑的腹后外侧核。脊髓丘脑侧束传导痛觉和温度觉，脊髓丘脑前束传导粗触觉和压觉。

第 3 级神经元胞体位于背侧丘脑的**腹后外侧核**，它们发出纤维组成**丘脑皮质束**，加入**丘脑中央辐射**，经内囊后肢投射到**中央后回中、上部和中央旁小叶后部**（图 8-3）。

在此通路中，若脊髓丘脑侧束和脊髓丘脑前束受损，则导致对侧躯干和四肢痛觉、温度觉和触压觉障碍。

附：针刺合谷穴感到疼痛的传导通路

合谷穴处皮肤→桡神经浅支→桡神经→臂丛后束→C_5～T_1脊神经节→C_5～T_1脊神经后根外侧部入脊髓背外侧束→C_5～T_1脊髓后角细胞→对侧脊髓丘脑侧束→背侧丘脑腹后外侧核→丘脑皮质束（丘脑中央辐射）→内囊后肢→中央后回中部。

（二）头面部浅感觉传导通路

第 1 级神经元胞体位于**三叉神经节**，为假单极神经元。其周围突随三叉神经分布于头面部的皮肤、眼球、口腔和鼻腔黏膜等处的感受器，中枢突经三叉神经根入脑桥。传导痛觉、温度觉的纤维终于三叉神经脊束核；传导触压觉的纤维终于三叉神经脑桥

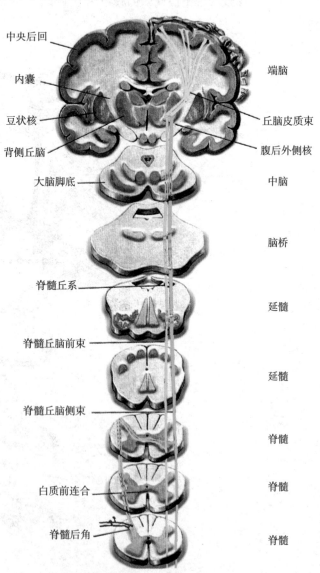

图 8-3　躯干四肢痛觉、温度觉、粗触觉和压觉传导通路

（图中标注）
中央后回
内囊
豆状核
背侧丘脑
大脑脚底
脊髓丘系
脊髓丘脑前束
脊髓丘脑侧束
白质前连合
脊髓后角

端脑
丘脑皮质束
腹后外侧核
中脑
脑桥
延髓
延髓
脊髓
脊髓
脊髓

核和脊束核。

第 2 级神经元胞体在**三叉神经脊束核和三叉神经脑桥核**，它们发出的纤维在脑干不同平面交叉到对侧，组成**三叉丘系**，止于背侧丘脑腹后内侧核。

第 3 级神经元胞体位于背侧丘脑的**腹后内侧核**，其发出的纤维组成**丘脑皮质束**，加入**丘脑中央辐射**，经内囊后肢，投射到**中央后回下部**（图 8-4）。

此通路若交叉以上一侧受损，则导致对侧头面部痛觉、温度觉和触压觉障碍；若交叉以下一侧受损，则出现同侧头面部痛觉、温度觉和触压觉障碍。

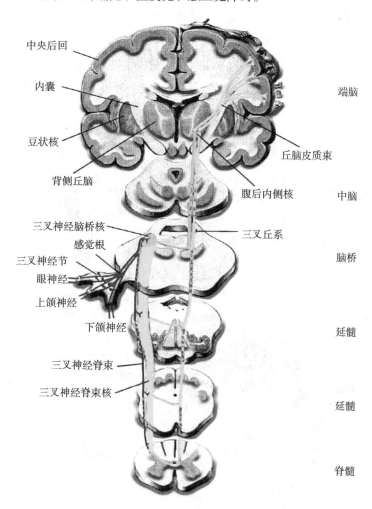

图 8-4　头面部浅感觉传导通路

附：针刺四白穴感到疼痛的传导通路

四白穴处皮肤→三叉神经的眶下神经→三叉神经的上颌神经→三叉神经节→三叉神经根→三叉神经脊束核→对侧三叉丘系→背侧丘脑的腹后内侧核→丘脑皮质束→内囊后肢→中央后回下部。

三、视觉传导通路

眼球固定向前平视所能看到的空间范围称为**视野**（visual field）。视野又可分为颞侧半（外侧半）视野和鼻侧半（内侧半）视野。当光线经角膜、房水、晶状体和玻璃体这些屈光装置的折射后，视野颞侧半的物像投射到同侧眼球视网膜的鼻侧，视野鼻侧半的物像投射到同侧眼球视网膜的颞侧。

视觉传导通路由 3 级神经元组成。视网膜内的**视锥细胞**和**视杆细胞**是光的感受器，也称**感光细胞**（photosensory cell），将接受光波刺激后产生的神经冲动传至第 1 级神经元即**双极细胞**（bipolar cell），由双极细胞再传至第 2 级神经元即**节细胞**（gangliocyte）。节细胞的轴突在视神经盘处集合成**视神经**（optic nerve），经视神经管入颅腔形成**视交叉**（optic chiasma）。交叉后的纤维构成**视束**（optic tract）。

视神经纤维在视交叉处为不完全性交叉，即来自双眼视网膜颞侧半的纤维不交叉，直接进入同侧视束；来自双眼视网膜鼻侧半的纤维交叉后加入对侧视束。因此，每侧视束包括来自同侧视网膜颞侧半的纤维和对侧视网膜鼻侧半的纤维。视束绕过大脑脚向后，主要终止于**外侧膝状体**。外侧膝状体为第 3 级神经元，发出纤维组成**视辐射**，经内囊后肢投射到**距状沟上、下皮质**的视觉中枢（图 8-5）。

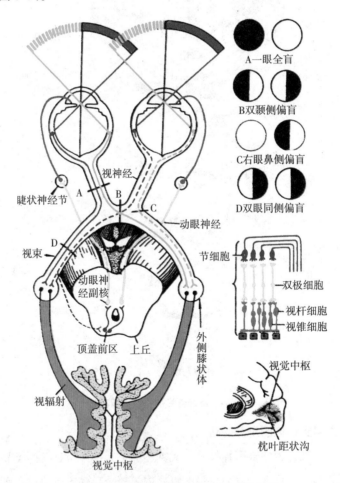

图 8-5　视觉传导通路和瞳孔对光反射通路

视觉传导通路的不同部位损伤，可引起不同视野的缺损：①一侧视神经损伤可致该侧视野**全盲**（total blindness）；②视交叉中间部的交叉纤维损伤可致双眼颞侧半视野**偏盲**（hemiscotosis）；③一侧视交叉外侧部的不交叉纤维损伤则致该侧鼻侧半视野偏盲；④一侧视束及以后的任何部位（外侧膝状体、视辐射、视区皮质）损伤可致双眼对侧半视野同向性偏盲。例如左侧视束损伤，则引起双眼右侧半视野偏盲，即出现右眼颞侧半视野和左眼鼻侧半视野偏盲。

附：瞳孔对光反射通路

光线照射一侧瞳孔，引起两眼瞳孔缩小的反应称为**瞳孔对光反射**（pupillary light reflex）。光照侧瞳孔的反应称**直接对光反射**（direct light reflex），光未照侧瞳孔的反应称**间接对光反射**（indirect light reflex）。瞳孔对光反射是由视神经和动眼神经的副交感纤维共同完成的。其反射通路为：一侧视网膜神经节细胞轴突组成的视神经经视交叉、双侧视束，再经上丘臂止于顶盖前区，由顶盖前区发出的纤维终止于双侧的动眼神经副核，再由动眼神经副核发出的副交感节前纤维至睫状神经节交换神经元，其节后纤维经动眼神经至瞳孔括约肌，瞳孔括约肌收缩，两侧瞳孔缩小（图8-5）。此通路可简化如下：视网膜→视神经→视交叉→视束→上丘臂→顶盖前区→双侧动眼神经副核→动眼神经→睫状神经节→节后纤维→瞳孔括约肌收缩→双侧瞳孔缩小。

瞳孔对光反射在临床上有非常重要的意义：反射消失，可能预示病危。但视神经或动眼神经受损，也能引起瞳孔对光反射的改变。例如，当一侧视神经受损时，由于反射弧的传入神经途径中断，光照患侧（损伤侧）瞳孔，两侧瞳孔均不反应；但光照健侧（没有损伤侧）瞳孔，则两眼对光反射均存在（患侧眼直接对光反射消失，间接对光反射存在）。当一侧动眼神经受损时，由于反射弧的传出神经途径中断，无论光照哪一侧瞳孔，患侧瞳孔对光反射均消失（患侧眼直接及间接对光反射均消失），但健侧眼直接和间接对光反射均存在。

四、听觉传导通路

声波经外耳道传至鼓膜，引起鼓膜振动，继而使听小骨链随之振动，经镫骨底传至前庭窗，引起内耳外淋巴波动，外淋巴波动经前庭膜传至内耳内淋巴，内淋巴的波动刺激基底膜上的螺旋器产生听觉冲动，再经蜗神经传入中枢产生听觉。**听觉传导通路**由4级神经元组成（图8-6）。

第1级神经元的胞体位于蜗轴内的**螺旋神经节**（spiral ganglion），为双极神经元，其周围突分布于内耳的**螺旋器**（Corti器）；中枢突组成蜗神经，与前庭神经一起经内耳道、内耳门入颅腔，在延髓与脑桥交界处入脑，止于蜗神经核。

第2级神经元的胞体位于**蜗神经核**，由蜗神经核发出的第2级纤维大部分横越中线，在脑桥背、腹部之间交叉，穿过内侧丘系形成**斜方体**，再折向上形成**外侧丘系**；蜗神经核发出的小部分纤维不交叉，进入同侧的外侧丘系。外侧丘系大部分纤维或其侧支主要止于同侧下丘核，部分纤维经下丘连合终于对侧下丘核。

第3级神经元的胞体位于**下丘核**，下丘核作为听觉上行通路的中继站，其传出纤维大部分经下丘臂至内侧膝状体。

第4级神经元的胞体位于**内侧膝状体**，内侧膝状体发出的纤维形成**听辐射**，经内囊后肢的后部，投射到**颞横回**的听觉中枢。

由蜗神经核传至听觉皮质的传导路径较为复杂，在蜗神经核的纤维到达内侧膝状体之前，沿途还发出纤维止于听觉通路的一些中继核团，如斜方体核、上橄榄核、外侧丘系核等，经多次中继、反复交叉后到达内侧膝状体。这些中继核团发出的纤维也参与组成外侧丘系。

另外，下丘核发出的纤维除至内侧膝状体外，还发纤维终止于对侧下丘和上丘，经顶盖延

NOTE

髓束、顶盖脊髓束、内侧纵束完成听觉刺激引起的闭眼和转头等反射。

　　由于每侧外侧丘系都含有来自双耳的听觉纤维，故一侧外侧丘系及以上通路损伤不产生明显的听觉障碍，但一侧的中耳、内耳、蜗神经或蜗神经核受损，则引起患侧听觉障碍。

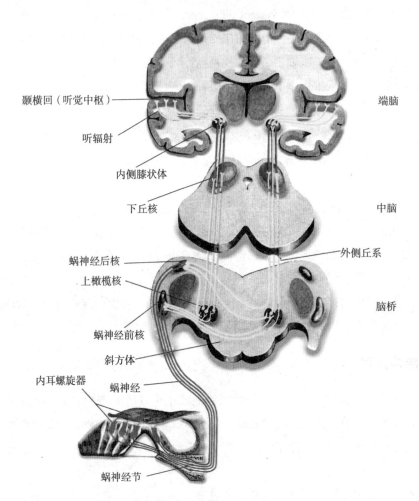

图 8-6　听觉传导通路

五、平衡觉传导通路

　　平衡觉传导通路传导内耳前庭器对身体特别是头部位置变化时所感受的刺激，与深感觉和视觉共同参与身体平衡反射的调节。

　　第 1 级神经元的胞体位于内耳道底的**前庭神经节**（vestibular ganglion），为双极神经元，其周围突分布于内耳膜半规管的壶腹嵴、前庭的椭圆囊斑和球囊斑；中枢突组成前庭神经，与蜗神经一起经内耳道、内耳门入颅腔，在延髓小脑三角处，经脑桥延髓沟入脑，大部分纤维止于前庭神经核群，小部分纤维经小脑下脚，止于同侧的小脑绒球小结叶、蚓垂和顶核等结构。

　　第 2 级神经元的胞体位于**前庭神经核群**。由前庭神经核发出的二级纤维至中线两侧组成**内侧纵束**，其中，上升纤维止于眼外肌运动核，完成眼肌前庭反射（如眼球震颤）；下降纤维止于颈肌的运动核，调节眼球运动和头颈转动的反射活动。由**前庭神经外侧核**发出二级纤维构成**前庭脊髓束**，完成躯干、四肢的姿势反射。此外，前庭神经核群还发出纤维到达脑干网状结构、迷走神经背核和疑核等处，构成前庭与内脏联系的反射通路，故当平衡觉传导通路或前庭器受刺激时可引起眩晕、呕吐、恶心等症状。前庭神经核群还发出纤维与前庭神经的部分纤维共同经**小脑下脚**进入小脑，参与平衡调节。

由第 2 级神经元至大脑皮质的传导路径尚无定论，一般认为前庭神经核群发出的上行纤维经**背侧丘脑腹后核**或**丘脑枕**换神经元后，发出纤维再投射到大脑皮质的**颞上回**，也有人认为可到达顶叶的大脑皮质代表区（图 8-7）。

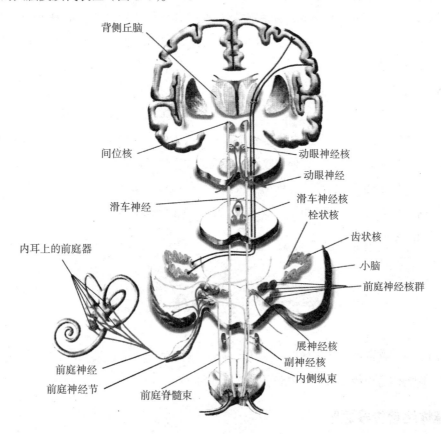

图 8-7　平衡觉传导通路

六、内脏感觉传导通路

内脏感觉传导路径复杂，迄今知之甚少。通过大量的实验研究，目前对内脏感觉传导通路仅有一些初步了解，现简单介绍如下：

1. 一般内脏感觉传导通路　一般内脏感觉是指除嗅觉和味觉以外的心、血管、腺体和内脏的感觉。

（1）经脑神经传导　第 1 级神经元的胞体分别位于面神经的**膝神经节**、舌咽神经及迷走神经**下神经节**，它们发出的一般内脏感觉纤维入脑后止于**孤束核**。孤束核发出纤维上行，可能经位于脑桥结合臂两侧的**臂旁核**（parabrachial nucleus）至**背侧丘脑腹后内侧核**或**下丘脑外侧区**中继，然后再发纤维将感觉冲动传向**大脑皮质岛叶**。

（2）经脊神经传导　第 1 级神经元的胞体为**脊神经节**，它们发出的一般内脏感觉纤维沿脊髓后角内、外缘进入脊髓，止于位于中央管背外侧的**后连合核**。交换神经元后，由后连合核发出纤维经**臂旁核**中继，然后再发纤维将感觉冲动传向**大脑皮质**。

2. 内脏痛觉的传导通路　一般认为内脏痛觉的传导通路有两条，一条是传导**快痛**的，另一条是传导**慢痛**的。传导快痛的第 1 级神经元的胞体位于**脊神经节**内，其周围突伴随交感神经或副交感神经分布于各内脏器官，其中枢突入脊髓，在后角交换神经元；第 2 级神经元为**后角细胞**，其发出纤维在同侧和对侧与脊髓丘脑束伴行，上升至背侧丘脑腹后外侧核交换神经元；第 3 级神经元为**腹后外侧核**，其发出纤维经内囊后肢，到达大脑皮质**中央后回**和大脑**外侧沟上部皮质**。也有人认为此条通路也经脊髓后索，并在薄束核和楔束核内交换神经元。

传导慢痛的第 1 级神经元也是**脊神经节**细胞，其中枢突进入脊髓后可能在**固有束**内上行，在脊髓和脑干**网状结构**内经过多次交换神经元，再经背侧丘脑的**背内侧核**交换神经元，而后上达大脑**边缘叶皮质**。

3. 特殊内脏感觉传导通路

（1）**嗅觉传导通路**　第 1 级神经元为位于鼻腔黏膜内的**嗅细胞**（双极神经元），其周围突分布于嗅黏膜，中枢突形成**嗅丝**，穿筛骨筛板的筛孔入颅，止于**嗅球**；由嗅球发出二级纤维组成**嗅束**，向后延为嗅三角，再经**外侧嗅纹**，将嗅觉冲动传至颞叶**海马旁回**、**钩**及附近的皮质。

（2）**味觉传导通路**　传导味觉的第 1 级神经元的胞体位于面神经的**膝神经节**和舌咽神经的**下神经节**内，它们的周围突分布于舌的味蕾，中枢突止于**孤束核**上端，以后的路径与一般内脏感觉传导通路相似。

第二节　运动传导通路

运动传导通路也称下行传导路，是从大脑皮质至躯体运动效应器或内脏活动效应器的神经联系；包括躯体运动传导通路和内脏运动传导通路。

一、躯体运动传导通路

躯体运动传导通路是运动中枢和神经对躯体运动（骨骼肌）进行调节和控制的传导通路，躯体运动机理复杂，大脑皮质运动中枢是其主要控制区，另外纹状体、小脑、红核和网状结构等皮质下中枢也参与躯体运动的调节。躯体运动传导通路包括**锥体系**（pyramidal system）和**锥体外系**（extrapyramidal system）。锥体系是由起始于大脑皮质运动区的下行纤维，直接或间接作用于下运动神经元并管理骨骼肌的随意运动；锥体外系是指锥体系以外其他下行调节随意运动的传导通路。锥体系和锥体外系互相配合，相互协调，共同控制骨骼肌的随意运动。

（一）锥体系

锥体系管理骨骼肌随意运动，由上、下两级神经元组成。**上运动神经元**（upper motor neurons）是位于中央前回和中央旁小叶前部的**巨型锥体细胞**（Betz 细胞），其轴突下行组成锥体束。锥体束纤维下行至脊髓直接或间接止于脊髓前角运动细胞或脑干脑神经运动核。其中，下行至脊髓的纤维束称为**皮质脊髓束**（corticospinal tract），而止于脑干脑神经运动核的纤维束称为**皮质核束**（corticonuclear tract），分别管理躯干、四肢和头面部骨骼肌的随意运动。**脊髓前角运动细胞**和脑神经运动核的细胞称**下运动神经元**（lower motor neurons），其胞体和轴突构成运动传导通路的**最后公路**（final common pathway）。

1. 皮质脊髓束　管理躯干、四肢骨骼肌的随意运动。主要起于中央前回上、中部和中央旁小叶前部的锥体细胞，这些锥体细胞的轴突集合成束，经内囊后肢前部、大脑脚底中 3/5 外侧部和脑桥基底部下行，在脑桥被横行纤维分隔成小束至延髓，在延髓这些分隔的小束再聚集，形成隆起的锥体。在锥体下端，75% ～ 90% 的纤维交叉至对侧，形成锥体交叉。交叉后的纤维在对侧脊髓外侧索内下行，形成**皮质脊髓侧束**（laterl cortispinal tract）；未交叉的纤维在同侧脊髓前索内下行，形成**皮质脊髓前束**（anterior corticospinal tract）（图 8-8）。

皮质脊髓侧束在脊髓外侧索下行，逐节直接或间接止于各节段的前角运动细胞，支配躯干、四肢的骨骼肌运动，其纵贯于脊髓全长。皮质脊髓前束在同侧脊髓前索内下行，仅达颈髓和上胸髓节段，一部分纤维逐节交叉至对侧后直接或间接终止于各节段的前角运动细胞，支配躯干肌和上肢肌；另有一部分纤维始终不交叉，而止于同侧脊髓前角细胞，主要支配躯干肌。所以，躯干肌是受双侧大脑皮质支配的，一侧皮质脊髓束在锥体交叉以上受损，主要引起对侧肢体瘫痪，躯干肌运动不受明显影响；若在锥体交叉以下受损，主要引起同侧肢体瘫痪。

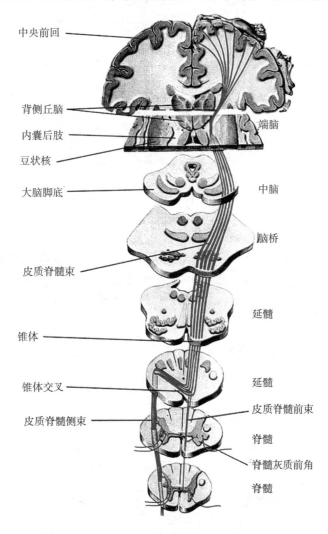

图 8-8 皮质脊髓束

2. 皮质核束 又称**皮质脑干束**（corticobulbar tract）（图 8-9），管理头面部骨骼肌的随意运动。主要起于中央前回下部的锥体细胞，这些锥体细胞的轴突聚集成束，下行经内囊膝部至大脑脚底中 3/5 内侧部，由此向下陆续分出纤维直接或间接止于脑神经运动核。皮质核束的大部分纤维终止于双侧的脑神经运动核，分别到达双侧的动眼神经核、滑车神经核、三叉神经运动核、展神经核、面神经核上部、疑核、副神经核，支配双侧眼球外肌、咀嚼肌、面上部表情肌、咽喉肌、斜方肌和胸锁乳突肌。小部分纤维完全交叉到对侧，终止于对侧面神经核下部和舌下神经核，支配对侧面下部表情肌和对侧舌肌。因此，除面神经核下部和舌下神经核接受对侧皮质核束的纤维外，其他脑神经运动核均接受双侧皮质核束的纤维。一侧皮质核束受损时，只有对侧面下部表情肌和对侧舌肌瘫痪（图 8-10）。

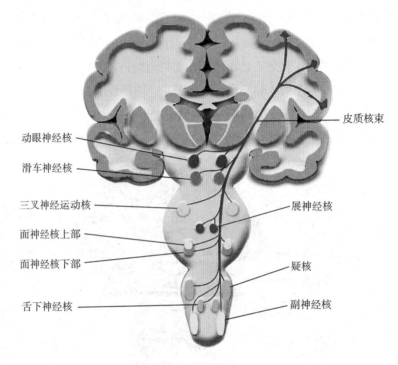

图 8-9 皮质核束

3. 锥体系损伤 锥体系任何部位受损都可引起其支配区域的骨骼肌随意运动障碍，出现瘫痪，主要分为上运动神经元损伤和下运动神经元损伤两类，两者损伤所表现的体征有所不同。

（1）上运动神经元损伤 指脊髓前角细胞和脑神经运动核以上的锥体系损伤，即大脑皮质躯体运动中枢锥体细胞或其轴突组成的锥体束损伤。

当皮质脊髓束损伤时，患者表现为：①随意运动障碍，肌张力增高，此瘫痪称为**中枢性瘫痪**或**痉挛性瘫痪**（spastic paralysis），也称**硬瘫**（stiff paralysis），这是由于上运动神经元对下运动神经元的抑制作用丧失所致；②深反射亢进，因为下运动神经元失去了上运动神经元对其的抑制作用；③出现病理反射（详见第二章），如 Babinski 征阳性。

当一侧皮质核束受损时，对侧眼裂以下面部表情肌和对侧舌肌瘫痪，表现为：①对侧鼻唇沟消失，口角低垂并向病灶侧偏斜，流涎，不能做鼓腮、露齿等动作；②伸舌时舌尖偏向病灶对侧。临床上称为**核上瘫**（supranuclea rparalysis），核上瘫早期，因仍有下运动神经元活动对肌肉的作用，肌萎缩不明显，肌张力增高不明显。

（2）下运动神经元损伤 指下运动神经元胞体或其以下的神经损伤，即脊髓前角运动神经元、脑神经运动核及它们的轴突（脑神经或脊神经）的损伤。因运动冲动传递的最后公路中断，患者表现为：①随意运动障碍，肢体肌张力降低，这是由于失去神经直接支配所致，临床上称此瘫痪为**周围性瘫痪**或**弛缓性瘫痪**（flaccidparalysis），也称**软瘫**（soft paralysis）；②深反射消失，这是因反射弧的传出部分中断所致；③肌萎缩，这是由于神经营养障碍所致；④不出现病理反射。

一侧面神经核或面神经受损时，可致病灶侧所有面部表情肌瘫痪，表现为额纹消失、眼睑不能闭合、口角下垂、鼻唇沟消失等；一侧舌下神经核或舌下神经受损时，可致病灶侧舌肌瘫痪，表现为伸舌时舌尖偏向病灶侧，同时患侧舌肌出现萎缩。临床上称此为**核下瘫**（infranuclear paralysis）（图 8-10）。

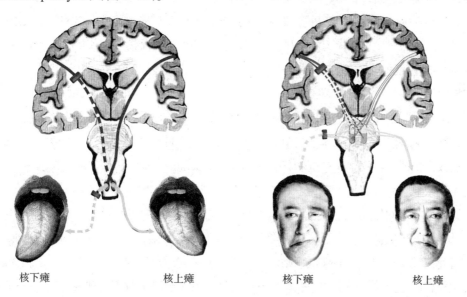

核下瘫　　　　　核上瘫　　　　　核下瘫　　　　　核上瘫

图 8-10　面神经和舌下神经的核上瘫与核下瘫

上、下运动神经元损伤后的临床体征见表 8-1。

表 8-1　上、下运动神经元损伤后的临床体征比较

症状与体征	上运动神经元损伤	下运动神经元损伤
肌张力	增高	降低
腱反射	亢进	消失或减弱
病理反射	出现（阳性）	不出现（阴性）
肌萎缩	不明显	明显
瘫痪	痉挛性（硬瘫）	弛缓性（软瘫）

（二）锥体外系

锥体外系（extrapyramidal system）是指锥体系以外所有影响和控制躯体运动的相关结构和传导径路，结构十分复杂，为多级神经元的链索，包括大脑皮质及皮质下基底核、红核、黑质、小脑、网状结构等众多结构。在种系发生上锥体外系出现较早，在鱼类已出现，在鸟类和低等哺乳动物已成为控制运动的最高中枢。在人类由于锥体系的出现，锥体外系则处于从属和辅助的地位。

锥体外系的主要功能是调节肌张力、协调肌肉运动、维持身体姿势、完成习惯性和节律性动作。锥体系和锥体外系互相依赖，互相协作，是不可分割的一个整体。锥体系主要是发动随意运动，锥体外系协调锥体系完成随意运动，如维持适宜的肌张力、肢体的稳定等，以保证锥体系准确地完成随意运动，特别是精细动作（如写字、绣花等）。锥体系是运动的发起者，有些习惯动作开始是锥体系发起的，然后由锥体外系维持和管理，如骑车、游泳等。

现已发现，锥体外系不是单向下行的神经元链，而大部分是相互联系的环路。锥体外系的主要环路有：

1. 皮质 – 纹状体 – 背侧丘脑 – 皮质环路 大脑皮质（主要躯体运动区和躯体感觉区）发出纤维，经内囊止于新纹状体，从新纹状体发出的纤维主要终止于苍白球，从苍白球发出的纤维终止于背侧丘脑的腹前核、腹外侧核等，由丘脑腹前核和腹外侧核再发出的纤维又返回到躯体运动区。该环路对发出锥体束的皮质运动区的活动有重要的反馈调节作用，实验表明：刺激尾状核对大脑皮质的运动活动起抑制作用，刺激背侧丘脑的腹外侧核，对运动皮质的自发性活动也有抑制作用。

2. 新纹状体 – 黑质环路 自尾状核和壳发出纤维，止于黑质，再由黑质发出纤维返回尾状核和壳，这可能是黑质 – 纹状体系统中的一条负反馈性抑制通路。

黑质致密部的神经细胞能产生和释放**多巴胺**（dopamine，DA），多巴胺经黑质 – 纹状体纤维运送至新纹状体释放出来，新纹状体有抑制苍白球活动的作用。苍白球可直接或通过红核、黑质、丘脑底核等间接地作用于网状结构抑制区，再经过网状延髓束和网状脊髓束与脑干和脊髓的运动神经元形成抑制性突触，从而降低肌张力。当黑质病变时，纹状体内的多巴胺含量亦降低，对苍白球的抑制性影响降低，则出现肌张力增高、运动过少、动作弛缓、表情淡漠、静止性震颤等，临床上称为帕金森病；尾状核和壳病变时，解除了对苍白球的抑制，苍白球的作用被释放，则出现肌张力降低、运动过多、伴有挤眉弄眼等动作，临床上称为舞蹈症。

3. 皮质 – 脑桥 – 小脑 – 皮质环路 起自大脑皮质额、顶、枕、颞叶，经内囊、大脑脚底，入脑桥，止于同侧的脑桥核。由脑桥核发出的纤维越过中线至对侧，经小脑中脚进入小脑，主要止于小脑后叶新皮质。由新小脑皮质发出的纤维先至齿状核，齿状核再发出纤维经小脑上脚交叉至对侧红核交换神经元，红核发出的纤维组成红核脊髓束，交叉后至脊髓前角细胞。另外，齿状核发出部分纤维经小脑上脚交叉，止于对侧的背侧丘脑腹外侧核和腹前核，由此二核最后再发出纤维达额叶皮质的躯体运动区（图 8-11）。

皮质 – 脑桥 – 小脑 – 皮质环路是锥体外系的一条重要环路，在人类最为发达。由于小脑除接受来自身体各部位肌、腱、关节的本体感觉冲动外，还接受来自前庭器的平衡觉冲动，因此可以对大脑皮质发出的冲动进行调节和修正，使随意运动共济协调、精细准确。此环路的任何一个环节发生病变，均可出现共济失调，患者出现走路时步态蹒跚，为保持

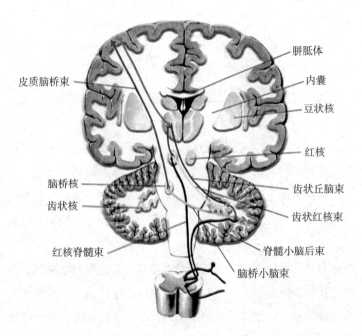

皮质脑桥束
皮质脑桥束
脑桥核
齿状核
红核脊髓束

胼胝体
内囊
豆状核
红核
齿状丘脑束
齿状红核束
脊髓小脑后束
脑桥小脑束

图 8-11　皮质 – 脑桥 – 小脑 – 皮质环路

平衡，两脚叉开，两臂微抬；站立时，摇晃不稳甚至倾斜摔倒。

二、内脏运动传导通路

内脏运动传导通路包括一般内脏运动传导通路和特殊内脏运动传导通路。

1. 一般内脏运动传导通路　由于内脏运动传导通路比较弥散、混杂而多突触，因此，其传导通路还不十分清楚。通常认为一般内脏运动传导通路包括内脏运动皮质中枢、皮质下中枢、低级中枢以及它们之间的纤维联系。

内脏运动皮质中枢分布比较广泛，包括锥体外系的8区（位于中央前回中部前面称额眼区）、锥体系的4区（中央前回）、边缘系统的边缘叶、岛叶、眶回和海马等处。内脏运动皮质下中枢主要在下丘脑，下丘脑可以与皮质中枢以及脑干和脊髓的低级中枢相联系。此外，杏仁体是仅次于下丘脑的内脏活动整合中枢，杏仁体与内脏活动有关的传出联系除到达下丘脑外，还可下行投射至中脑，甚至到迷走神经背核和孤束核等。

通常认为到达下丘脑的一般内脏运动传导通路有3条：①通过额叶皮质经室周器至下丘脑；②通过边缘系皮质的下行纤维由隔核中继，经前脑内侧束至下丘脑；③通过锥体外系经苍白球至下丘脑。

从下丘脑发出的纤维经前脑内侧束、乳头被盖束、室周器官和背侧纵束至脑干内脏运动核和脑干网状结构。脑干网状结构再通过网状脊髓束至脊髓的内脏运动神经核。有报导证实，下丘脑特别是室旁核、背内侧核的外侧部等可直接发纤维投射至迷走神经背核、孤束核和脊髓中间外侧核，此投射以同侧为主。另外，下丘脑与大脑皮质、特别是边缘系统及脑干内的某些结构之间也存在着环路。

一般内脏运动传导通路发生病变，则导致内脏功能活动障碍。如下丘脑病变，可出现体温调节、水盐代谢及内分泌活动障碍；脑干病变涉及动眼神经副核，则出现瞳孔对光反射和调节反射障碍；涉及延髓的生命中枢，会影响心跳、呼吸、血压调节等，有时会危及生命；如损伤下丘脑至胸髓节段中间外侧核的交感下行通路，则出现同侧 Horner 综合征（详见第七章第一节）；在脊髓，如病变累及内脏运动神经的低级中枢和内脏神经中枢的下行纤维，会出现排尿、排便障碍等。

2. 特殊内脏运动传导通路　指起源于鳃弓的咀嚼肌、面肌、咽喉肌等头颈部肌，支配它们的运动传导通路属皮质核束的一部分，已在锥体束中详述，详见本节。

第九章　脑和脊髓的相关结构

第一节　脑和脊髓的被膜

脑和脊髓的表面包被有三层被膜，主要由结缔组织构成，自外向内依次为硬膜、蛛网膜和软膜，对脑和脊髓有保护和支持作用，并在脑脊液的产生、中枢神经系统营养等方面也有一定作用。

一、硬膜

硬膜（dura mater）厚而坚韧，包被在脊髓和脑的最外面，分别称硬脊膜和硬脑膜。

（一）硬脊膜

硬脊膜（spinal dura mater）（图 9-1）主要由致密的胶原纤维构成，其间散在少量弹性纤维，硬脊膜的内、外都覆盖有单层扁平细胞。硬脊膜厚而坚韧，呈管状包被脊髓，上方附于枕骨大孔的边缘，并与硬脑膜相续；向下包裹着脊髓和脊神经根，至第 2 或第 3 骶椎水平以下迅速变细包裹脊髓的终丝；两侧包绕脊神经根向外呈漏斗状膨出，伸入椎间孔，形成脊神经硬膜鞘，在椎间孔或者稍远处与脊神经外膜相融合。硬脊膜与椎管内面骨膜之间的间隙称为**硬膜外隙**（epidural space），硬膜外隙内略呈负压，有脊神经根通过，其内含静脉丛、疏松结缔组织、脂肪和淋巴管等，硬膜外隙及其内容物对脊髓有良好的保护作用，其向上不与颅内相通。临床上硬膜外麻醉是将药物注入此隙，以阻滞脊神经的神经传导。硬脊膜与脊髓蛛网膜之间还有一

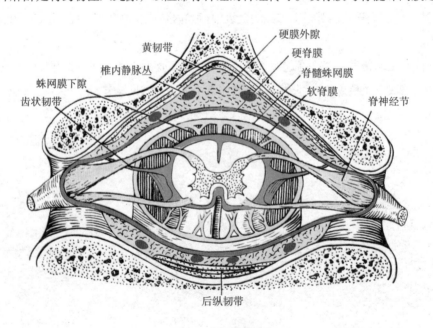

图 9-1　脊髓的被膜

潜在的**硬膜下隙**（subdural space），向上与颅内的硬膜下隙相通，内含少量的浆液，此潜在性的间隙内腔极窄，故当脑脊液含量由于某种原因增加时，此间隙所能提供的缓冲余地是极其有限的。

（二）硬脑膜

硬脑膜（cerebral dura mater）分为内、外两层，外层即颅骨内骨膜，内层光滑，较外层坚厚，脑膜的血管和神经行于此两层之间。硬脑膜与颅盖骨连结疏松，易于分离，但外层的血管与颅骨的血管有广泛的交通，当颅骨骨折，硬脑膜与颅骨剥离时，可造成硬脑膜血管损伤，形成硬脑膜外血肿。在颅底的硬脑膜与颅骨结合紧密，当颅底骨折时，易将硬脑膜和脑蛛网膜同时撕裂，造成脑脊液外漏。硬脑膜在枕骨大孔处，移行于硬脊膜，在脑神经出颅处移行为神经的外膜。

在某些部位，硬脑膜内外层分开，形成特化的硬脑膜膈和硬脑膜窦（图 9-2）。

1. 硬脑膜膈（dural septum）　是硬脑膜在某些部位内、外两层分开，且内层离开外层并折叠伸入脑裂之中所形成的板状结构，有大脑镰、小脑幕、小脑镰和鞍膈。

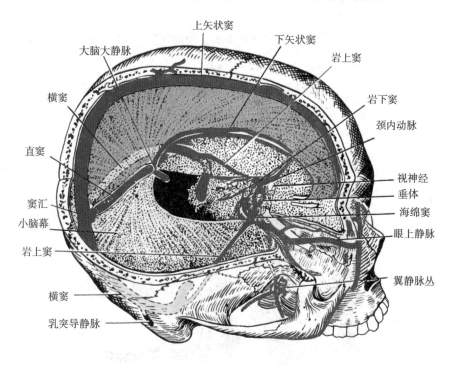

图 9-2　硬脑膜膈和硬脑膜窦

（1）大脑镰（cerebral falx）　呈镰刀状，为硬脑膜内层伸入大脑纵裂内突出折叠而成，分隔两侧大脑半球。前端连于鸡冠，后端连于小脑幕的顶，下缘游离于胼胝体上方。

（2）小脑幕（tentorium of cerebellum）　位于大脑半球与小脑上面之间，由横窦沟和乙状窦沟处的硬脑膜内层向前折叠形成。小脑幕后外侧缘附于枕骨横沟和颞骨岩部上缘，前缘游离，形成弧形的小脑**幕切迹**（tentorial incisure）。小脑幕将脑分隔为幕上和幕下两部分。小脑幕切迹与中脑周围之间留有间隙，幕上或幕下有占位性病变造成颅内压力过大时，可形成**脑疝**（cerebral hernia）。如幕上压力过高，海马旁回和钩可被挤入此间隙，形成的**小脑幕切迹疝**（tentorium incisure herniation）将压迫大脑脚和动眼神经，导致动眼神经麻痹、肢体瘫痪等症状。

（3）小脑镰（cerebellar falx）　位于小脑幕下面正中，深入两小脑半球之间。

（4）鞍膈（diaphragma sellae）　位于蝶鞍上面，构成垂体窝的顶。中央有孔，有漏斗和垂体的血管通过。

2. 硬脑膜窦（dural sinuses）　为硬脑膜内、外两层在某些部位分开形成的腔隙（图9-2～图9-4），内面衬有内皮细胞。硬脑膜窦是颅内静脉血的回流通道，窦内含静脉血，无瓣膜，窦壁无平滑肌，无收缩性，故损伤时出血较多并难以止血，易形成颅内血肿。主要的硬脑膜窦有：

（1）上矢状窦（superior sagittal sinus）　位于大脑镰上缘，前起自额骨盲孔，向后流入窦汇。

（2）下矢状窦（inferior sagittal sinus）　位于大脑镰下缘，向后汇入直窦。

（3）直窦（straight sinus）　位于大脑镰与小脑幕连接处，由下矢状窦和大脑大静脉汇合而成，向后通窦汇。**窦汇**（confluence of sinus）由左右横窦、上矢状窦和直窦汇合而成。

（4）横窦（transverse sinus）　成对，位于小脑幕后外侧缘附着处的横窦沟处，连于窦汇与乙状窦。

（5）乙状窦（sigmoid sinus）　成对，位于乙状窦沟内，是横窦的延续，向前下于颈静脉孔处出颅续为颈内静脉。

（6）海绵窦（cavernous sinus）　位于蝶鞍两侧，两侧之间借横支相连，是硬脑膜两层间的不规则腔隙，窦内被纤维小梁隔成许多小腔，形似海绵，因而得名。窦腔内有颈内动脉和展神经通过；动眼神经、滑车神经、眼神经和上颌神经紧贴窦外侧壁走行（图9-3）。

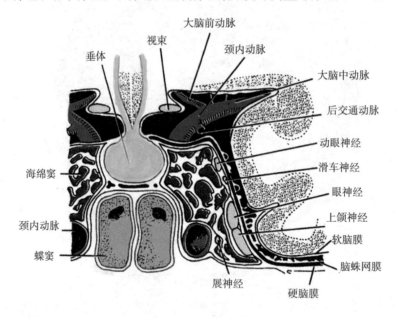

图9-3　海绵窦

海绵窦与颅内、外静脉的交通十分广泛。其向前经眼静脉、内眦静脉与面静脉相交通，因此，面部感染可蔓延至海绵窦，引起海绵窦炎或血栓，若累及窦内神经，可出现相应症状；向后经岩上窦、岩下窦与乙状窦、横窦或颈内静脉相交通，经基底静脉丛与直窦和边缘窦相交通；向上经大脑中浅静脉及其与上矢状窦的交通支与上矢状窦相交通；向下经卵圆孔、破裂孔等处的小静脉与翼静脉丛相交通。

（7）岩上窦（superior petrosal sinus）和岩下窦（inferior petrosal sinus）　分别位于颞骨岩部的上缘和后缘，将海绵窦的血液分别引入横窦和颈内静脉。

主要硬脑膜窦的血液汇流途径如下：

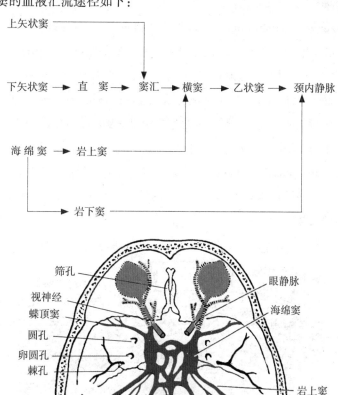

图 9-4　颅底的硬脑膜窦

二、蛛网膜

蛛网膜（arachnoid mater）位于硬膜与软膜之间，是一层透明的薄膜，跨越脊髓和脑的沟裂，缺乏血管和神经，包裹脊髓的为脊髓蛛网膜，包裹脑的为脑蛛网膜。蛛网膜与软膜之间有许多结缔组织小梁呈网状互相连接，两层之间的腔隙称**蛛网膜下隙**（subarachnoid space），腔内充满流动的脑脊液。纤维结缔组织小梁在蛛网膜下隙的某些部位消失，致其腔隙扩大为**蛛网膜下池**（subarachnoid cisterns）。

（一）脊髓蛛网膜

脊髓蛛网膜（spinal arachnoid mater）薄而透明，与脑蛛网膜相延续，紧贴于硬脊膜的深面包裹脊髓。其向两侧随脊神经根外延到椎间孔附近与神经束膜相延续，向下于第 2 骶椎水平处止于硬脊膜。

脊髓蛛网膜下隙相对较宽，并有较大的血管穿行其中，向上与脑蛛网膜下隙相通，下端于第 1 腰椎下缘平面以下扩大为**终池**（terminal cistern），池内仅有马尾和终丝。临床上常在第 3、4 或第 4、5 腰椎间进行穿刺抽取脑脊液或注入药物而不致伤及脊髓。

NOTE

（二）脑蛛网膜

脑蛛网膜（cerebral arachnoid mater）紧贴于硬脑膜内面，与脊髓蛛网膜相延续。脑蛛网膜下隙扩大形成蛛网膜下池：在小脑与延髓之间有**小脑延髓池**（cerebellomedullary cistern），临床上可经枕骨大孔处穿刺进入此池抽取脑脊液进行检查；此外，在两大脑脚之间有**脚间池**（interpeduncular cistern），在视交叉前方有**视交叉池**（chiasmatic cistern），在脑桥腹侧面有**桥池**（pontine cistern），在胼胝体压部与小脑上面之间有**上池**（superior cistern），松果体突入此池。

脑蛛网膜在硬脑膜窦附近，特别是在上矢状窦处，形成许多绒毛状突起，突入上矢状窦内，称为**蛛网膜粒**（arachnoid granulations）（图 9-5），脑脊液经此渗入硬脑膜窦。

蛛网膜上的血管很少，通常被看作是无血管的膜，其中横穿蛛网膜到达软膜的小梁可作为许多小血管和神经的支架。

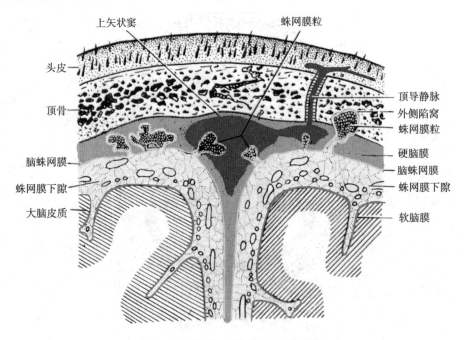

图 9-5　脑被膜、上矢状窦与蛛网膜粒

三、软膜

软膜（pia mater）薄而富含血管和神经，紧贴脑和脊髓表面，与脑和脊髓借微血管丛和结缔组织相连，并深入到脑和脊髓的沟裂内。按位置分为软脊膜和软脑膜。

（一）软脊膜

软脊膜（spinal pia mater）紧贴脊髓和脊神经根表面，向上经枕骨大孔与软脑膜相移行；向下在脊髓圆锥下端移行为终丝；向两侧与覆盖在脊神经鞘外面的被膜相融合。

软脊膜在脊神经前、后根之间向外侧突出形成**齿状韧带**（denticulate ligament）（图 9-1）。该韧带外侧呈锯齿状，其尖端与硬脊膜相连，有固定脊髓的作用，是椎管内手术的一个重要标志。

（二）软脑膜

软脑膜（cerebral pia mater）紧贴在脑组织表面。在脑室的一定部位，软脑膜突入脑室，与其携带的血管和室管膜共同构成脉络组织，脉络组织的血管反复分支成丛，形成**脉络丛**（choroid plexus）（图 9-6），脑脊液由此产生。

软脑膜表面血管非常丰富，大部分是供应脑实质的，自身无营养血管，其营养主要来源于脑脊液和神经组织。

第二节　脑室及脑脊液

一、脑室

脑室（brain ventricle）是脑内彼此相通的腔隙，壁内衬以**室管膜**（ependyma），腔内充满脑脊液，主要包括侧脑室、第三脑室和第四脑室（图9-6、图9-7）。各脑室内均有脉络丛。

（一）侧脑室

侧脑室（lateral ventricle）位于两侧大脑半球内，左右各一。腔内有发达的侧脑室脉络丛。侧脑室以室间孔与第三脑室相通。按其形态和位置，可分为中央部、前角、后角和下角四部分。

中央部（central part）位于顶叶内，自室间孔至胼胝体压部之间。内上壁为胼胝体和透明隔，外下壁由穹隆、丘脑背面、侧脑室脉络丛、终纹、终静脉和尾状核构成。此部向内以室间孔与第三脑室相通。**前角**（anterior horn）为室间孔以前的部分，伸入额叶。其顶壁和前壁为胼胝体，内侧壁为透明隔，腹外侧壁为尾状核的头。**后角**（posterior horn）较小，为中央部伸入枕叶而成。其顶壁和外侧壁为胼胝体；内侧壁由两个纵行隆起组成，背侧部较小，由胼胝体压部放射到枕叶的纤维组成，称为**后角球**（bulb of posterior horn），腹侧部较大，是距状沟前部陷入的皮质，称为**禽距**（calcar avis）；下壁由枕叶的髓质构成。**下角**（inferior horn）最大，位于颞叶内。其长轴与颞上沟一致，尖端距颞极约2.5cm。其顶壁外侧大部为胼胝体，内侧小部分由尾状核尾和终纹构成。底壁内侧部为隆起的海马，外侧部是**侧副隆起**（由侧副沟深陷入下角形成）。

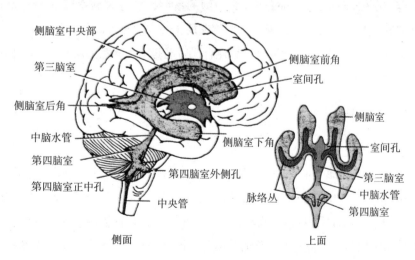

图9-6　脑室示意图

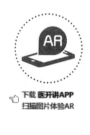

（二）第三脑室

第三脑室（third ventricle）是两侧间脑之间呈矢状位的裂隙。其前部经室间孔与侧脑室连通，向后下经中脑水管通第四脑室。其前壁下部为终板，上部由前连合和穹隆柱构成；后壁上部为缰连合、松果体和后连合，下部是大脑脚的前端；顶壁为第三脑室脉络组织；底壁主要由下丘脑构成；侧壁为间脑的内侧面，以下丘脑沟为界，上部是背侧丘脑，下部是下丘脑。

（三）第四脑室

第四脑室（fourth ventricle）位于延髓、脑桥与小脑之间。其底为菱形窝，室顶形似帐篷。其向上与中脑水管相通，向下通脊髓中央管，背侧借脉络组织上的正中孔和两个外侧孔与蛛网膜下隙相通，脑室系统诸脉络丛所产生的脑脊液经上述三孔流入蛛网膜下隙。

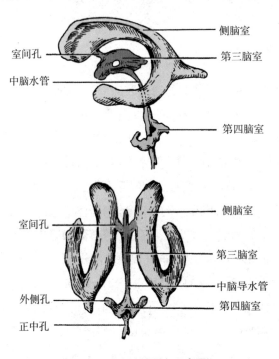

图 9-7 脑室（铸型）示意图

（四）中脑水管

中脑水管（mesencephalic aqueduct）为中脑的室腔，也称**大脑水管**（cerebral aqueduct）。中脑水管周围有一厚层灰质，称为**导水管周围灰质**（periaqueductal gray substance，PAG）。中脑水管前端通第三脑室，开口的背侧恰是后连合；后端与第四脑室上角相移行。中脑水管是脑脊液循环受阻常见部位之一。

二、脑脊液及其循环

（一）脑脊液的成分

脑脊液（cerebrospinal fluid，CSF）是位于脑室、蛛网膜下隙和脊髓中央管内的无色透明液体，呈弱碱性，比重为 1.004～1.007，渗透压大致与血浆平衡，蛋白含量少。脑脊液中的葡萄糖、Ca^{2+}、K^+、HCO_3^- 含量低于血浆，Na^+、Mg^{2+}、Cl^- 含量较血浆高，含有氨基酸、维生素、酶和微量重金属等。脑脊液内细胞成分很少，每毫升不超过 5 个，主要为单核细胞和淋巴细胞，此外还有神经胶质细胞、类组织细胞和神经纤维等。近年来的研究表明，脑脊液内还含有多种神经递质、神经激素、内分泌激素、免疫细胞因子、蛋白质等。在人的脑脊液中已检出的有加压素、生长抑素、P 物质、脑啡肽、胆囊收缩素和血管紧张素等 10 余种肽类物质。这些物质与脑的功能和内分泌活动密切相关。

脑脊液并非仅为血液的滤过液，而是由脉络丛上皮主动分泌的。成人脑脊液总量平均约

130～140mL。

（二）脑脊液的产生及循环

1.产生　脑脊液主要由侧脑室、第三脑室和第四脑室的脉络丛通过透析与分泌产生。一般认为70%～85%的脑脊液在各脑室产生，其余的15%～30%来自脑的毛细血管床和室管膜等。脉络丛主要由毛细血管网、软膜的结缔组织和室管膜上皮细胞组成。脑脊液先经血管内皮细胞的窗孔和细胞间隙进入结缔组织基质，而后经脉络丛上皮细胞的侧面和底面进入上皮细胞，再由胞质内的小泡将其送到细胞顶端的微绒毛。脉络丛上皮细胞分泌时，微绒毛内的吞饮小泡破裂将这些物质排入脑室，成为脑脊液。脑脊液每天产生600～700mL，更新4～5次。

除脉络丛外，室管膜上皮细胞以及脑和脊髓蛛网膜下隙本身也可产生脑脊液。室管膜内的细胞可向脑室内分泌生物活性物质。

2.循环　侧脑室脉络丛分泌的脑脊液首先进入侧脑室，两个侧脑室的脑脊液再经室间孔到第三脑室，与第三脑室脉络丛分泌的脑脊液一起经中脑水管至第四脑室，再汇集第四脑室脉络丛分泌的脑脊液，除小部分进入脊髓中央管外，大部分经第四脑室的正中孔和两个外侧孔从脑室进入蛛网膜下隙的小脑延髓池（图9-8）。此后，脑脊液迅速扩散到整个蛛网膜下隙。至此，脑脊液分两路流动，大部分留在颅内，小部分则流入椎管，到达脊髓蛛网膜下隙和终池。留在颅内的脑脊液，向前上方流经桥池、脚间池和视交叉池，通过小脑幕切迹上升，经过大脑下面，直达大脑半球表面；向后上方经小脑和枕叶表面到大脑半球表面。因此颅内的脑脊液都流向大脑表面的蛛网膜下隙，然后到达上矢状窦周围的蛛网膜下隙，经蛛网膜粒回流入上矢状窦后再流入静脉。在脊髓，脑脊液几乎没有流动，但通过扩散和体位的改变维持整个蛛网膜下隙成分的稳定，小部分脑脊液也可以经脑、脊神经的神经周围淋巴隙回流入静脉，椎管内的脑脊液主要经神经周围淋巴隙吸收。

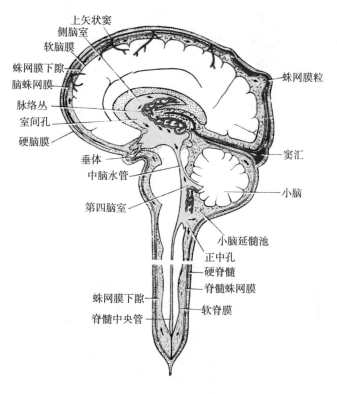

图9-8　脑脊液循环模式图

脑脊液一方面不断地产生，另一方面又不断地被重吸收入血，两者保持动态平衡。当这种动态平衡遭到破坏时，便可出现脑积水。脑积水使脑室和蛛网膜下隙内脑脊液容量增加，这可能由脑脊液分泌旺盛、循环受阻或吸收不良而引起。

脑脊液的流体静压就是通常所谓的脑脊液压或颅内压，这个压力是一项重要的生理学指标，它取决于脑脊液的生成和吸收，脑脊液的生成和吸收一般处于动态平衡之中，故脑室和蛛网膜下隙内的压力通常是恒定的。但脑脊液的生成和回流会受到诸如分泌和吸收、脉搏、血压、体温、药物以及某些疾病等因素的影响，生成和吸收任何一方改变均可影响脑脊液的流体静压。例如循环回流受阻，脑脊液压就会升高，因此测量脑脊液的压力对某些疾病的诊断有一定参考意义。

（三）脑脊液的功能

1. 支持和保护 脑和脊髓的结构决定了它们不能承受任何挤压。它们在颅腔和椎管内，同时还处于蛛网膜下隙内脑脊液形成的液体环境中。脑脊液的比重与脑和脊髓的比重接近，脑和脊髓可以平稳地漂浮在脑脊液之中从而得到最好的保护。

2. 提供营养和转运代谢产物 脑脊液与血浆的成分相似，含有氨基酸、维生素、葡萄糖和电解质，可为脑和脊髓提供营养，同时运送代谢产物。脑脊液还可从神经细胞、神经胶质或毛细血管中转运神经化学物质进入脑脊液，或从脑脊液转运神经化学物质至上述结构。

3. 介导神经体液通路 人们除在脑脊液中发现了大量的神经递质、神经激素或神经调质外，还通过对接触脑脊液的神经纤维和神经元的深入研究发现：脑脊液还参与了和中枢神经系统的信息交流，于是在传统的神经传导通路之外，又提出了由脑脊液介导的神经体液通路。这一通路的结构基础是接触脑脊液的神经元、室管膜及脑–脑脊液屏障的选择性；其往返调节的机制是突触释放和非突触释放；参与调节的物质有神经递质、内分泌激素和其他神经调质；调节的范围可以实施局部整合（如下丘脑和垂体之间），也可以实施远距离调整（如睡眠因子的作用等）。这一学说为神经体液调节增加了一个新内容，不过，这方面的研究还只是开始。

4. 稳定颅内压和中枢内环境 在生理条件下，脑脊液的产生、循环和吸收与颅内血容量保持平衡，使颅内压保持相当恒定。甚至在病理条件下，也有相当大的代偿能力，例如切除一部分脑组织，颅内空出来的空间可以由增加的脑脊液所填补，使颅内压仍保持恒定。脑脊液的化学成分很稳定，并且与脑组织的细胞外液成分很接近，因此，脑脊液为脑和脊髓提供了一个相当稳定的理化环境。

第三节 脑屏障

目前认为脑屏障包括：血–脑屏障、血–脑脊液屏障和脑脊液–脑屏障（图9-9）。在脑和脊髓的各个部位，凡有毛细血管处，均存在血–脑屏障；凡有脉络丛或分泌脑脊液的结构部位均存在血–脑脊液屏障；在室管膜和软膜部位，存在脑脊液–脑屏障。这些屏障系统选择性地调节各种物质的渗透性，其生理意义在于保持中枢神经系统内环境的稳定，免受内、外环境各种物理和化学因素的影响，从而确保中枢神经系统功能的正常进行，而内环境的稳定又取决于其周围血液、脑脊液和脑组织中物质交换的调节，因为脑细胞外液成分的轻微变动，都会直接影响到神经元的兴奋性与传导性，从而影响中枢神经系统的生理功能，机体的活动、学习与记忆、觉醒与睡眠等都无不与中枢神经系统的内环境有关。因此，维持脑的内环境稳定是保证中枢神经系统发挥正常生理功能的先决条件，脑屏障在这方面起到很重要的作用。

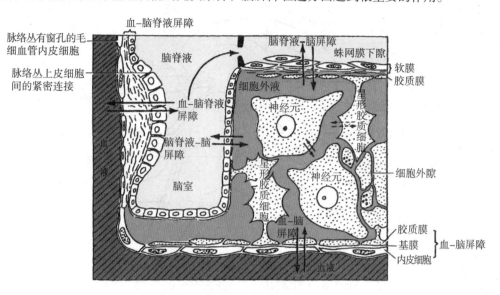

图 9-9 脑屏障模式图

一、血 – 脑屏障

1. 组成 血 – 脑屏障（blood–brain barrier，BBB）是血液与脑、脊髓神经元之间一种选择性阻止某些物质通过的屏障，由脑和脊髓无窗孔的毛细血管内皮细胞及细胞间紧密连接、基膜、周细胞、星形胶质细胞脚板共同组成（图 9-9、图 9-10）。它们不仅有机械的阻挡作用，而且其极性分布的电荷、特殊的酶系统和免疫反应等也参与屏障机制，共同调节血液与细胞外液以及脑脊液之间的物质交换，维持脑内环境的稳定。

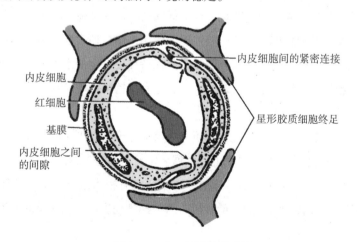

图 9-10 血 – 脑屏障模式图

在中枢神经的某些部位缺乏血 – 脑屏障，毛细血管内皮细胞有窗孔，内皮细胞间无紧密连接，留有间隙，可使蛋白质和大分子物质自由通过，如：正中隆起、连合下器、穹隆下器、终板血管器、神经垂体、松果体、最后区、脉络丛等（图 9-11），这些特殊分化的结构多位于第三、四脑室壁上，故又称**室周器官**（circumventricular organs，CVOs）。近年来的研究发现

NOTE

CVOs 参与机体多种功能的调节，特别是神经内分泌和神经免疫功能的调节，在神经 – 免疫 – 内分泌网络调节中占有重要地位。

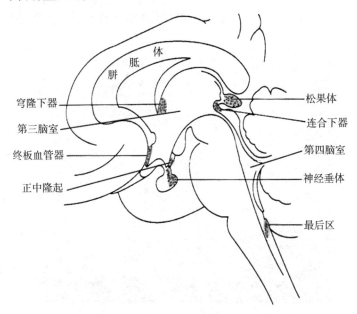

穹隆下器

第三脑室

终板血管器

正中隆起

胼 胝 体

松果体

连合下器

第四脑室

神经垂体

最后区

图 9–11　室周器官示意图

2. 结构特点　脑和脊髓的毛细血管在构造和酶系统上都有别于其他器官，血 – 脑屏障有关的结构特点是：①脑和脊髓的毛细血管内皮细胞无窗孔，内皮细胞之间为紧密连接；②毛细血管内皮的外面有一层连续的电子密度均匀的基膜；③毛细血管基膜外有由胶质细胞脚板形成的胶质膜。这些结构在很大程度上阻止了蛋白质等大分子的通过，但水和某些离子等小分子物质可以通过。如将**台盼蓝**（trypan blue）染液注入兔的静脉内，观察发现兔的脑组织不着色，而其他组织均被染上蓝色。

3. 作用　血脑屏障的重要特征是能延缓和调节血液与脑脊液及脑细胞外液之间的物质交换，使脑脊液和脑细胞外液成分的改变减少到最低限度。血脑屏障的这种延缓和调节物质交换的过程，不仅表现在机械的阻挡作用即扩散性屏障作用，而且还表现在主动转运、易化扩散和酶的降解等作用上。这些作用使脑细胞外液的成分保持在更稳定的水平，即使血液成分有较大的改变，也可保持脑细胞外液稳定在一定的水平，这种维持脑细胞外液成分稳定的机制，主要在于血 – 脑屏障。

当这个屏障系统的功能发生改变时，物质透入脑的程度将受到影响，从而影响中枢神经系统的功能，某些中枢神经系统疾病的发生、发展和治疗与此密切相关，因此，血 – 脑屏障越来越受到重视。近年来不但对血 – 脑屏障的形态学研究有很大进展，对其功能研究也有较大突破，并且已从定性研究转到细致的定量分析，为神经病理生理、临床诊断和治疗展示了新的前景。

二、血 – 脑脊液屏障

1. 位置和组成　血 – 脑脊液屏障（blood–cerebrospinal fluid barrier，BCB）位于脉络丛处，是血液与脑脊液之间一种选择性阻止某些物质通过的屏障。由脉络丛毛细血管内皮细胞、基膜和脉络丛上皮细胞构成（图 9–8）。

2.结构特点及作用　脉络丛的毛细血管内皮有窗孔，因此，脉络丛上皮细胞之间的闭锁小带（属紧密连接）是其主要结构基础。水、气体等物质可以从血液自由进入脑脊液，但蛋白质等大分子物质则不能进入。血-脑脊液屏障具有一定的通透性，但可使脑脊液保持有别于血液的稳定成分。

过去传统观念认为脉络丛毛细血管内皮细胞、基膜和脉络丛上皮细胞是血-脑脊液屏障的结构基础。近代研究证明脉络丛毛细血管内皮细胞有窗孔，注入血管的台盼蓝可由此进入脉络丛间质，只是因为被脉络丛上皮细胞侧壁近腔面处的紧密连接所阻挡才没有进入脑脊液。因此，确切的说法应是脉络丛上皮细胞间的紧密连接参与了血-脑脊液屏障。此外生物学研究提示，脉络丛上皮细胞的酶体系及其离子泵机制在血-脑脊液屏障中也发挥重要作用，如脉络丛上皮细胞还可把葡萄糖从血液中主动转运至脑脊液，使其浓度等于血中浓度的1/2，脉络丛上皮细胞的主动分泌和吸收，在血和脑脊液的物质交换中也有一定的作用。

三、脑脊液-脑屏障

脑脊液-脑屏障（cerebrospinal fluid–brain barrier，CBB）是脑脊液与脑组织之间一种有选择性阻止某些物质由脑脊液入脑的屏障，位于脑室和蛛网膜下隙的脑脊液与脑、脊髓的神经组织之间（图9-8）。其结构基础为室管膜上皮、软脑膜和软膜下胶质膜。由于室管膜上皮之间主要为缝隙连接，不能有效限制大分子通过，软脑膜的屏障作用也很低。因此，脑脊液的化学成分与脑组织细胞外液的成分大致相同。此屏障的作用很小，如将台盼蓝染液注入蛛网膜下隙，脑组织很快被染上蓝颜色。

第四节　脑和脊髓的血管

一、脑的血管

脑的代谢非常旺盛，耗氧量约占机体总耗氧量的1/5。脑重量只占体重的2%～3%，但所需供血量要占心输出量的15%～20%。脑血液供给减少或中断会立即导致脑缺氧、缺糖，引起功能障碍，如不及时恢复血流，神经细胞就会肿胀、死亡。

（一）脑的动脉

其来源于颈内动脉和椎动脉（图9-12）。颈内动脉分支供应大脑半球的前2/3和部分间脑，形成颈内动脉系。椎动脉和基底动脉发出的分支供应大脑半球的后1/3及部分间脑、脑干和小脑，形成椎-基底动脉系。两动脉系在大脑均可分为**皮质支**（cortical branch）和**中央支**（central branch），前者营养大脑皮质及其下方的髓质；后者深入脑实质供应基底核、内囊和间脑等。

1.颈内动脉（internal carotid artery）　自颈总动脉发出，经颈部向上至颅底，经颈动脉管外口，再经颈动脉管入颅，穿过海绵窦后，转向上外侧达脑底面。按其行程可将颈内动脉分为颈段、颈动脉管段、海绵窦段和脑段。临床上将海绵窦段及上方的弯曲，即颈内动脉的颅内部分称为**虹吸部**（syphon），常呈"U"或"V"形，是动脉硬化的好发部位。颈内动脉在穿出海绵窦处发出**眼动脉**（ophthalmic artery），其分支供应视器，颈内动脉在脑部的分支主要有：

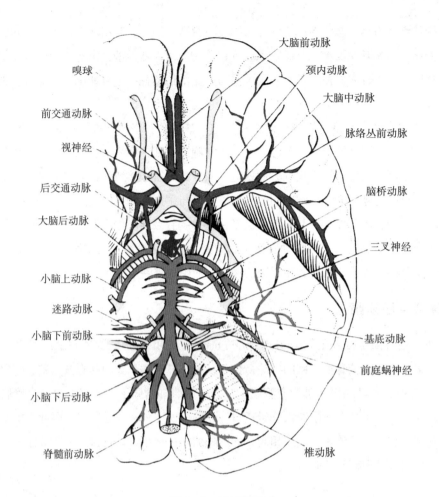

嗅球

前交通动脉

视神经

后交通动脉

大脑后动脉

小脑上动脉

迷路动脉

小脑下前动脉

小脑下后动脉

脊髓前动脉

大脑前动脉

颈内动脉

大脑中动脉

脉络丛前动脉

脑桥动脉

三叉神经

基底动脉

前庭蜗神经

椎动脉

图 9-12　脑底的动脉

（1）大脑前动脉（anterior cerebral artery）是颈内动脉较小的终支（图 9-13）。在视交叉外侧由颈内动脉分出，经视交叉上方向前内入大脑纵裂，借**前交通动脉**（anterior communicating artery）与对侧大脑前动脉相连，然后沿胼胝体背侧向后行。

大脑前动脉皮质支主要分布于额、顶叶的内侧面和两叶上外侧面的边缘部及额叶底面的一部分。

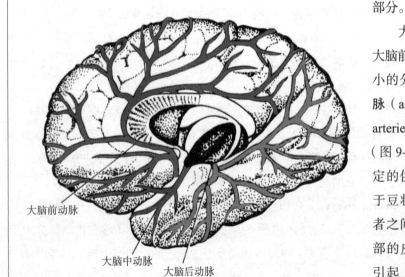

大脑前动脉

大脑中动脉

大脑后动脉

图 9-13　大脑半球内侧面的动脉

大脑前动脉中央支主要发自大脑前动脉的交通前段，为一群小的分支，又叫**前内侧丘纹动脉**（anteromedial thalamostriate arteries），分为内、外侧两组（图 9-14）。内侧组是重要且恒定的供应基底核的血管，分布于豆状核壳、尾状核前部及两者之间的内囊前肢和眶面内侧部的皮质，该动脉闭塞时，可引起上肢轻瘫、面部和软腭瘫痪；外侧组分布于尾状核前部

的内侧面、视上核和胼胝体膝等处。

（2）**大脑中动脉**（middle cerebral artery）　是颈内动脉最大的终支，由颈内动脉直接延续形成，向外行于大脑半球外侧沟内，在岛叶表面向后上行（图 9-14）。

大脑中动脉发出的皮质支主要分布于大脑半球上外侧面的大部分（半球的边缘除外）和顶枕沟以前的岛叶，包括躯体运动中枢、躯体感觉中枢和语言中枢。大脑中动脉是最易发生血液循环障碍的动脉，当该动脉出现阻塞或破裂时，将产生严重的功能障碍。

大脑中动脉的中央支称**前外侧中央动脉**（anterolateral central arteries）或称**前外侧丘纹动脉**（anterolaterl thalamostriate arteries），又称**豆纹动脉**，分内侧支和外侧支（图 9-15），主要分布于豆状核、尾状核和内囊，在动脉硬化和高血压等情况下易破裂出血（中风），所以又称其为"脑出血动脉"。

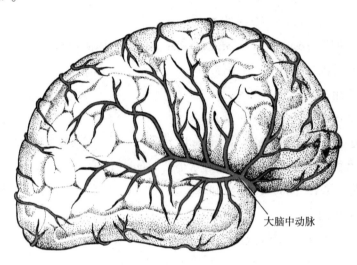

大脑中动脉

图 9-14　大脑半球上外侧面的动脉

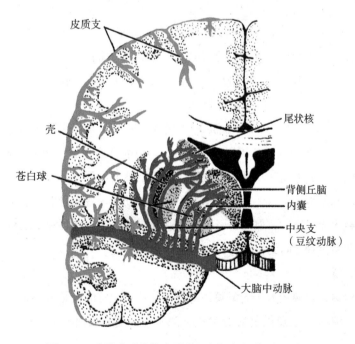

皮质支

壳

苍白球

尾状核

背侧丘脑

内囊

中央支
（豆纹动脉）

大脑中动脉

图 9-15　大脑中动脉的皮质支和中央支（脑冠状切面）

NOTE

（3）后交通动脉（posterior communicating artery） 起自颈内动脉的后壁，在视束下方后行，与大脑后动脉吻合，是颈内动脉系和椎–基底动脉系之间重要的交通路径（图9–12）。

（4）脉络丛前动脉（anterior choroid artery） 自颈内动脉末端发出，沿视束下面向后行于海马旁回及钩与大脑脚之间，入侧脑室下角终于脉络丛（图9–12）。沿途发出分支分布于外侧膝状体、内囊后肢、大脑脚底的中1/3、纹状体、下丘脑、海马等结构。此动脉在蛛网膜下隙行程较长，管径较小，易发生栓塞。

2. 椎动脉（vertebral artery） 起自锁骨下动脉，向上穿行第6至第1颈椎横突孔，经枕骨大孔入颅。入颅后由延髓外侧面逐渐转向前内侧，至脑桥下缘汇合成**基底动脉**（basilar artery），后者沿脑桥基底沟上行，到脑桥上缘分成左、右大脑后动脉（图9–12）。

（1）椎动脉的主要分支（图9–12）

1）脊髓前、后动脉 见本节脊髓的血管。

2）小脑下后动脉（posterior inferior cerebellar artery） 为椎动脉的最大分支，多在橄榄体下缘发出，向后外行经延髓和小脑扁桃体之间，分布于小脑下面后部及延髓后外侧部。该动脉行程弯曲，较易发生栓塞。

（2）基底动脉的主要分支（图9–12）

1）小脑下前动脉（anterior inferior cerebellar artery） 自基底动脉下部发出，多向后外行于展神经、面神经和前庭蜗神经的腹侧，分布于小脑下面的前外侧部。

2）迷路动脉（labyrinthine artery） 细长，多从小脑下前动脉发出，伴面神经和前庭蜗神经入内耳道，分布于内耳。

3）脑桥动脉（pontine arteries） 为许多小支，从基底动脉后面或两侧发出，分布于脑桥和邻近结构。

4）小脑上动脉（superior cerebellar artery） 近基底动脉末端发出，绕大脑脚向后，分布于小脑上部。

5）大脑后动脉（posterior cerebral artery） 为基底动脉的终末支，在脑桥上缘发出，绕大脑脚向后行，越过海马旁回和钩向后至距状沟，分为距状沟动脉和顶枕沟动脉两终支。皮质支分布于颞叶的内侧面、底面及枕叶（图9–12、图9–13）；中央支经脚间窝入脑实质，分布于背侧丘脑、内侧膝状体、下丘脑和底丘脑等处。

3. 大脑动脉环（cerebral arterial circle） 又称**Willis环**，位于大脑底面、蝶鞍上方，环绕在视交叉、灰结节、漏斗和乳头体周围（图9–12）。由前交通动脉、两侧大脑前动脉起始段、两侧颈内动脉末端、两侧大脑后动脉起始段借后交通动脉连通而成。大脑动脉环使两侧颈内动脉系和椎–基底动脉系得以沟通。在正常情况下，大脑动脉环各血管的血液不混流。当动脉环的某一血管血流减少或阻塞时，血液可经大脑动脉环重新分配。此环在一定程度上可平衡脑内各动脉血压、调节各血管之间的血流，以维持脑的血液供应。

（二）脑的静脉

脑静脉管壁较薄，管腔较大，无瓣膜，不与动脉伴行。脑的静脉最后穿过蛛网膜和硬脑膜内层开口于硬膜静脉窦。大脑的静脉分为浅、深两组，在脑表面或髓质内，两组静脉间有吻合支。

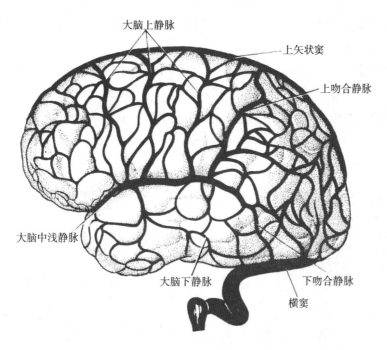

图 9-16　大脑浅静脉

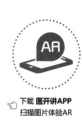

1. 大脑浅静脉（superficial cerebral veins） 位于脑表面（图 9-16），主要收集大脑半球的皮质和皮质下髓质的静脉血，注入上矢状窦和颅底的静脉窦。依其位置可分为：①**大脑上静脉**：位于外侧沟以上，沿脑沟上行，向上注入上矢状窦；②**大脑中浅静脉**：沿外侧沟向前走行，注入海绵窦；③**大脑下静脉**：位于外侧沟以下，注入横窦和大脑大静脉。

2. 大脑深静脉（deep cerebral veins） 主要收集大脑半球深部髓质、间脑、基底核、内囊及脑室脉络丛等处的静脉血。每侧大脑半球深部的静脉汇合成一条**大脑内静脉**（internal cerebral vein），左、右大脑内静脉在胼胝体压部的后下方汇合成一条**大脑大静脉**（great cerebral vein），又称 **Galen 静脉**（图 9-17），最后注入直窦。

二、脊髓的血管

（一）脊髓的动脉

脊髓的动脉有两个来源

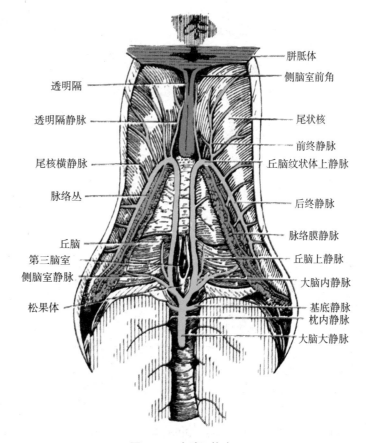

图 9-17　大脑深静脉

NOTE

（图 9-18）：①来自椎动脉的分支即脊髓前、后动脉；②来自节段性动脉分支的脊髓支，又称根动脉。

1. 脊髓前动脉（anterior spinal artery） 由椎动脉在合成基底动脉之前发出。在延髓锥体交叉处两条脊髓前动脉合成一干，沿脊髓前正中裂下行至脊髓末端，沿途接受 5～8 支前根动脉，脊髓前动脉在沿前正中裂下降过程中发出很多沟连合动脉，穿过前正中裂，深入脊髓实质内。脊髓前动脉营养脊髓的前 2/3 区域，主要供应脊髓前角、侧角、中央灰质和后角基底部，也供应前索和外侧索（图 9-18）。

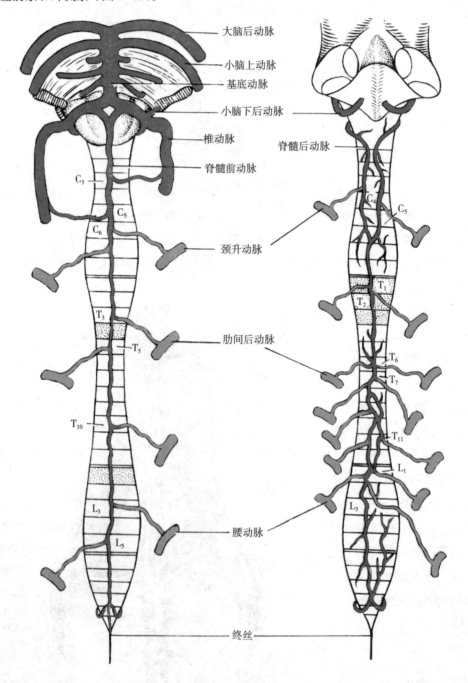

大脑后动脉
小脑上动脉
基底动脉
小脑下后动脉
椎动脉
脊髓前动脉
脊髓后动脉
颈升动脉
肋间后动脉
腰动脉
终丝

图 9-18 脊髓的动脉

2. 脊髓后动脉（posterior spinal artery） 多由椎动脉在延髓前面发出，也有的来源于小脑下后动脉。发出后转向背侧，在脊髓的后外侧沟内下降，在下降的过程中接受 6～10 条后根动脉注入，形成纵行丛状血管干。脊髓后动脉供应后角和后索即脊髓的后 1/3。

脊髓前动脉和脊髓后动脉发出分支环绕脊髓表面的吻合支称**动脉冠**（arterial vasocorona）。从动脉冠发出的分支深入脊髓，主要供应脊髓浅部的白质（图 9-19）。

3. 根动脉（root artery）　是节段性血管，来自颈升动脉、颈深动脉、肋间后动脉、腰动脉和骶正中动脉等。根动脉从椎间孔入椎管，沿脊神经前、后根分为**前根动脉**和**后根动脉**，并与脊髓前、后动脉一起形成沿脊髓纵行的吻合管，它们主要供应胸髓、腰髓、骶髓和尾髓（图 9-18、图 9-19）。

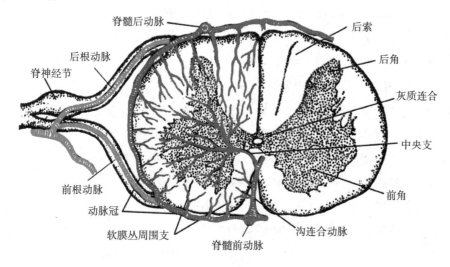

图 9-19　脊髓动脉的分布

（二）脊髓的静脉

脊髓的静脉较动脉的数目多，属支大致与同名动脉相似，共 6 条：脊髓前静脉（1 条）行于前正中裂内，脊髓前外侧静脉（2 条）行于脊髓前静脉的两侧，脊髓后静脉（1 条）行于后正中沟，两侧各有 1 条脊髓后外侧静脉（图 9-20）。这些静脉在脊髓表面吻合成网或丛，收集脊髓的静脉血，分别汇入前根和后根静脉。根静脉与椎间静脉相连，椎间静脉分别与椎管的椎内静脉丛和椎管外的椎外静脉丛相通，椎外静脉丛依据其部位分别注入椎静脉、颈深静脉、肋间后静脉、腰静脉与骶外侧静脉等。

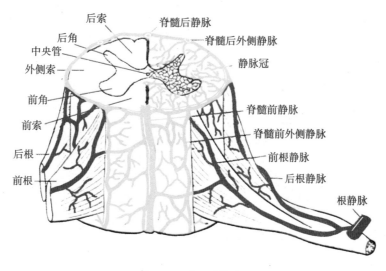

图 9-20　脊髓的静脉

NOTE

主要参考书目

1. 朱长庚 . 神经解剖学 . 第 2 版 . 北京：人民卫生出版社，2009.

2. 柏树令，应大君 . 系统解剖学 . 第 8 版 . 北京：人民卫生出版社，2013.

3. 白丽敏，姜国华 . 神经解剖学 . 北京：中国中医药出版社，2011.

4. 蒋文华 . 神经解剖学 . 上海：复旦大学出版社，2011.

5. 张朝佑 . 人体解剖学 . 第 3 版 . 北京：人民卫生出版社，2009.

6. 李和，李继承 . 组织学与胚胎学 . 第 3 版 . 北京：人民卫生出版社，2015.

7. 贾建平，陈生弟 . 神经病学 . 第 7 版 . 北京：人民卫生出版社，2013.

8. 李云庆 . 神经科学基础 . 第 2 版 . 北京：高等教育出版社，2010.

9. 韩济生 . 神经科学 . 第 3 版 . 北京：北京大学医学出版社，2009.

10. 丁斐 . 神经生物学 . 北京：科学出版社，2007.

11. 芮德源，朱雨岚，陈立杰 . 临床神经解剖学 . 第 2 版 . 北京：人民卫生出版社，2015.